华西医学大系

解读“华西现象”

讲述华西故事

展示华西成果

存仁医院是我国耳鼻咽喉科学的重要发源地之一，对我国耳鼻咽喉科学事业做出了巨大贡献。

——《中国医学通史 近代卷》

大医存仁

——华西眼耳鼻喉科学百年史话

DA YI CUN REN

——HUAXI YAN-ER-BI-HOU KEXUE BAINIAN SHIHUA

赵宇 / 主编

四川科学技术出版社

· 成都 ·

图书在版编目（CIP）数据

大医存仁：华西眼耳鼻喉科学百年史话 / 赵宇主编. 成都：四川科学技术出版社, 2025. 8. -- (华西医学大系). -- ISBN 978-7-5727-1698-0

Ⅰ. R76-092

中国国家版本馆CIP数据核字第2025FZ7966号

华西医学大系

大医存仁——华西眼耳鼻喉科学百年史话

赵宇 / 主编

出 品 人	程佳月
策划组稿	钱丹凝
责任编辑	兰　银
责任校对	廖存燕
营销编辑	刘　成
封面设计	经典记忆
版式设计	成都华桐美术设计有限公司
责任出版	欧晓春
出版发行	四川科学技术出版社
地　　址	四川省成都市锦江区三色路238号新华之星A座 传真：028-86361756　邮政编码：610023
成品尺寸	156mm × 236mm
印　　张	21
字　　数	450千
印　　刷	成都市金雅迪彩色印刷有限公司
版　　次	2025年8月第1版
印　　次	2025年8月第1次印刷
定　　价	128.00元

ISBN 978-7-5727-1698-0

邮购：四川省成都市锦江区三色路238号新华之星A座25层
邮购电话：86361770　邮政编码：610023

支持单位：四川省耳鼻咽喉头颈外科学会

《华西医学大系》总序

由四川大学华西临床医学院/华西医院（简称“华西”）与新华文轩出版传媒股份有限公司（简称“新华文轩”）共同策划、精心打造的《华西医学大系》陆续与读者见面了，这是双方强强联合，共同助力健康中国战略、推动文化大繁荣的重要举措。

百年华西，历经120多年的历史与沉淀，华西人在每一个历史时期均辛勤耕耘，全力奉献。改革开放以来，华西励精图治、奋进创新，坚守“关怀、服务”的理念，遵循“厚德精业、求实创新”的院训，为践行中国特色卫生与健康发展道路，全心全意为人民健康服务做出了积极努力和应有贡献，华西也由此成为全国一流、世界知名的医（学）院。如何继续传承百年华西文化，如何最大化发挥华西优质医疗资源辐射作用？这是处在新时代站位的华西需要积极思考和探索的问题。

新华文轩，作为我国首家“A+H”出版传媒企业、中国出版发行业排头兵，一直都以传承弘扬中华文明、引领产业发展为使命，以坚持导向、服务人民为己任。进入新时代后，新华文轩提出了坚持精准出版、精细出版、精品出版的“三精”出版发展思路，全心全意为推动我国文化发展与繁荣做出了积极努力和应有贡献。如何充分发挥新华文轩的出版和渠道优势，不断满足人民日益增长的美好生活需要？这是新华文轩一直以来积极思考和探索的问题。

基于上述思考，四川大学华西临床医学院/华西医院与新华文轩出版传媒股份有限公司于2018年4月18日共同签署了战略合作协议，启动了《华西医学大系》出版项目并将其作为双方战略合作的重要方面和旗舰项目，共同向承担《华西医学大系》出版工作的四川科学技术出版社授予了“华西医学出版中心”铭牌。

人民健康是民族昌盛和国家富强的重要标志，没有全民健康，就没有全面小康，医疗卫生服务直接关系人民身体健康。医学出版是医药卫生事业发展的重要组成部分，不断总结医学经验，向学界、社会推广医学成果，普及医学知识，对我国医疗水平的整体提高、对国民健康素养的整体提升均具有重要的推动作用。华西与新华文轩作为国内有影响力的大型医学健康机构与大型文化传媒企业，深入贯彻落实健康中国战略、文化强国战略，积极开展跨界合作，联合打造《华西医学大系》，展示了双方共同助力健康中国战略的开阔视野、务实精神和坚定信心。

华西之所以能够成就中国医学界的“华西现象”，既在于党政同心、齐抓共管，又在于华西始终注重临床、教学、科研、管理这四个方面协调发展、齐头并进。教学是基础，科研是动力，医疗是中心，管理是保障，四者有机结合，使华西人才辈出，临床医疗水平不断提高，科研水平不断提升，管理方法不断创新，核心竞争力不断增强。

《华西医学大系》将全面系统深入展示华西医院在学术研究、临床诊疗、人才建设、管理创新、科学普及、社会贡献等方面的发展成就；是华西医院长期积累的医学知识产权与保护的重大项目，是华西医院品牌建设、文化建设的重大项目，也是讲好“华西故事”、展示“华西人”风采、弘扬“华西精神”的重大项目。

《华西医学大系》主要包括以下子系列。

①《学术精品系列》：总结华西医（学）院取得的学术成果，学术影响力强。②《临床实用技术系列》：主要介绍临床各方面的适宜技术、新技术等，针对性、指导性强。③《医学科普系列》：聚焦百姓最关心的、最迫切需要的医学科普知识，以百姓喜闻乐见的方式呈现。④《医院管理创新系列》：展示华西医（学）院管理改革创新的系列成果，体现华西“厚德精业、求实创新”的院训，探索华西医院管理创新成果的产权保护，推广华西优秀的管理理念。⑤《精准医疗扶贫系列》：包括华西特色智力扶贫的相关内容，旨在提高贫困地区基层医院的临床诊疗水平。⑥《名医名家系列》：展示华西人的医学成就、贡献和风采，弘扬华西精神。⑦《百年华西系列》：聚焦百年华西历史，书写百年华西故事。

我们将以精益求精的精神和持之以恒的毅力精心打造《华西医学大系》，将华西的医学成果转化为出版成果，向西部、全国乃至海外传播，提升我国医疗资源均衡化水平，造福更多的患者，推动我国全民健康事业向更高的层次迈进。

《华西医学大系》编委会

2018年7月

前言

大醫存仁

百余年前，有一群人，带着他们的信仰，远涉重洋，来到成都，传道授业，扶危济贫。

80余年前，有一群人，背负国难，坚守信念，同仇敌忾，精诚团结，融汇中西，兼收并蓄。

70余年前，有一群人，家国情怀，平民情感，革故鼎新，休休有容，继承先志，奋发图强。

40余年前，有一群人，力挽狂澜，躬耕易耨，厚德精业，求实创新，发展学科，培养新人。

10余年来，有一群人，不忘初心，砥砺前行，敢为人先，开拓创新，追求卓越，走向世界。

从一家落户成都陕西街的诊所和药房，到一家先进的综合医院，再到中国最早的眼耳鼻喉专科医院，到中央大学、华西协合大学、齐鲁大学三大学联合医院眼耳鼻喉科医院，又历经华西协合大学、齐鲁大学两大学联合医院眼耳鼻喉科医院，华西大学眼耳鼻喉科医院，四川医学院附属医院耳鼻咽喉科，华西医科大学附属第一医院耳鼻咽喉科，四川大学华西医院耳鼻咽喉头颈外科……130余年来，一个学科的故事，留下可歌可泣的一幕幕，见证了跨越三个世纪的沧桑巨变。从美国、加拿大等国，南京、济南等地汇集而来的理想、信仰、激情、责任和智慧，再辐射到国内的北京、上海、山东、陕西、广东、重庆、江苏、贵州、新疆维吾尔自治区、内蒙古自治区、西藏自治区及遥远的美国、加拿大……这是一个悠长的跨越世纪和空间的故事。作为当代的学科继承者，有责任把这些历史整理记录下来。

特别感谢创作团队中才华横溢的谭楷先生、痴迷华西历史的邓长春先生、严谨考证的雷文景先生和追求极致的何溢先生，正是因为对历史的忠诚和对华西坝深沉的热爱，使大家凝聚一心，如痴如醉地投入这项工作；感谢四川大学华西医院宣传部、病案科、档案室、四川大学档案馆、成都市档案馆、四川省档案馆的大力支持；感谢金开泰、祝云、贾燕妮、戚亚男、孙彦等老师们的鼓励和支持。尽管我们竭尽全力，力求全面、真实且生动地反映这段历史，但因水平有限和时间仓促，书中仍有诸多缺憾，恳请读者朋友不吝批评指正。

从历史中汲取力量，让历史照亮未来。

赵宇

2024年7月14日

目录 CONTENTS

目录 CONTENTS

第一章
CHAPTER ONE

西医来华入川简述

一 景教进入中国之后的一千年

追根溯源，现代西方医学，是伴随着基督宗教[①]传入中国的。中国唐代称东罗马帝国为“大秦”“拂菻”，称最初传入中国的基督教（聂斯脱利派）为“景教”。

由于唐代统治者对各种宗教的宽容态度，贞观九年（635年），景教教士阿罗本来到长安，受到唐太宗的礼遇，准其传教，并在之后为其建寺；至建中二年（781年）景教已在中国活动了近150年。

唐会昌五年（845年），唐武宗下诏灭佛，殃及景教。景教亦自此沉寂。

唐代的成都，是全国的商贸中心及文化名城，“扬一益二”，名扬天下。由于经济活跃，文化繁荣，景教随之传入，并设立了堂点。据史书记载：“石笋在衙西门外。……昔有胡人，于此立寺，为大秦寺。”太和三年（829年）南诏军入侵成都，大秦寺遭到严重破坏，景教僧人也被挟带到云南。从此，景教在四川境内销声匿迹。

基督教在经历了欧洲文艺复兴之后，开始有了质的变化。哥白尼和伽利略对天体的认识，哥伦布发现新大陆，麦哲伦的全球探险，改变了人类旧有的地球观；数理化、天地生各学科都有了重大突破。在基督教高层人士看来，无论是地理大发现，还是生物大发现，都是为了证明上帝（造物主）的伟大——这当然是“一家之言”。文艺复兴以来的文学

① 这里的基督宗教泛指天主教、基督教（新教）和东正教。

艺术繁荣和科学启蒙运动，客观上起到了解放思想，促进生产力发展的作用。

所以，马克思说："他们战战兢兢地请出亡灵来为自己效劳，借用它们的名字、战斗口号和衣服，以便穿着这种久受崇敬的服装，用这种的语言，演出世界历史的新的一幕。"

当欧洲告别中世纪演出历史新的一幕之时，在儒、释、道三教已经根深蒂固的中国，十字架和《圣经》并未引起亿万民众关注。但是，历朝历代的中国皇帝，对于"天"的敬畏，以及黎民百姓生产与生活的需要——春耕秋收、红白喜事、政治决策、司法审判、祭祀时辰等等，几乎所有的选择，都须与阴历和"黄道吉日"契合。在古代中国上至达官显贵，下至黎民百姓，对观测天象、预测气候、准确预报日食和月食、编纂合乎自然规律的历法历书，有着强烈的需求。

从明代万历十年（1582年）开始，直到清代，先后有意大利传教士利玛窦、德意志传教士汤若望、比利时传教士南怀仁等一批精通天文学、数学、物理学的传教士进入中国，并获得当朝皇帝的信任，不仅被册封为高官，还执掌着天文气象发布权。为后来的三百多年间，大批精通医学、教育的传教士进入中国提供了宝贵经验。

利玛窦（Matteo Ricci，1552—1610），字西泰，意大利人。天主教耶稣会传教士、学者。明万历十年被派往中国传教，直至1610年在北京逝世，在华传教28年，是天主教在中国传教的最有名的传教士之一。

利玛窦来到中国后，先后在澳门、肇庆、韶州[1]、南昌、南京、北京等地传教，对中国传统的习俗保持宽容的态度。他认为中国传统的"天"和"上帝"本质上与天主教所说的"唯一真神"没有分别。利玛窦本人喜欢穿着中国士大夫服饰，让中国官民产生亲切感。

由于利玛窦神父如此道地地"做中国人中间的中国人"，他成了罕

① 今韶关市。

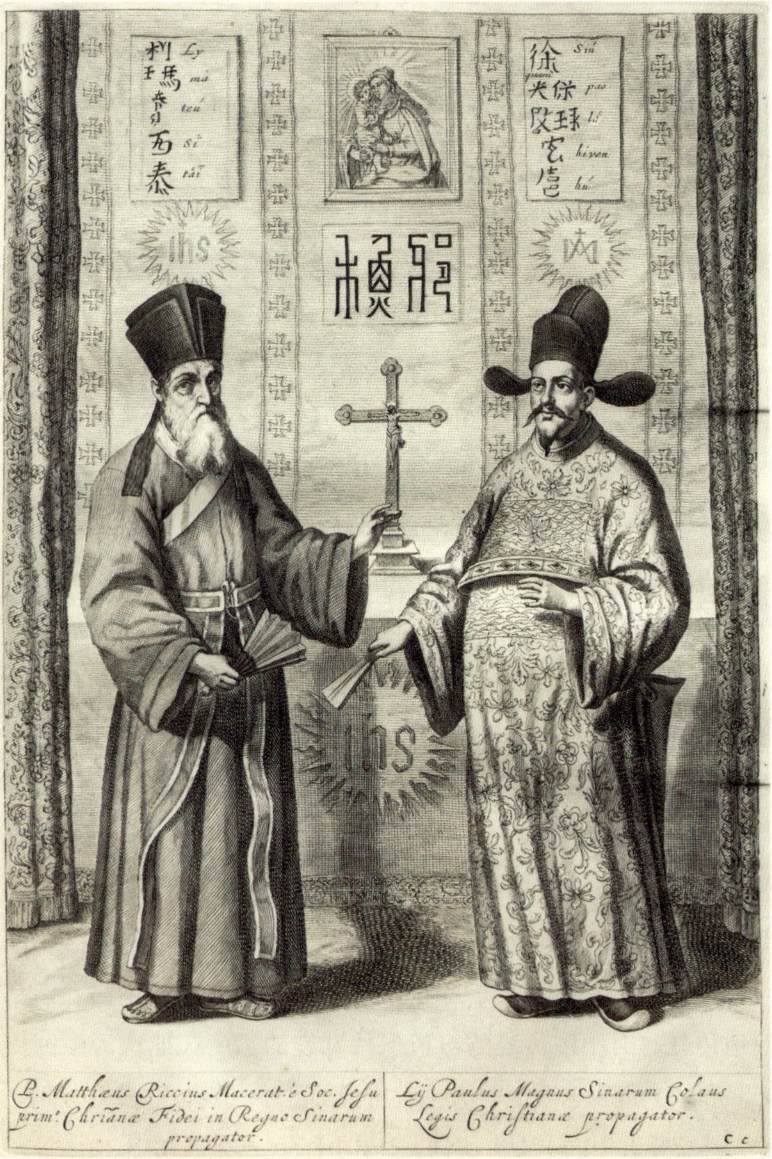

利玛窦与徐光启　（图片来自《中国图说》）

有的汉学[①]家。他将天主教徒与东方学家，意大利人和中国人的身份，令人惊叹地融合在一起。

他一方面用汉语传播基督教，另一方面用自然科学知识来博取中国人的好感。利玛窦的传教策略和方式，一直为之后跟随他到中国的耶稣会传教士所遵从，并被称为“利玛窦规矩”（Ricci’s Rules）。

利玛窦去世后十年，即1620年，汤若望来到澳门。汤若望（Johann Adam Schall von Bell，1591—1666），德意志人，天主教耶稣会传教士。他经历了明王朝覆灭，李自成占据北京，清军入关后定都北京的大动荡时期，在中国生活了47年。

汤若望一生中最富有戏剧冲突的事件，是在1644年7月29日准确推算并证实了同年9月1日的日食全过程，使文武百官不得不佩服他。他被皇上任命为钦天监监正，成为中国历史上第一个洋监正，开创了用耶稣会传教士掌管钦天监的将近二百年之久的传统。

汤若望在明代做了两件大事，一是修历，二是铸炮。他协助徐光启完成了卷帙浩繁的《崇祯历书》，标志着中国天文学从此汇入世界天文学发展的潮流。

1644年，清军入关，定都北京后，他将《崇祯历书》删改成一百余卷的《西洋新法历书》，呈献给多尔衮。清政府定名为《时宪历》，颁行天下，这本历法书从此成为每年编制历书和各种天文推步的依据。

紧随汤若望的是南怀仁。南怀仁（Ferdinand Verbiest，1623—1688），比利时人，天主教耶稣会传教士。1658年，南怀仁受教会委派抵达澳门，1659年到陕西传教，1660年到北京参与汤若望修订历法的工作。

汤若望一直遭到中国钦天监同行的嫉恨，以及在华传教士的责难，传教士们认为汤若望“剃头，穿衣，坐四乘大轿”是背离上帝。顺治帝去世

① 此处指国外关于中国的研究的统称。

后，汤若望失去了保护人，他的命运也发生了巨大的转折。

康熙三年（1664年），汤若望、南怀仁因被指控“谋反”入狱，准备问斩。后因孝庄干预，汤若望、南怀仁被赦免。1666年8月15日，汤若望病逝，享年75岁。

1666年年末，14岁的康熙皇帝亲政。南怀仁上书康熙，指出时任钦天监监正杨光先、监副吴明煊推算的历日有多处错误。后来，南怀仁和杨光先再进行一次公开试验，计算太阳在正午出现时的高度与角度。南怀仁的计算又一次精确无误。1669年2月，南怀仁被封为钦天监监副。

后来，南怀仁成为康熙皇帝的科学老师。南怀仁曾经在长达五个月的时间里，从早到晚给康熙讲授几何学和天文学，还参与将《几何原本》译成满文的工作，陪同皇帝出巡，沿途为皇帝观天测地。据南怀仁记载:“每日破晓我就进宫，立即被引入康熙的内殿，并经常到午后三、四点钟才告退。我单独与皇帝在一起，为他读书和讲解各种问题。他常常留我进餐，赏我以金质餐具盛放的佳肴。”①

康熙对自然科学的浓厚兴趣，对欧洲传教士的宽容态度，应该说都与南怀仁不无关系。

1688年，南怀仁去世。康熙皇帝亲自撰写祭文并为他举行隆重葬礼，赐谥号“勤敏”。在明清之际来华而后来客死中国的传教士中，南怀仁是唯一一位身后得到谥号的。

由于有了利玛窦、汤若望、南怀仁的长期的铺垫工作，西方的科学技术开始“输入”中国。紧跟在天文学、数学、物理学之后的，是关系人生老病死的现代医学。

① 巴德利.俄国·蒙古·中国[M].吴持哲,吴有钢,译.北京:商务印书馆,1981:1614–1615.

二

广州的眼科医局和北京的同仁医院

史料显示，中国最早的西医医院是圣辣非医院（Hospital de S. Rafael）俗称“白马行医院”，它始建于明隆庆三年（1569年），由天主教首任澳门教区主教贾耐劳（D. Belchior Caneiro）在澳门伯多禄局长街创办。这座医院还被称为慈善医院或贫民医院，《澳门记略》则称之为“医人庙”，“凡夷人鳏寡茕独，有疾不能自疗者，许就庙医”。道光十四年（1834年），该院改为市民医院，先后经过5次重修。该院是亚洲最早用西医治病的医院，牛痘术即是从这所医院传入中国内地的。

利玛窦、汤若望、南怀仁试图通过天文学改变中国人对世界的认知，显然是失败的“宏图大志”。中国人汲取了西方天文学的精华，编出了实用的历书之后，仍然坚信儒、释、道三教。欧美的教会领袖人物终于改变了策略，虽继续派遣传教士，但传教士书箱中的《星象学》换成了《现代医学》。

从19世纪末到20世纪初，世界宗教史上罕有的一次基督教运动大潮汹涌而起①。“到地球上福音未至的巨大的空白之地去！”激发了众多振翅欲飞的北美青年。到中国去，是许多北美年轻人的首选。美国年轻的医生伯驾（Peter Parker，1804—1889），就是在这样的浪潮中来到中国，他是来到中国的第一位眼科医生。

① 指的是灵恩运动第一波。灵恩运动指19世纪末20世纪初兴起的基督教运动，先后有三波。“灵恩”一词，相当于英语charismatic，意为“恩赐”。

1804年，伯驾出生于美国马萨诸塞州弗兰明罕（Framingham）。他1830年考入耶鲁学院（今耶鲁大学），1834年3月，获得医学博士学位和医生资格。1834年6月3日，他乘坐“马礼逊号”从纽约出发前往中国，于当年的10月26日抵达广州。

伯驾的行医刚开始并不顺利，直到1835年11月，有40张病床的广州眼科医局才正式开业，由他负责管理。眼科医局租用了一个商行的几个房间。在首季报告中，伯驾就对为何只选择这一种疾病作为医疗对象予以说明：“眼病在中国极为普遍，当地医生对此竟毫无办法，可以设想，我们专治眼疾一定会大受欢迎。”

眼科医局成为中国大陆最早的延续时间最长的西医医院，被认为是西医入华的里程碑，从此，中国医学发生了显著变化。

眼科医局大获成功，头三个月就治疗了900多位病人，其中有1/3是妇女。他做的第一例白内障手术成功之后，引起了轰动效应。外科手术刀第一次亮相，让中国人见识到了西方现代医学的奇特效果。

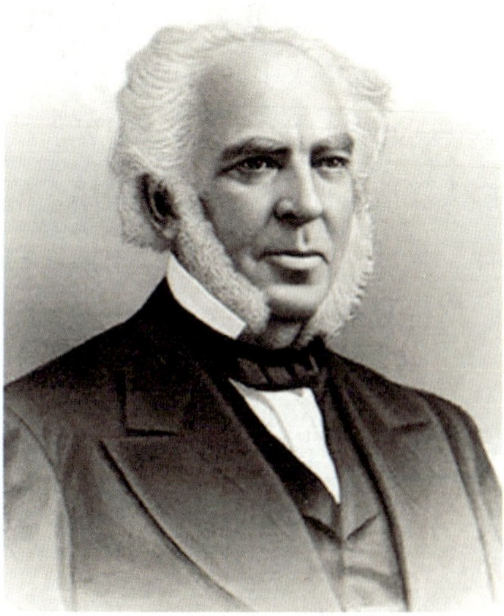

伯驾

伯驾在中国近代医学史上写下了几个重要的首创纪录：①割除乳癌（1836年）；②割除膀胱结石（1844年）；③使用麻醉乙醚（1847年）与麻醉氯仿[①]（1848年）。事实上，中国第一台扁桃体切除手术也是他完成的。

① 麻醉氯仿因对心、肝、肾有毒，现已不用。

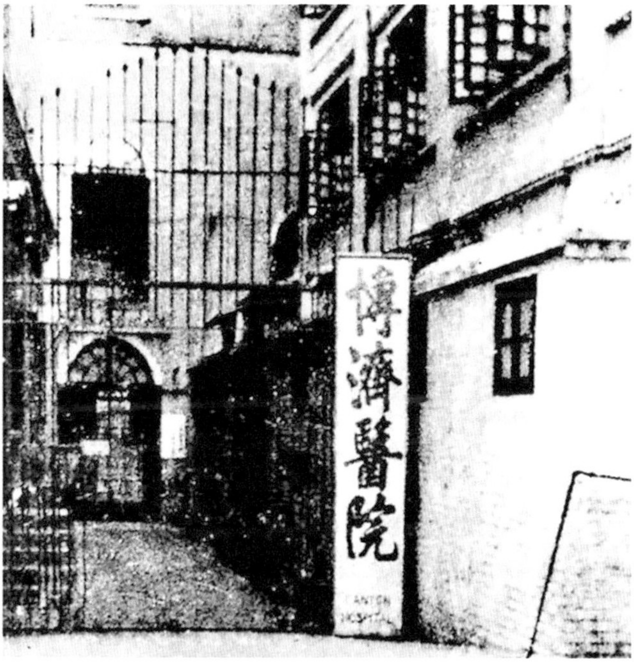

1859年，眼科医局由第二任院长传教士嘉约翰改名为“博济医院”，此名字一直沿用至1952年

因为要求做手术的患者络绎不绝，眼科医生不得不变成全科医生。伯驾开始做切除脓肿、肿瘤的手术。他精湛的刀法，不断为眼科医局赢得了好名声。

伯驾详细描述了一个手术的病例：

例第446号，12月27日，阿奇，女，13岁，肉瘤。

当时，我打算下班，看见一个中国人牵着他的女儿，迟迟疑疑地走进了医院。乍一看去，他女儿像长了两个脑袋，太阳穴隆起一个巨大的肉包，一直垂挂到下领，一张悲伤的脸变了形。我让病孩家长在同意手术单上签字画押，假如女儿在手术中猝死，院方不负任何责任。

等病人家属签字画押后，伯驾决定立即手术。他仅用了8分钟时间就取除了这个重一斤[①]多的肉瘤，18天后女孩康复出院。随着伯驾

① 一斤等于500克。

的高超技术得到证明，他更加忙碌了。他在一份报告中描述了他的境况和“流水线作业法”：

看一看在大街上彻夜排队候诊的人们，尤其是那些为了尽早治疗的妇女和儿童。看一看清晨从四面八方涌来的车马轿子。看一看那些官员、侍从、马夫、轿夫是如何把整条大街挤得水泄不通的。人们把小孩子举过头顶，否则小孩就会窒息、挤伤。病人得先排队候检，然后才能挂号，最后进入医院由医生诊治处方……我们每天只能从上千名病人中筛选出200个病人就诊……各级官员，也只能与其子民们同坐医生桌前，等待外国医生的恩赐。

由于当天诊断、当天手术难以通行，我们只能每周花一天时间专做外科手术。一般说来，截肢、切除乳腺癌、摘除肉瘤优先处治。至于白内障患者，则往往6至16个手术一起做。在另一间手术室内，20至30个睑内翻、睑下垂患者同坐一条长凳，由医生依次手术。中国护士端着手术针线和胶布绷带紧随其后，缝合包扎，流水作业。

鸦片战争时期伯驾收到了钦差大臣林则徐的信。林大人要他给鸦片瘾民开戒烟处方，还请伯驾给他治疝气。伯驾为其写下病历：

病例6565号，疝气。病人林则徐，钦差大臣。

伯驾建议林则徐绑扎疝气带。林则徐当然不便亲自前来治疗，伯驾又坚持必须由医生亲自绑扎疝气带。林则徐思忖再三，决定派一名患疝气的随将前来就诊。伯驾治疗了随将的疝气，使这一位随将的症状得到缓解。接着，来了一个声称是林则徐之弟，与林则徐身材一模一样的病人。来人表示：“凡吾适合的托带，必然适合吾兄。”面对这样苦心孤诣的就诊方式，伯驾不得不配合，把疝气带给这位“替身”绑扎上了。

林则徐终于用上了疝气带，感觉好极了。他公开赞扬了伯驾的医术和西医医院的作用。

近代史学家认为：伯驾的疝气带和汤若望的望远镜一样，在中国发挥了重要影响。

此后，伯驾因为熟知中国国情，精通中文，受到美国政府重用。他放下手术刀，出入外交圈子，成为一名外交官。

伯驾虽然改了行，但仍心系医学。1854年，在50岁生日之时，他不无骄傲地宣布：他经营的医院共收治了52 500名中国病人。

1857年，美国政府将伯驾召回。伯驾从此在美国赋闲30年，1889年去世，享年85岁。

那一年，正是由伯驾联合裨治文等人发起并组织的中国医学传教会成立50周年。这个团体所属的各家医院，50年来共医治了大约一百万名中国病人，培训了大量中国医生，对开创中国现代医学功不可没。

伯驾在广州十三行创办的眼科医局，是著名的教会医院——广州博济医院的前身。这所教会医院现今发展为中山大学孙逸仙纪念医院（中山大学附属第二医院）。

为了观察眼科的另一支起源，让我们把目光移到彼时的北京。光绪十二年（1886年），美国基督教美以美会[①]的兰大夫、卫大夫来到北京，在崇文门内孝顺胡同利用几间平房开了一家眼科诊所。这家诊所的英文名字意为“美以美会医院”，后来它有了

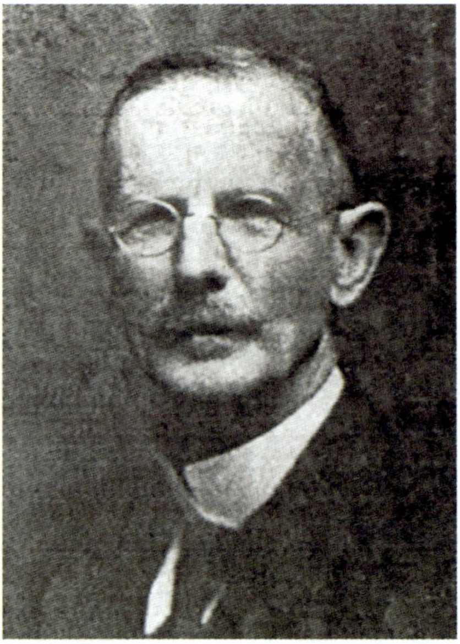

同仁医院的创始人之一——美国的兰大夫

① 美国北方基督教新教卫斯理宗教会。1844年该会南北分裂，北方沿用原名。鸦片战争后传入中国。

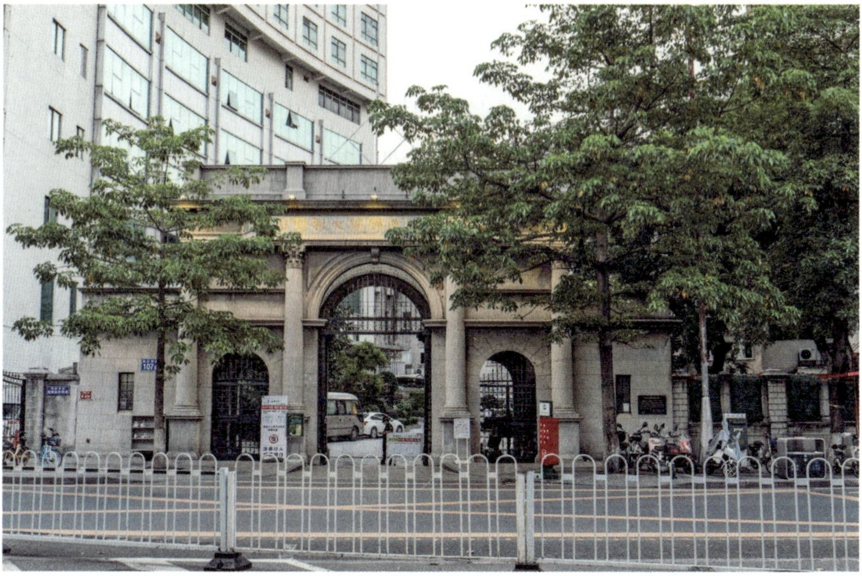

今日的中山大学孙逸仙纪念医院（中山大学附属第二医院）

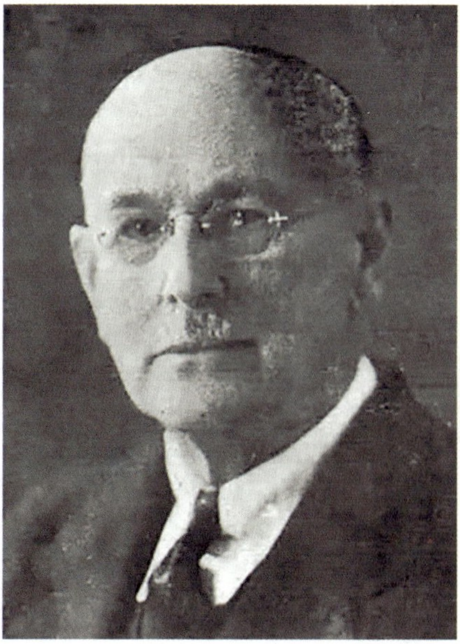

霍普金斯

自己的中文名“同仁医院”，意为“自由博爱，一视同仁”。也许连它的草创者——美国医学传教士兰大夫和卫大夫——都不曾想到，百余年后，这家眼科诊所会发展成为中国一流的首都医科大学附属北京同仁医院。

1899年，美国医生霍普金斯为同仁医院捐了一大笔钱，本想在东交民巷东口（同仁医院现址）进行扩建，不承想，第二年北京爆发了义和团运动，已准备好的建筑材料被烧为灰烬。《辛丑条约》签订后，东交民巷被划归各国使馆使用，这给同仁医院的扩建带来了新困难。教会一面重新准备建筑材料，一面与清政府和各国使团交涉地皮事宜。幸好教会在划定租界之前已交了地税，并保证只作为普通医院使用，各国使馆才最终同意同仁医院在东交民巷东口扩建。

1903年，同仁医院中楼竣工。中楼的落成，极大地改变了同仁医院的格局，不仅扩大了眼科，而且还设立了内科、外科、X线科、化验科等。捐资人霍普金斯是一名有着15年眼科行医经验的医生，他出任院长，使得同仁医院的眼科渐渐发展成当时中国顶尖的眼科。1917年，来自美国的明丹思在同仁医院建立了耳鼻喉科。

三 北京协和医院与中国现代耳鼻喉科的起源

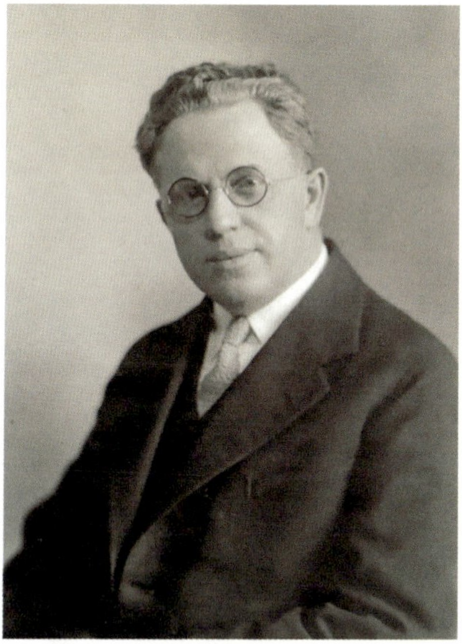

邓乐普

在中国现代眼耳鼻喉科学史上，伯驾是眼科学的开创者，另一位美国人，北京协和医学堂的邓乐普（Albert M. Dunlap, MD）则是耳鼻喉科学的鼻祖。

闻名遐迩的协和医学堂（中国医学科学院北京协和医学院的前身）开办于1903年，于1906年正式开学。开学当年，协和医学堂附属医院（简称“协和医院”）的大外科即设有五官科，但在全院80张病床中，五官科病床仅有4张，也没有固定的住院医师，业务由邓乐普主持。随着医疗业务的不断扩大和医技的提升，1916年，协和医院开设了眼耳鼻喉科，仍由邓乐普担任科主任。1921年，协和医院的新大楼建成之后，耳鼻喉科即成了独立的专科。协和医院五官科的建立，被医学界认定为中国现代耳鼻喉科的源头。

作为当时中国最顶尖的现代医疗机构和医学教育机构，协和医学堂汇集了众多优秀医学家，邓乐普是其中之一。有关邓乐普开创耳鼻喉科的事迹，见诸吉光片羽的文字。曾任北京协和医院耳鼻咽喉科主任的高志强说：

邓乐普教授在工作中严谨认真，以身作则。当时已经能够开展耳鼻咽喉科的基本手术，耳科专业有了电测听和前庭功能检测设备①，初步具备了进行听力学和前庭功能检查的条件。在那个年代，实验室的建设就很受重视，主要用于教学、解剖实验、培训和模拟手术等。

如今，北京协和医院尚保存着邓乐普撰写的《耳鼻咽喉科工作报告》，该报告“总结了当时医疗工作和教学工作，记录了当时疾病的特点、工作重点和教学工作改进等方面的内容。”这篇只有区区千余字的文章，成为记录早期耳鼻喉科在中国传播历史的珍贵文献。

1921年，邓乐普写了一份协和医院门诊统计表：

由于开设了传染病区，病人增加，合并耳鼻喉病员增加，开辟了P楼下地下室作手术室。住院病人中，患乳突尖及脑窦栓塞手术人数增加，使病人总数增加。

门诊全年忙碌，春季尤著，远方就诊者不少。

过去三年，学生门诊时授课，自本年起，第二年级开始授耳鼻喉之生理状态及检查方法。

…………

邓乐普还记下了中国第一位耳鼻喉科医生刘瑞华赴美国留学的消息。

在1921年协和医院的门诊上，耳鼻喉科病人大约占外科就诊病人的1/3，这是一个相当大的比例。

---

① 指Barany转椅。

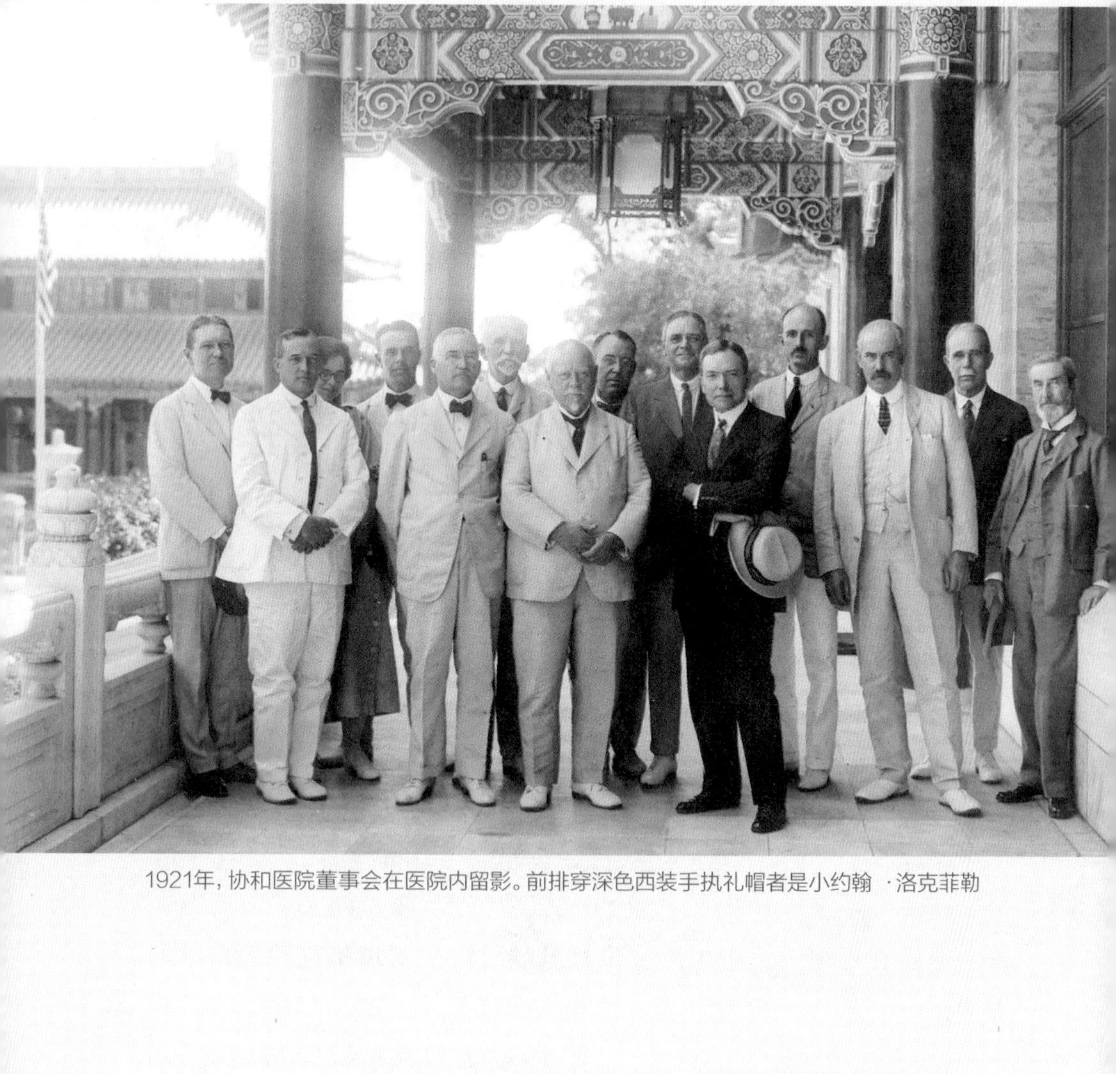

1921年，协和医院董事会在医院内留影。前排穿深色西装手执礼帽者是小约翰 ·洛克菲勒

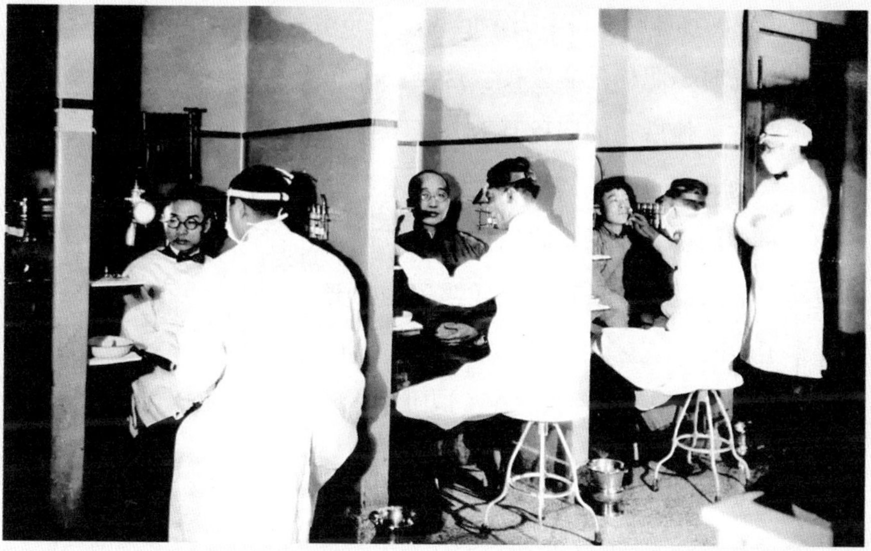

北京协和医院耳鼻喉科门诊

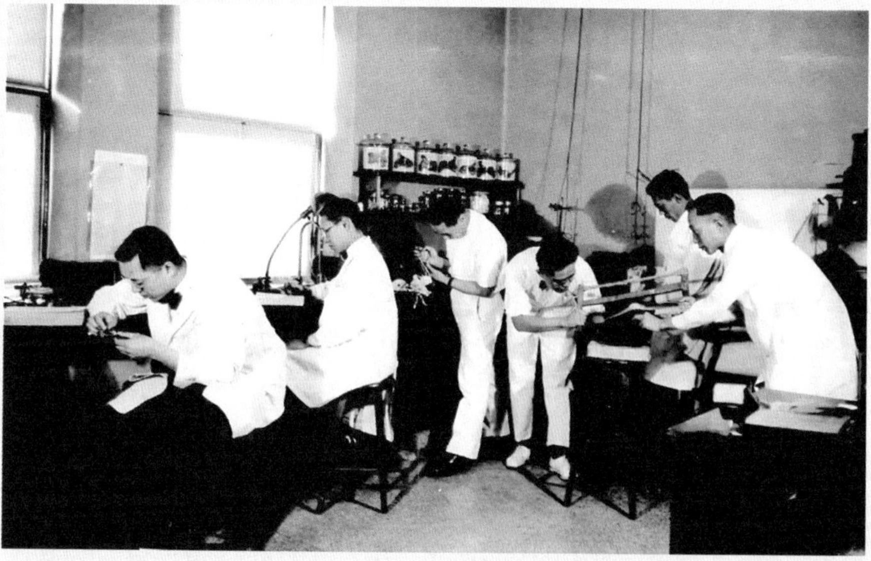

北京协和医院耳鼻喉科实验室

据《中国耳鼻咽喉科学史》记载，1906年，邓乐普在协和医院担任五官科主任时，职称是襄教授。这是一个介于教授和普通副教授之间的学术职称，他后来的职称是否升迁不得而知，但是作为中国现代耳鼻喉科学的开创者之一，邓乐普的医术和个人影响力应当是非常人可比的。早期的协和医学堂附属医院内虽设有五官科，但业务属于大外科范畴，后来能单独设科，全凭邓乐普的努力。这一点在之后的岁月中得到了印证。

林必锦教授和吴阶平教授在《记协和外科》一文中回忆道：

1917年协和医学院开始招收医预科第一班学生，并在同年为新校建筑奠基。次年，外科和其他主要临床科在旧协和医学堂的医院中应诊。当时外科不分专业，人数也较少，但已有主任泰勒教授和耳科主任邓乐普教授。1921年医院新建筑落成后，耳鼻喉科即分出成为独立专科，这显然不是业务上的原因，而是由于邓乐普的个人威望较高，当他1930年转到上海开业后，耳科又归入外科……

继任的刘瑞华教授曾努力恢复耳鼻喉科在协和医院的独立建制却没有如愿。《中国耳鼻喉头颈外科学史（北京）》一书对此评价说：这样的状况致使协和医院耳鼻喉科的发展受到限制，加之后来抗战爆发，北平沦陷，从1941年到1947年，协和医院一度停办了6年时间，因此协和培养的人才数量并不多。

然而即便如此，协和医院作为中国现代耳鼻喉科学最早发源地的地位是确定的，中国本土最早的五官科医生也先后在此工作和学习，比如刘瑞华、李宝实、张庆松、徐荫祥、林必锦等人，他们在中国医学界皆是旗帜性人物。成都存仁医院的胡懋廉、郎健寰及外籍医生韩培林（Edison Rainey Cunningham，1892—1975）也都曾在协和医院工作、学习过。华西协合大学[①]的医科毕业生、耳鼻喉科学家、后来担任过重庆宽仁医院（今重庆医科大学附属第二医院）第一位中国籍院长的李之郁也有在协和医院进修的经历，协和医院的影响可见一斑。

检视中国现代医学传播史，协和医院无疑是现代医学的标杆性医院。在协和医院之外，1900年在山东青岛由德国人建立的胶澳督署医院（今青岛大学附属医院），也设置了耳鼻喉科，医师均为德国海军军医官，这所医院在1914年为日本人接管。创建于1907年4月的“南满洲”铁道株式会社大连病院（今大连大学附属中山医院），在建院当年的7月，即建立了耳鼻喉科，日本人岸一太郎任首任医长（科主任）。

沧海桑田，星移斗转，胶澳督署医院和“南满洲”铁道株式会社大连病院早已成为中国人做主的医院，邓乐普也没有将他的“协和事业”进行到底。在今天上海的乌鲁木齐南路166号，有一栋建于1930年的西式花园别墅。许多上海人都知道，这里曾经是有名的孔二小姐的居所，但不知道的是，更早的时候，这栋别墅的主人是一位叫“邓乐普”的美国人。1930年，邓乐普离开拥有“金字招牌”的协和医院前往上海，在这栋别墅内开办了私人诊所，他在中国最早从事耳鼻喉科学的往事成为并不清晰的历史背影。

或许，更加准确地陈述历史需要进一步探索，中国现代耳鼻喉科学初创时期的传播历史是漫长而跌宕的，且呈多点发散的特点。在上海，美国人开办的宏仁医院于1911年设立了耳鼻喉科。翌年，位于杭州的浙

① 1951年，华西协合大学更名为“华西大学”。1953年，华西大学更名为“四川医学院”。1985年，四川医学院更名为“华西医科大学”。1993年12月，华西医科大学进行院系调整和干部调整，将医学院和附属医院合并为华西医科大学第一临床医学院・附属第一医院，实行两块牌子、一套班子的领导体制。2000年10月，华西医科大学和四川大学合并。2001年5月，华西医科大学第一临床医学院・附属第一医院更名为“四川大学华西临床医学院・四川大学华西医院”。为便于理解，均简称“华西”。

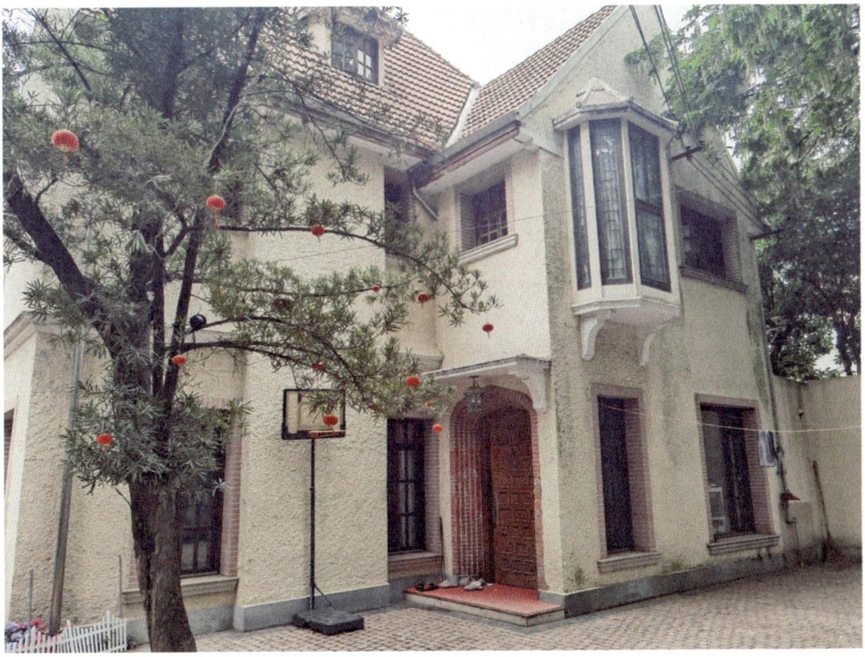

邓乐普在上海时的寓所

江医药专门学校开设了耳鼻喉科课程。让人意想不到的是，成都的存仁医院，作为眼耳鼻喉科专科医院，虽地处中国的内陆四川，但也成为该学科在中国的重要学科发源地之一。历史真是曲折而神奇。

四 赫斐秋与西医入川

1877年，英国内地会[①]牧师麦卡悌溯江而上，入夔门，至巴县（今重庆市巴南区）传教时设立诊所，这是川渝地区建立的第一个教会医疗机构，开创了川渝地区使用西医技术和西药的历史。

1885年，英国内地会传教士章悟道经阆中到广元传教，带来西药金鸡纳霜[②]、山道年[③]等为人治病。

1890年，美以美会医生马嘉礼（James H. Mccartney）到达重庆，次年建立宽仁医院。

1892年，加拿大英美会[④]医生启尔德（Dmar Leslie Kildorn, 1867—1920）在成都四圣祠北街建立仁济医院。

1894年，美以美会医生甘来德（Harry Lee Canright, 1864—1959）在成都陕西街建立存仁医院。

1895年，盖士利（William Lassels, 1858—1925）受英国内地会派遣到四川阆中建立仁济医院。

---

① 英、美等国基督教新教向中国派遣传教士的差会组织。1865年由英国人戴德生所创，总会设在英国伦敦，在美国和澳大利亚等地设有分会。1951年停止活动。

② 金鸡纳霜是奎宁的俗称，抗疟药。

③ 山道年是使用已久的驱蛔虫和驱蛲虫剂。

④ 加拿大历史上一个重要的基督教会组织。

1904年，美国浸礼会[①]在宜宾县（今四川省宜宾市叙州区）上鲁家园修建仁德医院。

1905年，英国公谊会[②]传教士范瑞辅在潼川府城（今四川省绵阳市三台县）建立仁慈医院。

1912年，英国公谊会医生陶维康在遂宁建立博济医院（今遂宁市中心医院）。

1919年，美国基督会派遣医学博士史德文（又译史亚培）到巴塘县，在涉藏地区建立了第一所医院，开创了在我国少数民族聚居的地区使用西医技术和西药的历史。

为了传播西医技术和西药，他们除免收药费外，还给予其他优待。瘟疫流行时，这些医院既施药又施饭，去医院求治者增多。有的医院除了规定看病不收费外，还用挂一次号有效期为半年等办法优待病人。有的医院还派专人随访病人。由于外籍医务人员和传教士采取了各种办法为病人治病服务，所以他们逐渐获得了群众好感，接受西医西药治病的人越来越多。

回眸百余年西医入川历史，发展最快、影响最大的是启尔德创办的仁济医院，以及甘来德创办的存仁医院。这两所医院先后并入华西协合大学附属医院。然而，启尔德一行顺利入川，站稳脚跟，得以发展，离不开他们的先行者赫斐秋（Virgil Chittenden Hart, 1840—1904）的引领和指导。

1866年，赫斐秋和夫人接受了美以美会的任命，经过六个月的海上颠簸，到达中国福州。在学习了一年汉语之后，赫斐秋被派往九江做传教士。为完成沿江布道的使命，他买了一条船，命名为“恒星号”，在

① 基督教新教浸礼宗教会之一。该宗传入美国后，自美国南北战争时期起分裂为二，北方一支译为“浸礼会”。该会于1877年传入中国。

② 亦称“贵格会”或“教友派”。基督教新教宗派之一。17世纪中叶英国人福克斯所创。主要分布于英、美等国。1886年传入中国。

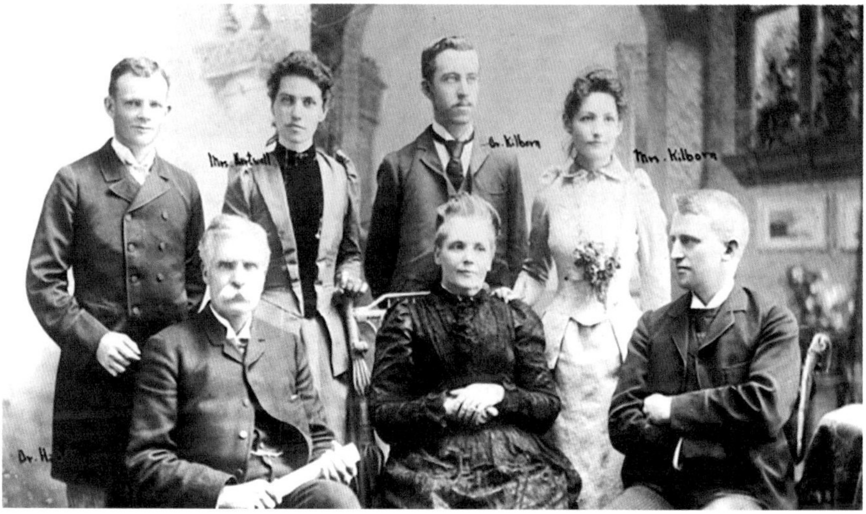

赫斐秋（前排左一）和夫人（前排中） （照片来自加拿大维多利亚大学图书馆）

镇江、芜湖、南昌等地活动。几年之后，他说："我的宝贵经验告诉我们，最好的服务就是提供最好的医疗服务。"

在芜湖，他选定了江畔风光秀美的弋矶山，在山顶修建了医院。以后，此医院发展成为安徽省境内最大的综合性医院。芜湖医院的成功修建，极大地鼓舞了赫斐秋，他利用回美国休假的时机募集资金，也想为南京修建一座医院。

南京是中国六朝古都，又是让中国人备感屈辱的《南京条约》的签约之地。赫斐秋完全能感觉到这座城市普遍仇视洋人的排外情绪。要想在这里购地修建医院，真是难之又难。但是，熟悉当地语言、善于与中国官民打交道的赫斐秋，以极大的耐心与韧劲，周旋于权贵之间，教会方终于购得了一块位置极佳的土地。赫斐秋亲自管理修建医院的工作，他为美国捐款人节省了上千美元，避免了中间商吃回扣的问题。

1886年5月28日，医院举办了隆重的开业典礼，来捧场的有清政府高官、美国驻华大使、美国驻上海总领事及美国军舰"马里恩号"上的水手和船员，共13人。一支铜管乐队高奏欢乐的乐曲。大家坐定用餐时，清政府官员大为惊讶，西方的妇女竟然能和男士同桌用餐！南京城内，对这一座洋医院更是议论纷纷。很巧的是，两天之后，其中一个官员的两个太太吞鸦片自杀。医院立即派出Dr Beebe前去抢救，使她们脱离了生命危险。这事一传开，胜过任何宣传广告，证明了“洋医院”是为减轻中国人的痛苦而创办的。

1887年春天，赫斐秋准备登船返回美国，与阔别四年的妻子和家人团聚。就在登船之际，他接到了美以美会的电报。美以美会任命他为美以美会中国西部教区负责人，要求他到重庆去，重建因教案[①]受到严重损失的教会。

这样，赫斐秋乘坐的木船，逆水而上，在纤夫的号子声中穿过三峡，经过一个多月的惊险水路，到达重庆。以后的日子，他调解纠纷，重建组织，还到了在马可・波罗笔下有着生动描写的成都，对成都平原的富饶留下深刻印象。

他最重要的蜀中之行就是随着朝山拜佛的香客们，一步步攀爬，登上了峨眉山。

在万年寺，最吸引他的是一尊九英尺[②]高的普贤铜像。铜像供奉在万年寺无梁砖殿内，建造砖殿的方砖与螺旋形屋顶象征天圆地方。殿内墙上的架子有七层，架子上供奉着上千个小铜像。殿内香烟缭绕，烛光闪耀，普贤菩萨法相庄严，眼含慈悲，跪地的香客们念念有词，一个个表情虔诚。

如果按赫斐秋对峨眉山的描写，他可能会改行变成地理学家。他写道：世界上没有任何一处地方有这样郁郁葱葱的植物，没有哪一处地方有如此美丽的风景，这里的植物，叶子形状各异，五颜六色；昆虫、蝴蝶、飞鸟令人赏心悦目。 峨眉山的景色宛如仙境。高山林海间的七十余

① 中国人民在反抗帝国主义侵略的过程中，与天主教、基督教新教发生冲突而酿成的案件。
② 1英尺约等于0.304 8米。

座寺院，数百座神殿、寺庙、圣地，让赫斐秋着迷。

赫斐秋在山上住了10天，有一张照片是赫斐秋与当家大和尚惟清（音译）的合影。惟清手捻佛珠，面容清癯，仙风道骨。赫斐秋通中文，能与他进行深入交流。

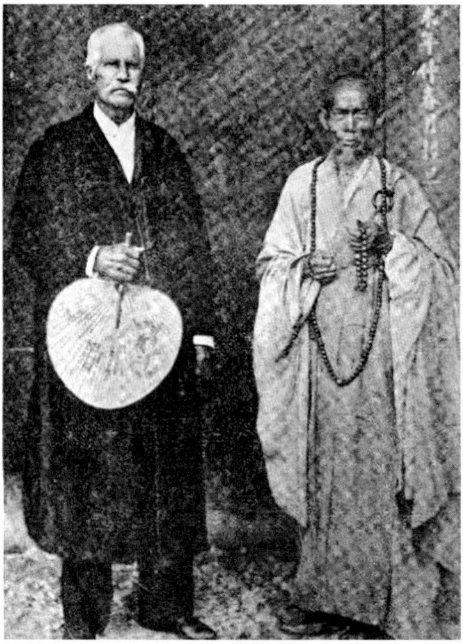
赫斐秋（左）和惟清（右）（照片来自《四川之心》）

1891年，加拿大的启尔德、何忠义（George E.Hartwell）和斯蒂文森（David W.Stevenson）三位年轻人及其夫人，成为加拿大英美会招募的志愿者。同时，英美会成功地聘请到了已经回到美国的赫斐秋博士作为领队，并选择中国遥远的西部——四川省省会成都，作为他们开创事业的基地。斯蒂文森是一名眼耳鼻喉科专科医生，他可能是第一位到达四川的“洋”耳鼻喉科医生。

在中国20多年，赫斐秋对中国人和中国文化传统有了深入了解，他经历了太多教案，吸取了血的教训。峨眉山老和尚惟清已告诉赫斐秋，医学传教士能做的，首先是：行善，随缘。

1895年，赫斐秋亲赴北京，见到了李鸿章，并为李鸿章诊治了面部的枪伤，这次行医为后来修建正式的现代化医院奠定了基础。

无论是清朝官方还是基督教会，他们都认为赫斐秋是一位令人敬佩、态度温和、功劳卓著的先驱。为纪念他，加拿大美道会于1915年在华西协合大学修建了一座气势恢宏的教学楼，起名为“赫斐院”。这座楼现名为“合德堂”。2013年5月，它被国务院评为全国重点文物保护单位。

如今，综合实力处于国内一流水平的四川大学华西医院，已经成为无可争议的中国现代医学的“西天一柱”。它的起源就是以仁济、存仁两所医院为主。撑起“华西医院”这块金字招牌的，则是建院130余年的辉煌业绩，以及长河浪涛般不断涌现的一代又一代名家、名师、名医。

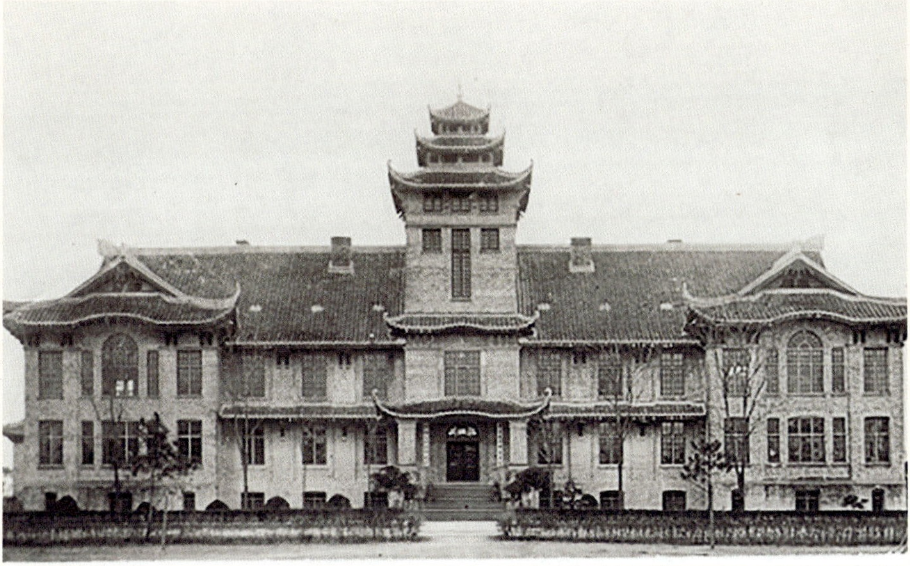

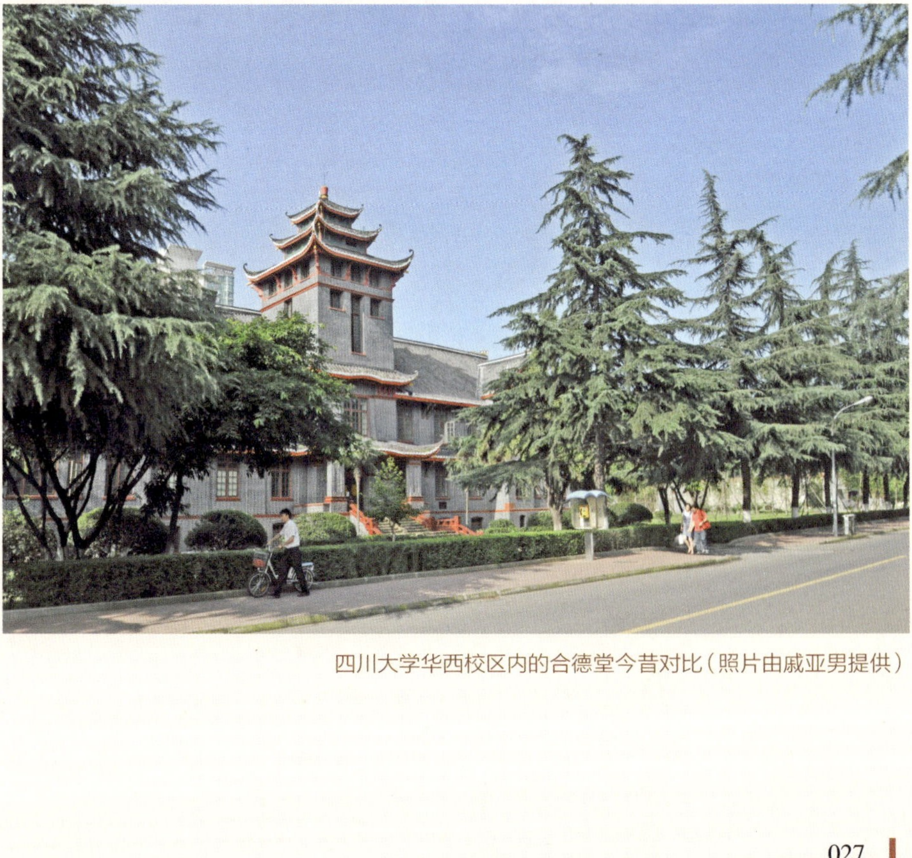

四川大学华西校区内的合德堂今昔对比（照片由戚亚男提供）

第二章

CHAPTER TWO

甘来德与存仁医院

一

从坎莱特到甘来德

甘来德（Harry Lee Canright，1864—1959），1864年10月26日出生于美国纽约州奥尔良县的阿尔比恩镇（Albion, Orleans County,New York），1889年于密歇根大学医学院获医学博士。

1891年7月，坎莱特医生在教完了他的课之后，回到办公室。桌上，一本厚厚的《圣经》里夹着一张《同学》小报。坎莱特打开小报，读到一封来自中国西部成都的信，一位叫克阿林（Henry Olin Cady）的牧师在呼吁：极度缺医少药的中国西部急需医生！至少要来一名医生！

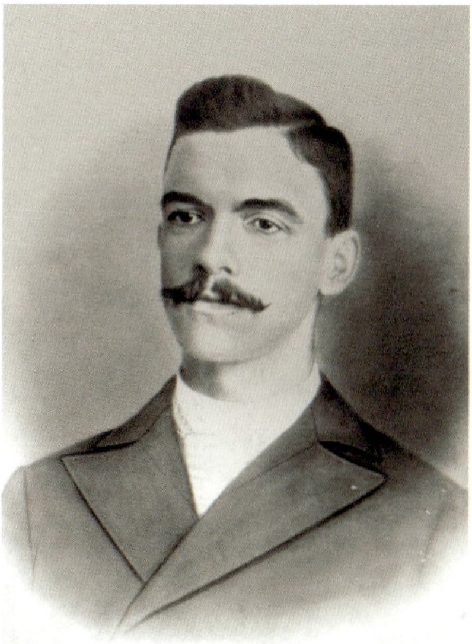
甘来德

这张小报像一只漂流瓶，从太平洋西岸的中国，经洋流送到了年轻医生哈里·李·坎莱特手中。

读完那一封信，坎莱特如同聆听到神谕般，瞬间被照亮，呆坐良久才意识到：我就是那一位中国西部急需的医生！

那一年，坎莱特27岁。暮年撰写回忆录时，坎莱特认为自己一降临人间，就获得某种预言。

他出生之时，哭声响亮，接产医生预言："这个小孩一定会走得很远。”因为婴儿的妈妈就特别喜欢远足和探险，她那不安分的血液一定会遗传给孩子。

这婴儿生性乐观。一位叔叔与家人闲聊时，一屁股坐在小毛毯上，险些压着他，他竟发出咯咯的笑声。婴儿的笑声引发全家人大笑。这个坎莱特，一生都对着世界微笑。

两岁的时候，坎莱特一家人搬到密歇根州的冷水寺的农场，后来爸爸做了农场主。农场旁边有一大片原始森林。丰茂的花草，各种各样的动物，为小坎莱特的成长提供了足够大的自由成长空间，让他对精彩的世界产生莫大的兴趣。

坎莱特决计要去中国，他与美以美会董事会交换了信件之后，该会提供了推荐信。随后，一位秘书寄来了一封信，要求坎莱特在密歇根州的湾景城见面。见面时，秘书的第一个问题是：“医生，你下个月能去中国吗？”

坎莱特大为吃惊。定定神之后，他说：“是的，下个月可以去。”秘书又问：“你是结婚之后去，还是单身去？”

坎莱特想，我甚至还没有订婚呢。但他仍用坚定的语气对秘书说：“我希望能结婚，带上妻子一起去。”

坎莱特为自己的唐突暗自发笑。

中学时代坎莱特就认识了玛格丽特·M.马卡姆（Margaret M. Markham）。那年夏天，她正在从肺炎中恢复，看起来脸色苍白，有一种楚楚动人的柔弱之美。她来教堂上主日学校[1]，让坎莱特怦然心动。以后，他们目光相遇，点燃了爱情的火花。那之后的几年，他们来往频繁，相知甚深。后来，坎莱特上了大学，而玛格丽特则去教书了。他们各自忙自己的事业，很少通信。

① 亦称“星期日学校”。基督教新教仿照学校方式在星期日开设的儿童宗教班。基督教称星期日为“主日”，故名。

那天早上，坎莱特约好了与玛格丽特下周三见面。

玛格丽特已经猜到了坎莱特的期望。当坎莱特拿着预约书（内容是让他到中国西部从事医学传教工作）从湾景城重新回来时，他兴冲冲地向玛格丽特表示：“我已经向秘书表示，我将带着我的妻子玛格丽特，一起去中国，四川，成都。”

玛格丽特笑了：“哈哈，我什么时候成了你的妻子？你还从来没有向我求过婚呢！还想把我带走？哈哈……”

哦，被搅昏了头的坎莱特连连说道：“对对对，先得求婚。然后做婚纱，走进婚姻的殿堂。然后呢，还得准备行李，给朋友们告别……”

1891年9月9日，玛格丽特的父亲，一位资深牧师在密歇根州的特鲁凡特教堂为这一对新人举行了婚礼。

接下来的一周，坎莱特夫妇从丹佛出发，穿越大半个美国，在旧金山待了一两天后，于1891年9月24日乘坐太平洋邮船公司的“中国号”邮轮（S.S.China）一路西行。

邮轮经过阿留申群岛时，遭遇了一场可怕的风暴。风暴期间，旅客们呕吐不止。所有的旅客不得不在铺位上待36个小时，只有几块饼干充饥。一天晚上，一个大浪从房间破损的横梁上盖下来，这艘大船从一边剧烈倾斜到另一边，船舱地板上的所有物品都在海水里浮动。坎莱特试图从上铺下来，收拾一下物品。玛格丽特笑着说，这完全是徒劳。突然间，一个更强烈的大浪打来，把通往上铺的梯子解开了，大钩子甩下来，打在玛格丽特眼睛下面的颧骨上，将新娘打成黑眼圈！更为倒霉的是，一桶油和乘客的物品被一起存放在行李房里。在剧烈的震动与摇晃中，油桶破裂，油哗哗流出，全部洒在行李、衣服和结婚礼物上。暴风雨过后，甲板上堆满了被油浸泡过的东西，真是惨不忍睹。

在横滨，夫妇两人必须换船，因为在那个时期，“中国号”邮轮只从日本到香港，不经停上海。坎莱特夫妇登上了一艘日本邮轮，一周后在上海登陆。掐指一算，从旧金山启航后用时一个月，他们才踏上中国的土地。

在坎莱特夫妇登陆之前，1891年4月发生了“扬州教案”。接着，沿长江的几个城市，江苏丹阳、安徽芜湖、湖北宜昌也发生了教案。使得坎莱特夫妇不得不在上海耽搁了几个星期。他们觉得这种延迟实乃天意，因为它提供了一个缓冲期，使坎莱特夫妇在一定程度上适应和熟悉了新环境。

在这里，坎莱特受中文老师的帮助，还为自己起了一个正式的中文名字——甘来德。

他们知道，中文“甘”就是“甜”的意思。坎莱特特别满意地解释说：

想想看，叫我这样的人“甜”，对我的玛格丽特来说太合适了。多年来，我可敬的中国老师冯老师喜欢说，好的中国名字使我很方便地进入了中国家庭。我的全名“甘来德”可以贴切地解释为“甜美来自美德”，这是多么有意思啊！

二 三峡，重庆，成都

一天深夜，甘来德夫妇乘坐黄包车来到外滩，登上了一艘江轮，逆长江上行一千多公里，大约一周后到达汉口。在汉口，他们换乘一艘较小的内河汽船，继续逆水而行。

吐着浓烟的蒸汽船，发出轰鸣声，行驶在波澜壮阔的长江上。经过七天的航行，蒸汽船在汉口以西约400英里①的小城市宜昌港停泊，这是

① 1英里约等于1.609公里。

长江上蒸汽船航道的尽头。宜昌以上不远，就是举世闻名的长江三峡。

在宜昌，甘来德会见了教会的主管鹿依士（Spencer Lewis）博士和他的妻子。鹿依士帮助他租到了本地船，做了所有必要的安排。甘来德在租用这艘船的谈判中，第一次感受到了中国式的讨价还价的精妙之处。

在宜昌等待了十几天，选定了良辰吉日，甘来德夫妇登上了一艘木船。船舱被隔成四间房，甘来德夫妇便是其中一间房的房客。还有30多名衣衫褴褛的纤夫与船同行。

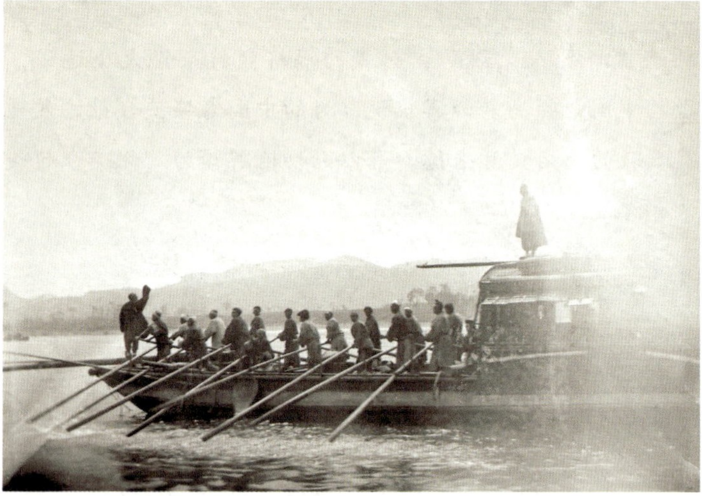

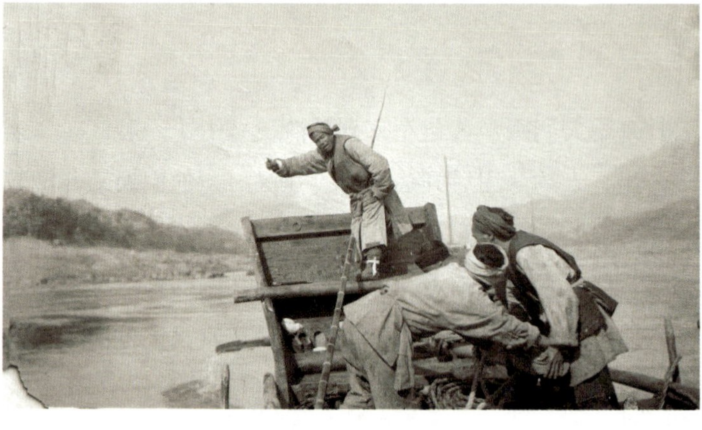

甘来德镜头下溯江而上的入川之路

“高江急峡雷霆斗，古木苍藤日月昏。”甘来德夫妇不可能读到杜甫咏三峡的名句，但对于高江急峡之旅的惊险有了切身体会。

江面不时漂来打烂的船板，遇难者尸体。峡谷两岸的山崖上，祭祀亡灵、祈求神鬼护佑的香火明明灭灭，给古峡抹上神秘的色彩。

走向险滩时，真是与长江较劲，纤夫们拉着木船，号子喊得山响，船是一寸一寸地在逆水而行。船上的甘来德不时发出感叹。他在回忆录中写道：

纤夫们从早到晚，通过一根很长的竹制纤绳，拽着木船的桅杆，拉船前行。纤绳常常被放得很长，以至于从船上看不到岸上的纤夫，只能隐约听到他们争先恐后的号子声。在岩石峡谷中，没有路径，纤夫必须爬过崎岖不平的河岸，他们身旁，岩石、碎石床、石块和垂直的悬崖高达数百英尺。船上的旅客神经绷紧，一直在经历奔腾咆哮的激流，从未见识过的险境。

在三峡中走了35天——整整五个星期——之后，甘来德夫妇于1892年1月11日到达了重庆。此行，他对于在贫穷、苦难中挣扎的中国民众有了深入的了解，并寄以极大的同情心。他在一首诗中写道：

黄海至峨眉之巅，
耳闻蒙昧众生在呼喊，
华夏子民四万万，乃世四之一。
傲以往之登峰造极，
然为生为死而迷惘。
…………

在甘来德眼中，重庆是一个崎岖不平的城市，建在一个“半岛”上。下船进入市区，他们第一次坐上了滑竿。从江边到城里，那高高的几百级脏兮兮的石阶上有各种垃圾。坐在滑竿里，甘来德因悬空而产生了恐惧感，他尽可能地向前倾斜，双手紧紧抓住竹椅，生怕自己从摇摇晃晃的框架里坠落下去，摔个粉身碎骨。当滑竿在重庆的美以美会驻地被放下时，甘来德夫妇都吓出了一身冷汗，松了一口大气。美以美会驻地是城市的最高点之一，可以俯瞰半个城区。

甘来德的第一项工作，是为位于曾家岩的男校（今重庆市求精中学）绘制图纸。多年之后，那座建筑仍然矗立在许多漂亮、坚固的建筑中。这仿佛是一种预演，建筑图的绘制让甘来德对于图与实物之间的关系有了很高水平的认知，为他日后担负起存仁医院的建设，打下了扎实的基础。

1892年夏天，甘来德夫妇开始在曾家岩的一间土坯房里居住。它有一个楼下的房间，一个楼上的房间和一个“倾斜的”厨房。这就是他们在中国的第一个家。在那里，他们忍受着长江三大火炉之一的重庆的酷暑，整天汗流不止，甚至连桌椅都在发烫。入睡前即使在凉席上泼水，仍然热得无法入睡。

为了防止蚊虫叮咬，蚊帐从椽子上吊下来，下摆全部塞在席子的边缘。这样，蚊帐真成了一个蒸笼，让甘莱德夫妇体验到从未有过的艰苦。

1892年6月25日，甘来德和鹿依士一起去成都，这是他的第一次传教旅行，也是为传教购买房产之行。他们骑着马，途经十几个城市和许多村庄。走了10天之后，终于在7月5日，走进了成都东门，即迎晖门。有一张老照片留下了当时情景：甘来德医生到达成都，受到人们欢迎。

甘来德了解到，当时的成都是中国幅员辽阔、人口众多的四川省的首府，也是中国西南云、贵、川三省的核心重镇。后来，基督教各差会一致同意在成都创办大学，这不无道理。

甘来德对成都颇有好感。他在回忆录中写下：

我在成都住了一辈子……城墙下的拱门，一条灌溉用的小河流入城

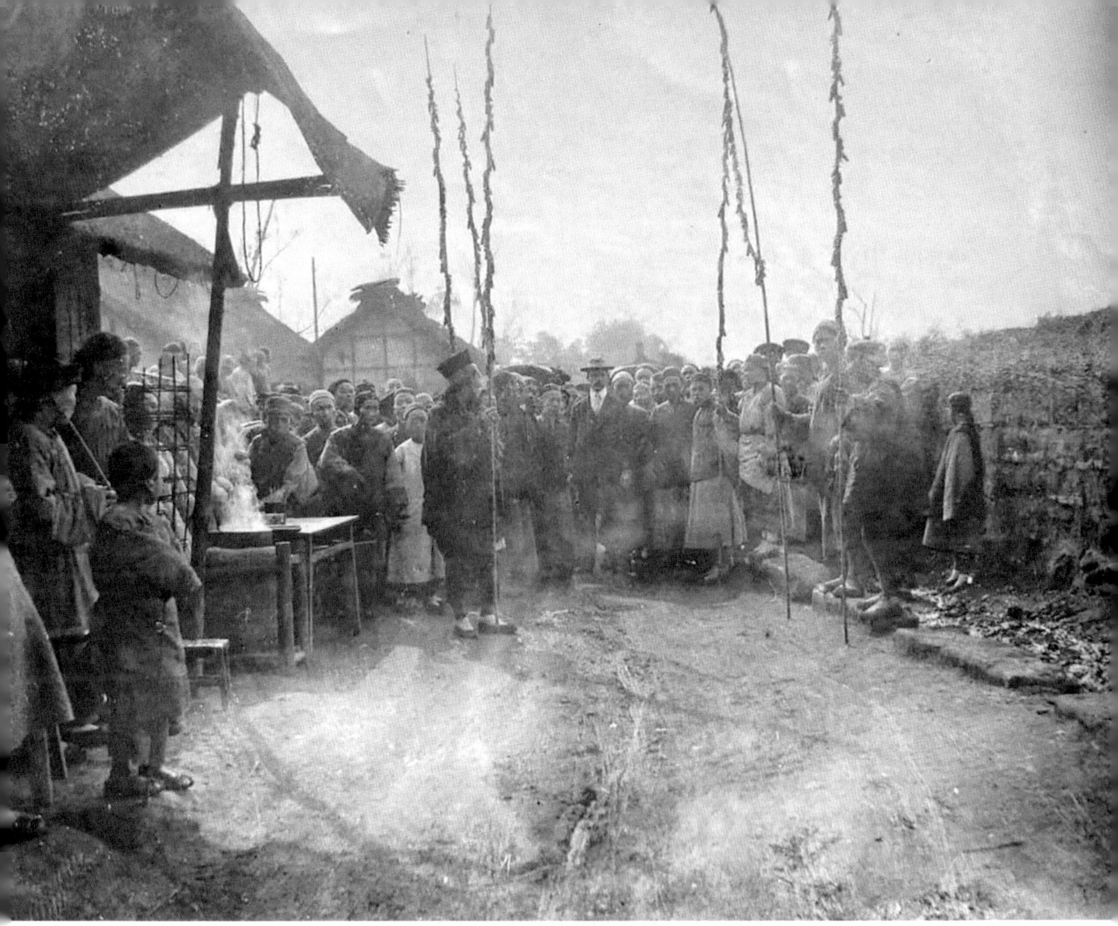

来成都行医的甘来德受到成都百姓的欢迎

市，与中国的长城同时存在。这条小河就在我们的院子后面流过。下面半个街区是“三桥”，原来是大理石覆盖的。当马可·波罗进行他难忘的中国之旅时，这些桥就在那里。第一次在成都的时候，我们非常幸运，我相信是在神的指引下，能够买到用于做传教所的房子。它最初的格局像一个大写的字母“L”。两座“公馆”（房子）的院子里有四十棵大树。

甘来德所说的两座房子，就在成都陕西街。房屋坐北朝南，阳光充足。刚买下房子，就来了第一个病人，一个患霍乱病的贫穷苦力，是克阿林介绍给甘来德的，克阿林也是甘来德唯一的翻译。

1893年4月至5月，甘来德返回重庆，携带全家乘船，沿长江、岷江溯流而上，再次到了成都。长达五周的旅行令人难忘。他看到河岸上点缀着五颜六色、艳丽无比的罂粟花，就想起染毒很深的三峡纤夫。甘来德的心中在隐隐作痛。

唉！这真是一块看上去美丽，却又充满着苦难的大地。

三
陕西街的1894

甘来德看中的陕西街，处于成都最核心的区域皇城坝西南边。往东衔接商店云集的东大街，往南是交通要道红照壁，往西是纪念道教开拓者严君平的君平街和始建于两千多年前的文翁石室学堂（现为成都石室中学），这片地区堪称经济与文化的高地。这条街，因陕西人在此修陕西会馆而得名。

甘来德知道，1892年3月，由赫斐秋、启尔德等医学传教士在玉沙街创办的成都第一家西医诊所开业。之后，诊所搬到四圣祠北街，发展成为仁济医院。经过紧锣密鼓的筹备，1894年上半年，甘来德的西医诊所开业。这就是与仁济医院相呼应的、极其简陋的存仁医院。实际上，这时的存仁医院名为“陕西街美以美会诊所”，“存仁”二字何时开始使用，源自何处，笔者多处考证也无所获，可能就是中国人对于医院“心存仁术”的一种愿望吧。

陕西街是一条东西走向的街，街上有一座坐北朝南的院落。在这座院落里，皮特牧师家住在一边，甘来德家住在另一边，中间有天井、有客堂，后面还有厢房。

甘来德的房间在越过天井的最高那层，从那里可以看到后面的大片庭院和许多大树。在这栋楼的南面，庭院的两侧，各有三个房间。其中东侧的三个房间合并成一个大房间，修成了一个用竹席吊顶的简易礼拜堂。礼拜堂中间用一个竹篱做隔断，甘来德在隔断两边分别为男女候诊病人准备了一排长椅，让他们分坐两边。当他们登记（挂号）时，每个人都付了20个小钱（大约1美分）现金，并得到一张药票单（处方单）和一张写有号码的竹简。先到先得。

当叫到他们的号后，竹简会被收走，药票单给甘来德，由他写上诊断结果并盖上日期。

甘来德的诊室是一个小房间。很自然地，许多人只是出于好奇而来，想看看这位外国医生，听他说几句他们难懂的语言。

有一个下雨天，街道湿滑。一个苦力挑着沉重的担子，滑倒在地，随即晕了过去。几个穿戴讲究的少爷看到他。一个人说："让我们看看那个外国人怎么医他。"他们叫来了附近椅子店的帮工。这些人把苦力抬进教堂，让他躺在前座上。门卫叫来了甘来德。甘来德摸了摸他的脉搏，发现情况良好，然后给他注射了小剂量的兴奋剂，让他醒了过来。他站起身来，环顾四周问道："我在哪儿啊？"围观的群众大笑。在哄闹嬉笑声中，他走出去挑起担子，继续走他的路。

这个故事像风般吹遍成都的大小茶馆，越吹越神。从那时起，甘来德就不缺少真正的病人了。

在1893年下半年，美以美会给甘来德寄来了400美元用于建造存仁医院的药房。这是美以美会有史以来通过正常拨款支付的最大一笔用于医疗的钱。1894年，甘来德用这笔钱在成都建起了第一座外国建筑，用的是中国尺寸的砖块。不过，只使用了一年多的时间，药房就在"成都教案"中被摧毁。

"成都教案"发生在东门，时间是1895年的端午节。教案发生时，甘来德和五个成年人，加上四个小孩，放弃了家、诊所、药房和教堂，一直躲在最近的邻居家的阁楼上。在那些瓦片下，阳光非常刺眼。唯一的食物是用玉米粒蒸的饭。饥饿时，那真是特殊的美味。

甘来德暗自庆幸，还留下医学文凭、一把刷子和梳子，以及20磅[①]格兰诺拉饼干，这些食物挽救了他的孩子和其他家庭几个孩子的生命。

后来，他们在官员的劝导下，回到家中，不久局势又紧张起来。

局势稍稍平静下来之后，官员们派来了轿子，把甘来德一家带到了衙门监狱。他们和四十多名外国人，在那里被“囚禁”了10天，三个人不得不挤在一张狭窄的硬床上。在一个午夜，街道两旁站满了手持固定刺刀的士兵。所有外国人都上到轿子里，从东门出去，送到河边的船上。当每个轿子穿过城门时，轿夫的名字要被叫出来。那是甘来德所知道的唯一一次在夜间打开城门的情况。

一路坐船，甘来德一家提心吊胆地到重庆，而从重庆到宜昌则更加令人恐惧，因为江水汹涌，很容易出事故。在万县（今重庆市万州区）风箱峡的入口处，船被困了10天。江水又猛涨了100英尺，官方借这个高水位拖延时间。后来才知道，官员们在奉命扣留外国人，直到通知他们是否把外国人杀掉。

他们最终到达了宜昌，从那里前往海岸的所有汽船都很拥挤，许多乘客被迫睡在甲板上。甘来德一家人在1895年7月4日到达上海。然后，美以美会把他们送到日本长崎，他们在那里住了近六个月。其间甘来德唯一的女儿多萝西出生了。

1896年元旦，甘来德携家人乘坐一艘法国邮船回到上海。他们溯江而上，在长江、岷江上前后漂流了四个月，终于又回到了成都。

陕西街的房子虽然已在“成都教案”中被彻底破坏了，但“洋华佗”的口碑还没有倒。甘来德夫妇一回来便立即着手开展存仁医院的重建工作。来自四面八方专程赶来寻医问药的人越来越多，甘来德每天都要看大量的门诊病人，并且也逐渐开始收治一些住院病人。

语言能力极强的甘医生此时问诊，已不再需要翻译在一旁传话。不

① 1磅约等于0.453 6千克。

仅是成都话，连各地土话，他都能对答如流。他还经常穿着长衫，骑着小马在皇城坝一带上门出诊，成为一些达官显贵家里的座上宾。此时，他内心开始有了扩大医院的打算。但巧妇难为无米之炊，一无钱、二无产，只有一堆排长队看病的贫苦百姓和一揽子好高骛远的计划是扩建不了医院的。

四 去还成都，二次创业

1900年1月5日，甘来德带着一家人离开成都，第一次回国休假。临行前一天的晚上，下了一场大雪，这是他们在成都唯一一次看到雪。

第二天早上，那些脚上只穿着草鞋的苦力，用滑竿和扁担把甘来德一家人和十几箱沉重的行李抬到东门码头的船上。

从成都坐船到重庆，用了10天时间。

从重庆坐大船过三峡时，遇上了险情。船老板多载了一些煤去武汉出售，使大船驾驶不灵活，船上的人眼睁睁地看着船撞上了江边的礁石。当全船的人拼命地把行李箱抢上岸时，拴船的缆绳突然被拉断，船漂到了大漩涡中，很快就沉没了。甘来德一家人失去了一些被褥和大部分的炊具，还被晾在岩石上，在尖啸的江风中，冷得瑟瑟发抖。

他们终于租到一条小船，将所有物品堆上船。船行一天之后到了宜昌，他们赶上了唯一的下行汽船。

甘来德一家刚刚抵达美国，就在报纸上读到了“十万义和团拳民涌入北京”的消息。因为一时回不到中国，甘来德便在纽约的医院从事研究工作。甘来德一家再回中国，已经是1902年5月了。当时，深受义和团影响的红灯教首领廖观音在成都附近的石板滩起义。与义和团“扶清剿洋”不同的是，红灯教的口号是“灭清剿洋”。在成都周边，烧教堂、殴教民、赶洋人，喊杀声响成一片。廖观音还出奇兵，袭击总督府，更闹得人心惶惶。

甘莱德毕竟已在陕西街存仁医院行医近10年，建立起了很好的人脉关系。中国官员派兵丁，护送他的夫人玛格丽特和孩子们到东门，乘船去重庆暂避风头，而甘来德则在自己的院子里当了三个月的“囚犯”。他每天都坚守在诊室，为络绎不绝的患者看病。

到1903年，存仁医院经过十余年的发展也终于有了些初步的成果。门诊规模扩大了。

每天最多的病人是105人，最少的是20人。全年每天的平均就诊人数为55人，即每半小时就有一名患者。约有500人次首诊和12 242人次复诊。11个月里医院总共有16 000人次就诊。

客观说，过去的十年，存仁医院都是在做亏本生意。甚至还出现过有人来医院找甘医生开药，然后出门把药倒卖到别家药铺，从中赚取差价的情况。

存仁医院的影响力早已经从陕西街扩散至成都的大街小巷。甘医生之所以对未来充满信心，也是基于医院开始接诊到许多愿意通过付费，获得更好医疗服务的患者。

与前几年相比，我们有更多富裕的患者愿意支付诊疗费用。这类患者需要更多的时间和护理，但也有更好的回报。有些日子，我的大部分时间都被他们占去了，上午给他们服务，下午再去看常规门诊。

虽然是困难重重，甘来德仍然梦想多多。

他总想修建一所现代化医院。在梦中，现代化医院不知呈现过好多回。他醒来一想：建现代化医院首先得有地皮，在陕西街哪有空地？

巧合的是，甘来德回成都还不到两星期，老邻居陈大爷——就是那个在1895年5月的成都教案中救助了甘来德一家人的邻居，蹒跚着走进了甘来德的院子。五六年前，甘来德就想买下他的房子，但陈大爷不愿意卖。

这一次，他主动提出："甘医生，我想把我的房子卖给你。"

甘来德欣喜若狂，立即把自己的想法报告给董事会。他们也没有钱，但《基督教先驱报》寄来了750美元。这笔费用为购买"陈公馆"填补了缺口，让甘来德的现代化医院有了一块长方形的地皮。有了一个核心，现代化医院的规划也开始逐渐扩大。

甘来德还用这一笔钱购买了原木。锯木工人工作了两年，把它们砍下来，储存在没有被用作存仁医院的旧楼里。

甘来德发现，西边这一块新扩的地盘放不下他理想的医院，便开始谈判购买东边的另一个 "公馆" 。业主也姓陈，要价3 000两银子。甘来德讨价还价了三年，也没有成功。最后，雨水帮了忙，它导致两个院落之间的泥墙倒塌。重建这堵墙，对双方来说都很昂贵，所以并没有着手重建。有一天，甘来德穿上他最好的中国袍子，口袋里装了100块龙洋[1]，爬过那堵倒塌的墙，来到陈先生的住处。这使他免于尴尬。如果他从街上走进陈宅，就会给茶馆里带来很多流言蜚语。陈先生亲切地接待了甘来德，献上一杯热茶。甘来德一开始就直奔主题，拿出一百块龙洋，在桌子上摊开。白花花的一片，晃花了陈先生的眼睛。甘来德同时说："尊敬的陈先生，我是你的朋友。我将以您所说的体面价格买下您的地盘。"那一排亮晶晶的龙洋太有诱惑力了。他同意出售，这些龙洋就是首付。甘来德很清楚，如果不做一点惊人之举，陈先生就会把价格提高几百两。

甘来德又一次负债了，这次超过2 000美元。他做了一本漂亮的中文

---

① 清末所铸背面有龙纹的银圆的总称。

呈本，用红色缎子装订，并印有金色字体。当这封信被送到四川总督锡良那里时，总督给了1 000龙洋，这为甘来德实现梦想提供了大大的帮助。

现在，有足够的土地修建一座现代化医院了。建筑物将面向幸运的南方，坐北朝南，这让中国人和外国人都很高兴。

五 兼任医师和建筑师的甘来德

甘来德现在完全转变了角色。

他成了建筑总工程师，兼职设计员和采购员。

美以美会的主教来的时候，甘来德争取到了他对医院扩建计划的批准，但医院的扩建计划很快就被董事会搁置了，因为主教无权批准这样一笔钱的支出。然而，当纽约美以美会传回“不允许”的消息时，已经太晚了，工地上的活儿停不下来了！用中国人的话来说，这是典型的先斩后奏，开弓没有回头箭。

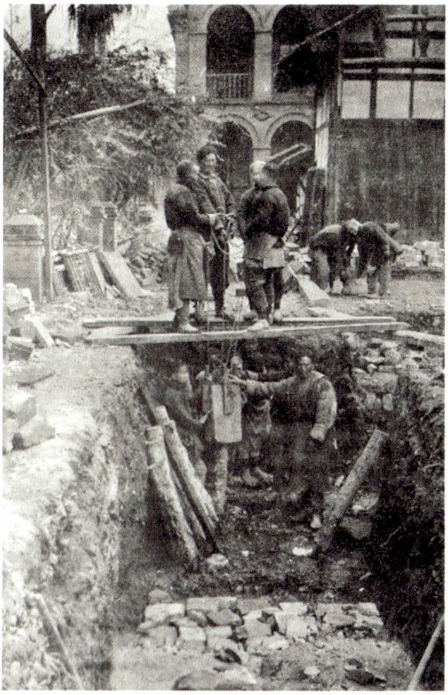

1920年教堂地基建设，位于地基后方的存仁医院大楼已落成（照片来自耶鲁大学图书馆）

1904年9月9日，医院大楼正式奠基，这天也正是甘来德夫妇结婚13周年纪念日。工人们向下挖了13英尺，还没有发现自然土，只有不同年代留下的残渣。中国人告诫说，这么沉重的建筑不可能屹立在这种土层上，地基要挖得越深越好；而且工作必须在冬天进行，因为在夏天，由于雨水多，地下水位非常高，会影响修建。甘来德抓紧在冬季施工，先让工人铺设了几层鹅卵石，用土覆盖后，再让工人抬着大石夯，工人们喊着号子“咚咚咚”地一层层夯实后再下条石作基础，这为医院大楼奠定了牢靠的根基。

让甘来德憋了一肚子气，却又无法撒气的是经费欠缺。奠基之后，差会表示没有钱，甘来德只能暂时停工，有钱就再修一点。工程拖拖拉拉，极大地考验着甘来德的耐心。建筑材料奇缺，也是一件很伤脑筋的事。

没有一个工人见过外国建筑。甘来德修建药房的经历告诉他，不能用中国尺寸的砖头来建造。它们很薄，被砌成了箱形，再用碎石和泥土填满，根本无法承受一座现代大楼的重量。

按设计，需要美式和英式的砖头，总计100万块。

这种砖头从哪里来？甘来德沿着锦江的河岸走了几英里，向窑场[①]了解情况。甘来德认识一个老板，先去找他，并让他看看一个美式砖尺寸的模具。他随意地看了看，然后说：“老师，很抱歉，我们不烧这种尺寸的砖。”从一个窑场到另一个窑场，每一个老板对甘来德都是类似的答复。在更远的地方，还有一个砖窑，老板谢先生却不在。空跑了两趟之后，甘来德终于见到了吸鸦片烟、濒临破产的谢老板。甘来德把购买另一个“陈公馆”中付预付款的经验，运用在购买砖头上。这看起来是小事，却是经营理念上的一大进步。在农耕文明时代，商业贸易是见钱发货，不见货物不给钱；而在契约时代，讲究的是按合同办事。大家都遵守契约。当甘来德把白花花的100块龙洋交给谢老板时，谢老板乐得

① 这些窑场可能就是头瓦窑、二瓦窑及后来成都人熟知的地名三瓦窑。

眉开眼笑，病容顿消。他们立即签下了供货合同。

甘来德刚回到陕西街，其他老板就找来了。他们都愿意为任何数量、任何规格的砖头签合同，只要提前付款。一个新的商贸方式在几家砖窑间被确立了——按契约办事。从那时起，几个砖窑为新医院的修建，源源不断地提供英式、美式等尺寸不同的砖头。

甘来德当建筑师时，在工地上钻来钻去，一身泥灰；脱下脏衣服，换上白大褂，就当医生。无论多忙，他都坚持行医看门诊，在存仁医院平均每天要看128位患者。

在美以美会1906年的报告中，关于成都医疗工作的报告有这样的记载：

医疗上，我们的工作和往常一样，药房每天都营业。现在我们有三个助手，但我不在的时候，他们没有一个能完全胜任诊所的管理工作。这让我每天都被束缚牵绊着而脱不开身。

人们对西医的信赖日益增强，由今年大量出现的急性意外病例中可见一斑。有一个年轻的学生摔断了胳膊，他立刻就来到存仁医院接受治疗，手臂在恢复期内完全愈合，他和他当官的父亲对此都非常欣慰。

一个下苦力的工人患了久治不愈的骨折，但我们只给他装上了合适的夹板就不得不让他离开，因为他付不起每天三分钱的住院伙食费。第二天，他带着松了的绷带又回来了。我们又为他包扎了一遍，结果发现同样的事情，日复一日地重复着。最后，恻隐之心让我们把他收治了。我们心想如果把他留下来住院治疗，可以把胳膊包扎得好好的，但他每天都设法把夹板取下来。过了一个多星期，我们才意识到，他并不是真正的想要治疗，而是想吃医院的免费米饭。

一个泥瓦匠从医院二楼摔了下来，髋骨脱臼了。我们成功地治疗了脱臼，但令我们在医学上震惊的是，他竟然在十天内就能走一点路了，在两周后就又开始工作了。

多年来，我们诊所里一直挂着一支仅被用过一次的小器具。

一天傍晚，黄昏时分，来了一位非常痛苦的中年妇女。与她同行

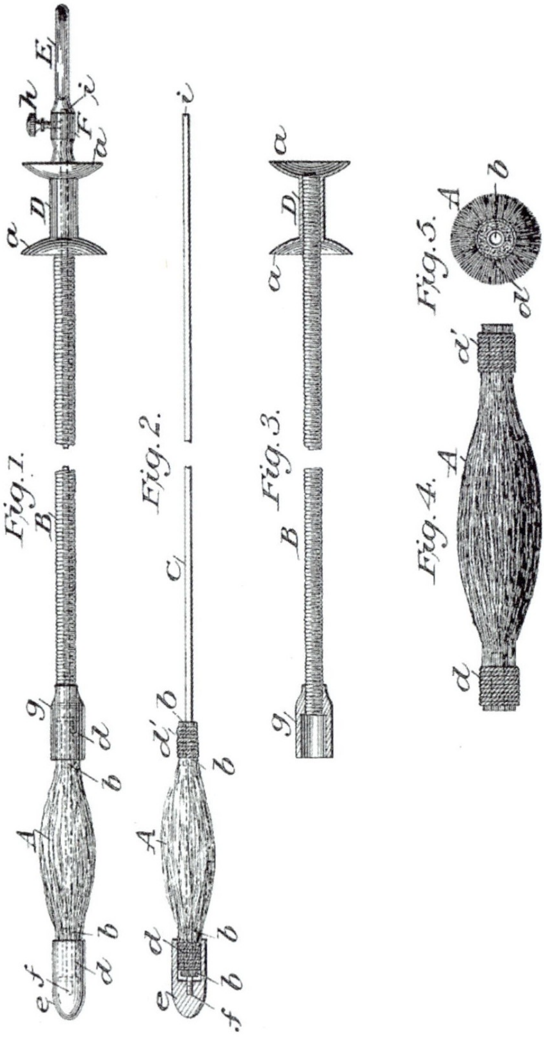

鬃毛异物取除器[1]

①鬃毛异物取除器（Bristle Probang），这是一种老式医疗器械，使用时患者需吞咽器械尖端，其柔性杆能沿食道到达异物下方，通过推挤指环让鬃毛变扁，在取出器械时带出异物。该器械流行于1910年至1930年，随着医学技术发展，这种医疗器械已被更先进的取异物工具取代。

的朋友们讲了一个可怜的故事：一个已掉光牙齿的可怜老妇人，去参加一个吃请，由于不能咀嚼食物而被噎住了。此时，这位痛苦的妇女刚经历了相同的遭遇，但她竟满口是牙。正纳闷时，我开始了检查，然后发现那些牙其实全都松散了，这导致了意外的发生。我取下了墙上的小器具，一把鬃毛异物取除器，往她的咽喉处插了进去，最终成功地取出了一大块带碎骨的鸡腿肉。她的痛苦和全家人的担心顿时减轻了。因此，她儿子欣然用他自己的私房钱支付了诊疗费。

今年，我们医院第一次接收了外国病人。一个日本老师，秋天在医务室住了两个月。

…………

从上面的报告叙述中不难看出，甘来德在存仁医院的建院初期着实是一位忙碌的全科大夫，他要应对各种不期而遇的患者。报告中的中年妇女算是存仁医院有记录的第一例耳鼻喉科手术病人。

六

“存仁时间”开始了

从1904年9月9日奠基，到1908年在成都陕西街正式落成，经历四年风风雨雨，在一片青瓦平房的海洋之中，一座气势不凡的高楼（当时是成都第一高楼），终于高高耸立在陕西街。近百英尺（28.04

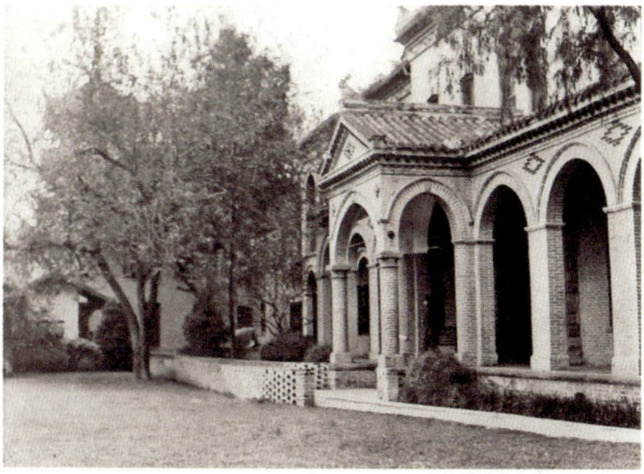

存仁医院局部

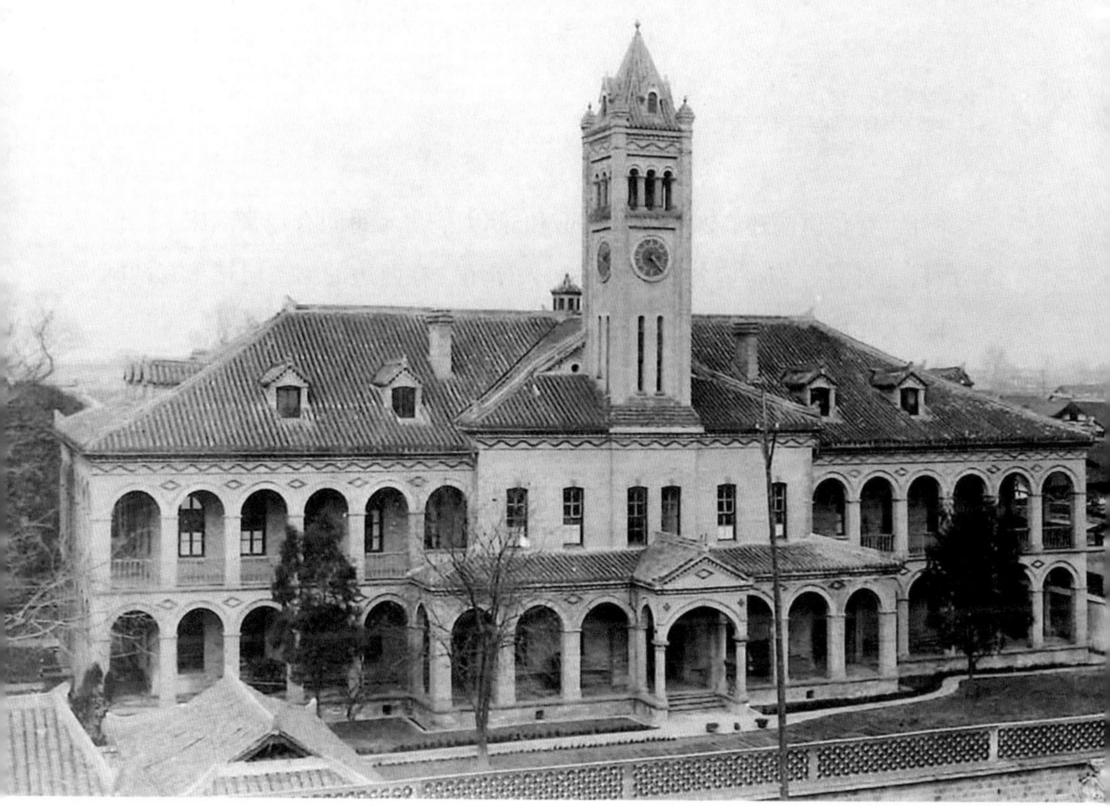

甘来德医生亲自设计建造的成都存仁医院（照片来自美国卫理公会档案）

米）高的钟楼和四个贴着闪闪发光的绿色琉璃瓦和装饰品的小塔。钟楼楼顶，有一根避雷针指向天空。整座大楼，由一座两层带回廊的楼房组成，修建精美，典雅大气。

踏上前面的台阶，有一个门廊，门廊上有圆形的砖柱和石柱头。入口就在里面，有一个巨大的棕色石头拱门横跨其上。在这个宽阔的入口两侧是大理石板，镶嵌在花式的砖块砌成的椭圆形图案中，供镌刻存仁医院的名称使用。然后是大的前门和侧面的玻璃窗，上面有花纹玻璃。入口通向一个宽阔的大厅，面对的是一个双楼梯，楼梯上有雕花的门楣和带转轴的栏杆。这个双楼梯与后方小教堂的门上方会合，并通过一个单一的楼梯上到第二层。第三层也有类似的安排。手术室位于二楼，手术室的天花板是用玻璃镶成的，上面有一个天窗，让阳光倾泻而下。

前厅的左边是办公室，右边是图书馆。在这个主厅的两侧，有宽阔的走廊通向整个存仁医院。除了浴室、药物室、消毒室、麻醉室和电梯井外，存仁医院还有20间单人病房和5间大病房（每间有12张病床），供内科、外科、妇科等各科的中国病人使用，在西边的第二层楼里有两间外国人病房，整个医院可以提供100张病床。

整座大楼，地板是用手工锯开的木板铺设的，已经晾晒了好几年。大厅的地板是樟木的。门是用最好的松木制成的，门板是用杉木制成的。窗扇是用楠木制成的。所有的木制门窗，都呈现出一种典雅的风格。

1908年1月，第二届华西传教士大会在陕西街新建成的医院大楼举行。一百多位来自全省各地的传教士眼前一亮——甘来德的建筑成果，受到众口一词的赞誉。

可以毫不夸张地说，当时来成都存仁医院住院，相当于住进了五星级宾馆。100张“多美尼”牌病床价格昂贵，睡上去非常舒适。该病床曾经参加1889年的巴黎世界博览会，并获最高医疗产品奖。当时，能在存仁医院住院的患者，可能就是成都市最早享受弹簧床垫的人。要知道，在那之前，成都人都是睡铺谷草、垫棉絮的床，经济好一点的睡棕垫、藤绷子床。直到改革开放以后，弹簧床垫才逐渐进入成都普通市民家中，那时候大家习惯把弹簧床垫统称为“席梦思”。

由此可见，成都存仁医院的设备之先进，以及甘来德的良苦用心。

有了规模宏大的新医院大楼，再配备全套美国消毒设备和精良的手术台，由于四圣祠街的仁济医院尚在建设中（它于1913年1月30日正式启用），存仁医院成为中国西部第一个现代化医院。

特别值得一提的是，1908年落成之初的钟楼上什么都没有，后来才安装了一个报时钟。想装一个报时钟的甘来德一开始没有能说服任何人。最终，他也只说服了一个人，就是甘夫人。起初，甘夫人坚决不同意甘来德用自己的人寿保险做抵押贷款，从密歇根州买这个大型报时钟，到最后甘夫人还是妥协签了字。钟楼上安装的钟是一个重500磅的Mneely报时钟，有四个直径为五英尺的用真漆和黄金装饰的表盘。

1913年，从美国休假回到成都的甘来德，把用抵押人寿保险筹来

初落成的塔楼上尚无报时钟

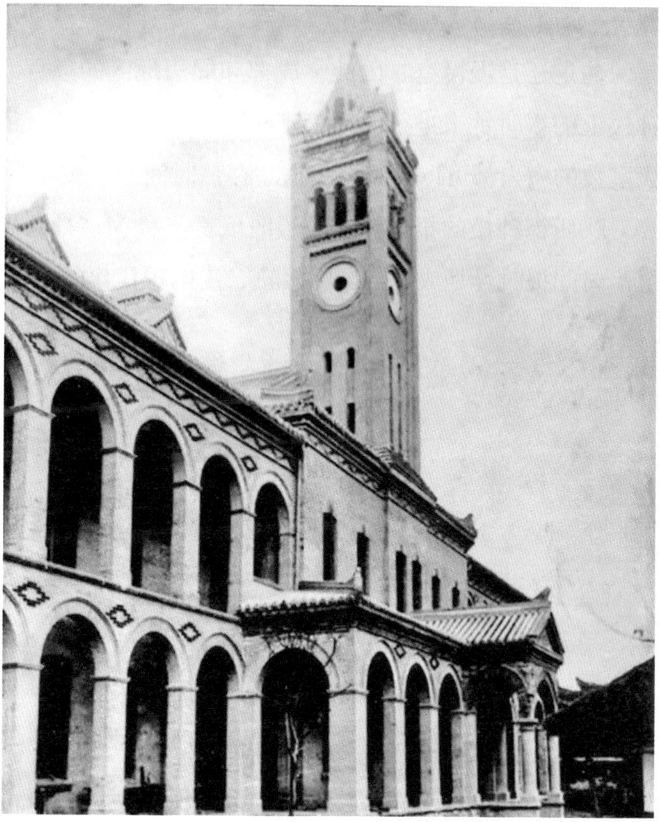

的钱购置的报时钟装到了存仁医院大楼的钟楼上。

在当时的成都，夜里有更夫打更，也有电报局收到报时，通过城墙上的信号兵，用响声沉闷的“铳”，表示一个小时的时间过去了。

存仁医院这座钟楼，既然是当时成都的最高建筑，俯瞰“穿城九里三”的市区，就自然担负起了为整个城市报时的功能。四川省总督官邸在皇城坝，离钟楼只有几个街区，总督府欣然接受了存仁医院提供的报时；各国总领事馆用它来对时；邮件以它为发送节点；兵工厂用它替代吹哨子；学校用它来按时行课……街上的行人也学会了根据存仁医院钟楼表盘显示的时间，来决定是匆匆走还是慢慢逛。因此，成都和周边地区的近百万人，大多数通过钟楼上的报时钟来进行时间管理。而对于存仁医院，最重要的优点是：大多数的病人都可以在家里根据“存仁时间”来按时服药。

陕西街钟楼的报时钟，被当时成都人称为“社会之钟”。它按格林尼治时间报时，是成都与国际接轨，走向现代化的重要的一步。

七 创办华西协合大学医科

到1910年，存仁医院新楼已经使用了大约两年，医院的业务发展也蒸蒸日上，而医院却面临停摆，这是因为甘来德夫妇第二次回国休假。好在美以美会经过协调派来了当时还在成都学习语言的裴伦（Claude Wesley Freeman，1873—1949）医生，并从英美会借调来了沈德才（W.H.Sheridan）医生临时接手。据美以美会1911年会议报告中由裴医生发布的统计情况来看，1910年，存仁医院全年总病例数为20 464例，其中门诊19 752例，出诊712例。出诊中，单位出诊426例（外籍人士174例），家庭出诊286人（外籍人士204例）。手术93例，其中男性74例，女性19例；大手术40例，小手术53例。可见裴医生和沈医生的医疗业务非常繁重。17年之后的1927年，裴伦医生再度短暂地担任了存仁医院院长，此为后话。

甘来德夫妇生育有五个孩子，其中有四个是儿子，这在当时的成都是令人羡慕的。唯一的女儿是避难“成都教案”时在日本出生，一个儿子出生在重庆，其余3个儿子都在成都出生。1913年，甘来德医生和夫人再次

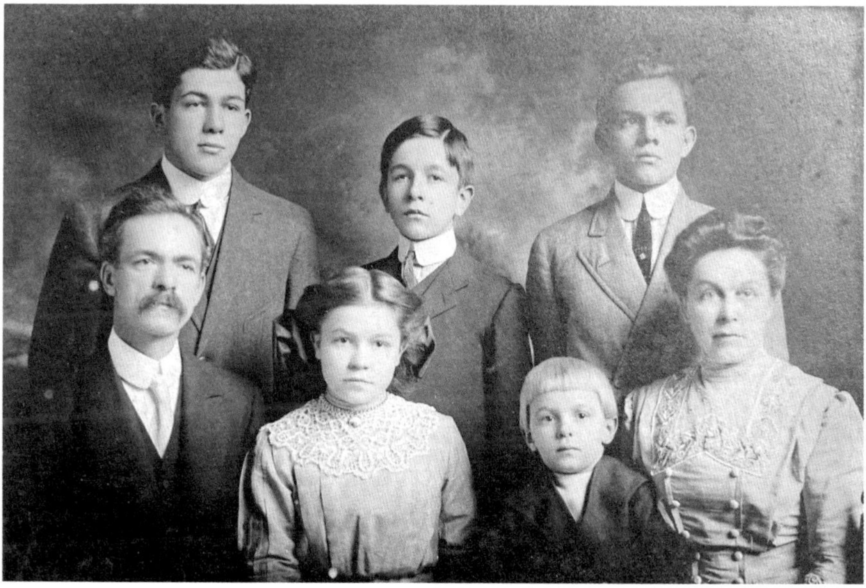

甘来德医生全家福

赴成都时，只带了最小的儿子Ted，其余四个孩子被留在了美国的亲戚家里。当时留在美国的孩子中，最大的Ralph有20岁，最小的Harry只有12岁。

据甘来德先生的曾孙女们说，当孩子们在火车站看着父母和小弟弟离开时，非常伤心，不能理解父母为什么会“抛弃”他们，让他们在“陌生”的国家面对“陌生人”。因为在他们心中，中国才是自己的家，而美国却是一个陌生的国度。这一次的分别给孩子们留下了极大的心灵创伤。作为父母的甘来德医生和夫人玛格丽特又何尝不伤心？正如他到达上海后给他的次子Cyrill的信中所说：

当我们的火车驶离家乡，看到你们四个孩子相拥而立面对世界，那种别离的痛苦正如影子般随我们跨越高山、平原、大陆和海洋，这一幕将永存于我们的记忆之中。

甘来德这次重返成都，注定将在这里留下浓墨重彩的一笔。

1913年回到成都的甘来德重新主持存仁医院工作，但是主事的主教对甘来德说："博士，我们想让你和夫人玛格丽特现在就去大学教书。"甘来德并不想去，其一，20年来，他一直扎根陕西街，这里有他可爱的温暖的家；其二，他不愿意离开存仁医院，它承载了甘来德一生中的大部分成就。不过他最终还是按照主教的要求做了。

甘来德一家搬到了位于当时成都南门外的华西协合大学校园，他朦胧地意识到这是新的开始。起初，他们住在一座用作厨房的小楼里。在监督建造两座新住宅楼的同时，甘来德还承担着每周17至22小时的教学工作。

幸运的是，不久，他就爱上了教学工作。因为他看到存仁医院正面临越来越多病人而医生奇缺的困境，仅仅依赖甘来德等人的力量，病人远远无法得到

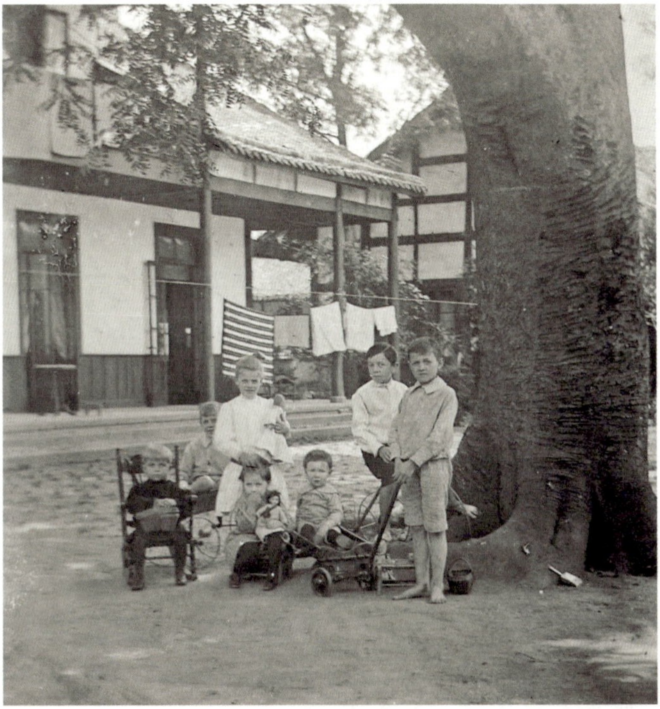

甘来德的孩子们及他们的玩伴在成都陕西街家中的院子里

充足的医疗照顾。这让他很难过，同时也感到培养医生的紧迫性。甘来德的所有教学都是用中文进行的。他感觉，用中文教授人体解剖学是一项令人着迷的工作，因为他必须使用三种词汇——在大学里学到的术语、B.N.A，以及新的中文名称。最后，他不得不放弃医院诊室的工作，全身心投入教学。

1914年1月，华西协合大学医科开学。11月2日，启尔德在他的办公室内召开了一次重要会议。与会成员有甘来德、启尔德、谢道坚、莫尔思（William Reginald Morse，1865—1939）、班勤（P.M. Bayhe）五人。会议形成了一项重要的决议：成立华西协合大学医科科务委员会，并推选甘来德担任医科科长、莫尔思担任秘书。1915年秋天，校董事会正式通过了校务委员会对甘来德担任医科首任科长的提名。

这样，甘来德成为成都存仁医院院长、华西协合大学医科科长。甘来德见过的最显著的变化来自他的中国学生。英语是医学生进入医科之

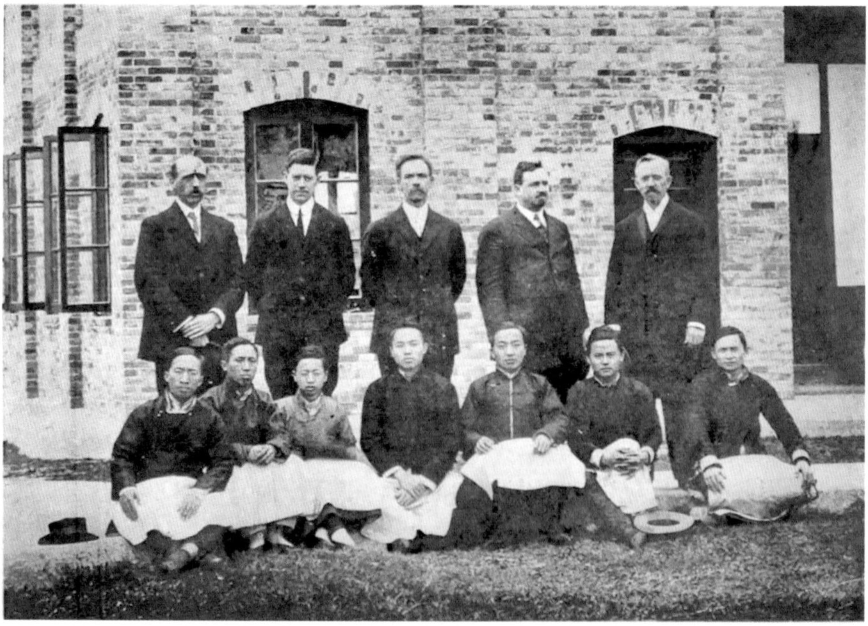

甘来德等教师和华西协合大学首届医学生合影（照片来自《紫色云雾中的华西》）

前的必修课。甘来德觉得自己正在教授有用的东西给他们，这对他的精神状态产生了积极影响。

他们全家搬到校园后，鉴于他在置地建房方面的宝贵经验，教务处选举他为建筑物和场地委员会主席。因此，他的任务是购买几块土地。他购买的土地中有一块墓地，上面有2 500座坟墓。每座坟墓里能找到的每块骨头都被死者的亲戚或朋友用筷子捡起来，放在单独的罐子里，埋到其他地方。小心地处理每一个细节，才能顺利地得到建房的土地，甘来德深知其中奥秘。

甘来德还有一个爱好，就是研究树木。他曾经写过一本关于中国西部树木的小册子。为此，他又被华西协合大学董事会赋予新的任务，专门为大学校园选择树种。百年之后，当甘来德挑选的柳树、柏树和银杏，在今天的校园长成参天大树之时，他若有知一定会感到无比欣慰。

建校之初，大学只招收男生，后来改为男女同校。甘来德这样的中国通深知，旧的习俗相当顽固。比如，在公开场所，年轻男人对任何年轻女士给予关注都是不可想象的。从古至今，年轻男女大都服从于父母亲安排的婚姻。然而，在华西坝，男女生可以自由恋爱，在五月的节日里，有的男生通过把一篮篮的栀子花送给深居于女生宿舍的同学，大胆表现了爱意。一股新风，从华西坝吹来，人们感到古老的成都，在经历着历史巨变。

甘来德夫妇在中国的最后五年（1914—1919）是作为华西协合大学的教职员工度过的。夫人玛格丽特在英语系教书，甘来德在医科任科长。

那段大学时光主要是第一次世界大战期间。那时，甘来德不能像以往那样，收到从遥远的美国寄来的面粉。相反，他们不得不学会自己提纯盐和糖，自己做燕麦粉。本地的小麦是在坚硬的石磨上磨出来的，充满了细沙子。这种面粉，让一些外国人难以适应，以致在排便中排出了细沙子。

甘来德一家人的健康状况在成都当地的外国人群中原本是最好的，现在也出现了问题。玛格丽特患上乳糜泻。乳糜泻又被称为“麸质过敏性肠病”或“麦胶敏感性肠病”，是食用麸质[①]引起的免疫反应，会造成小肠内膜损伤，营养物质吸收不良，引起腹泻、疲劳、贫血、消瘦和严重并发症。最终，她不得不回家，作为残疾人[②]，度过她的余生。

1918年11月，在欢庆第一次世界大战结束的锣鼓声中，玛格丽特正带着小儿子Ted走在回美国的路上。Ted在上海患上了急性阑尾炎，不得不被送往医院。由于南京路上的人群非常密集，即使是救护车也无法通过，只能绕行12英里到达医院。所幸手术很成功。一周后，Ted被担架抬上了船。玛格丽特母子平安地回到了美国。

甘来德在成都独自待了一年，但当他看到夫人玛格丽特的照片，显示夫人非常憔悴时，他坐不住了。

1919年9月18日，甘来德离开华西，深秋到达温哥华。1919年11月24日，他赶上了在俄亥俄州特拉华市与家人吃感恩节晚餐。

八

对中国，绵延无尽的思念

前前后后在中国生活和工作了28年的甘来德，在远离中国后，陷入了绵延无尽的思念。他说：“中国是我唯一熟知的家园。”晚年，他在回忆录中，不断忆及他的病人，他所经历的事件。

① 一种存在于多种谷物中的蛋白质。

② 在一些国家和地区，乳糜泻被认定为法定残疾。美国就将乳糜泻纳入《美国残疾人法案》。

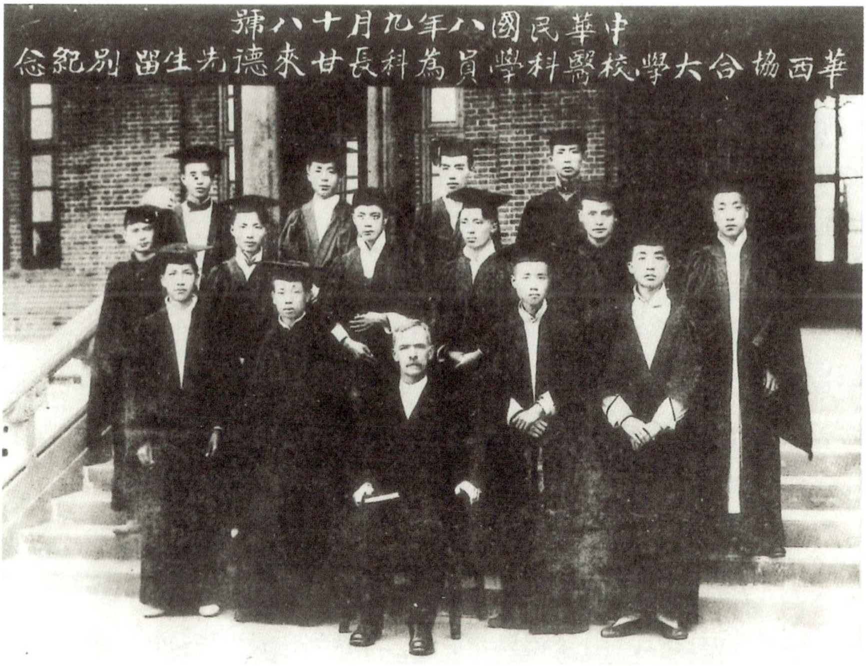

1919年，华西协合大学医科学生送甘来德返美合影（四川大学档案馆提供）

在战乱中抢救伤员，在风险中扑灭瘟疫，在困境中建设医院，在谣言四起时寻求理解……所有针对他这个洋人的仇视，都会随着救死扶伤的奇迹而一次次衰减。

在大学任教后的一个炎热夏天，甘来德在自己的家里被源源不断的受伤的平民围困了11天。彼时，军阀混战正在肆虐成都。大火日夜燃烧，大炮轰鸣，子弹呼啸。五分之一的成都被毁。

有一天晚上，似乎比往常更安静了，甘来德从地下室上来，坐在书房里打字。突然，砰！一颗子弹穿过墙壁，落在书桌的后面。那封信还没有写完，甘来德迅速吹灭了灯，匆匆回到地下室。

还有一次，在光天化日之下，甘夫人正在她的办公桌前记录厨师的账目，一颗子弹就穿过窗纱。当时她正身体前倾靠向窗子，子弹刚好擦过了她的头，然后射入了对面的烟囱里。

解除围困后，落在甘来德房子里及周围的子弹，加上从伤员身上或者尸体上取下的子弹，收集起来，足足有17磅重。其中还有一颗是从一个人的大脑中取出的未炸开的达姆弹。在陕西街，存仁医院的屋顶上有一千多个弹孔。

这些年来，在所有的病人和案例中，大多数都是悲伤的，只有少许是幽默的。每一个病人都让甘来德感到亲切。

在成都，第一次截肢手术是在药房的药桌上做的。此后20年里，病人老杨的“钉子腿”一直是一个行走的广告，他到处诉说“存仁医院的神医真是神！”

一位来自保宁府（今四川省阆中市）的盲人，通过摘除白内障晶状体，恢复了视力。当他的小竹杖被扔掉后，他的脸上洋溢着难以名状的喜悦，一路哼唱着，笑呵呵地回家了，让全家人惊叹不已。

在甘来德早期的病人中，有一位严老师。当他的号码被叫到时，他说：“老师，我得了冷热病（疟疾）。你有什么好药可以治疗吗？”甘来德踏进药房，小心翼翼地在玻璃瓶内装上奎宁，给这位令人尊敬的老师双手奉上。严老师伸出双手，接过药。甘来德字斟句酌，力求用最准确的中文告诉他如何服用这些药。几天之后，严老师见到甘来德说：“你给我的是好药。我的病好了。”严老师撩起褪色的蓝色长袍，把手伸进他肚子处的口袋，然后说：“我想把你给我的小玻璃瓶还给你。”他认定这样做“自今以后，再也不用花你们宝贵的钱，去为中国人买玻璃瓶了。”

令甘来德意外的是，他用白纸给一位患者包奎宁药片，患者竟然把纸和药都吞下去了！

这是另一个案例。那天甘来德已经发了半个小时的药，当下一个号码被叫到时，一个高大粗犷的农妇进来了。她张着嘴，但什么都没有说。当她走到甘来德的桌子前面时，甘来德已经诊断出了这个病。

这名农妇十天前下巴脱臼，导致不能说话。甘来德示意，让她在凳子上坐下，然后走进药品室，打开抽屉，选择了两个普通的瓶塞。为什么要选瓶塞？经验告诉人们，当下巴复位时，让一个健康的人用拇指闭上嘴巴，感觉并不舒服。塞子被塞在她的臼齿之间，两边各一个。现在一切都准备好了。拇指放在她的臼齿上，甘来德的手指放在她的下巴下，做了一些事情来吸引她的注意力。突然，甘来德以瓶塞为支点，把她的下巴迅速向下、向后推去。咔嚓一声，整个房间都能听到，下巴卡回了原位。现在这个农妇可以说话了。

农妇兴奋得脸红筋胀，说了很多话来反复感谢甘来德。然后走出侧门，转向妇女候诊室，滔滔不绝地向其他女病人讲述自己的奇妙经历。

当她手舞足蹈说得兴起之时，下巴又脱臼了！

她又回到了甘来德的诊室，要求再次给她的下巴复位。这一次，甘来德没有让她离开，而是先在她的下巴上缠上了绷带以固定它的位置。这一位掉过下巴的农妇，后来不断讲述自己的经历，成了存仁医院最出色的宣传推广员。

甘来德在回忆录中写道：

就这样，在四分之一个世纪里，社会各阶层都来了，从街头最贫穷的乞丐到一些国家的最高官员。许多人得到了医治，多年来一直表示感谢。用法国著名外科医生帕雷的话说：“我们为他们包扎伤口，上帝为他们治病。”在这些年里，上帝给了我健康和力量，为受苦的人类提供了整整100万次治疗。

甘来德医生在中国28年，其间，只回过美国两次，而且在回美国的那段时间，他都是在纽约学习和募资。1914年到1919年，他作为华西协合大学医科首位科长，参与华西协合大学的建校工作。1919年，55岁的甘来德回到美国，从此他再也没有来到中国。但是甘来德医生在其所著的回忆录里说：“25年来，我们的根深深地扎进了陕西街的泥土里，我们的孩子在这里出生和长大，这里是真正的家。”1919年秋天，甘来德医生经温哥华返回美国时，他写道：“从那以后我们就一直留在了美国，但实际上我们仍然好像一直生活在中国。中国是我们心中唯一的家”。

美国大萧条时期，他们失去了伊文斯顿的房子，只好回到俄亥俄州的特拉维尔，住进了公寓。从此，甘来德医生一直居住在俄亥俄州，直到去世的前两年，他才搬到佛罗里达州。他在佛罗里达州度过了最后的岁月，一直活到94岁，于1959年5月29日去世。

莫尔思在其所著的有关华西协合大学医学院的回忆录《紫色云雾中的华西》一书中，这样评价甘来德医生：

> 甘来德，他是我们医学院的首任院长，声誉良好的医生，也是一位建筑师。他的语言能力很强，是谨慎、吃苦耐劳、言辞犀利的领导者。虽然因为一些原因让他离开了中国，但是他的劳动不能被遗忘。

甘来德医生无论是对待当年那封引他来到中国的呼吁信，还是对待他的每一位患者和学生们，都如他所留下墓志铭一样：“不可弃绝那向你们说的话。”

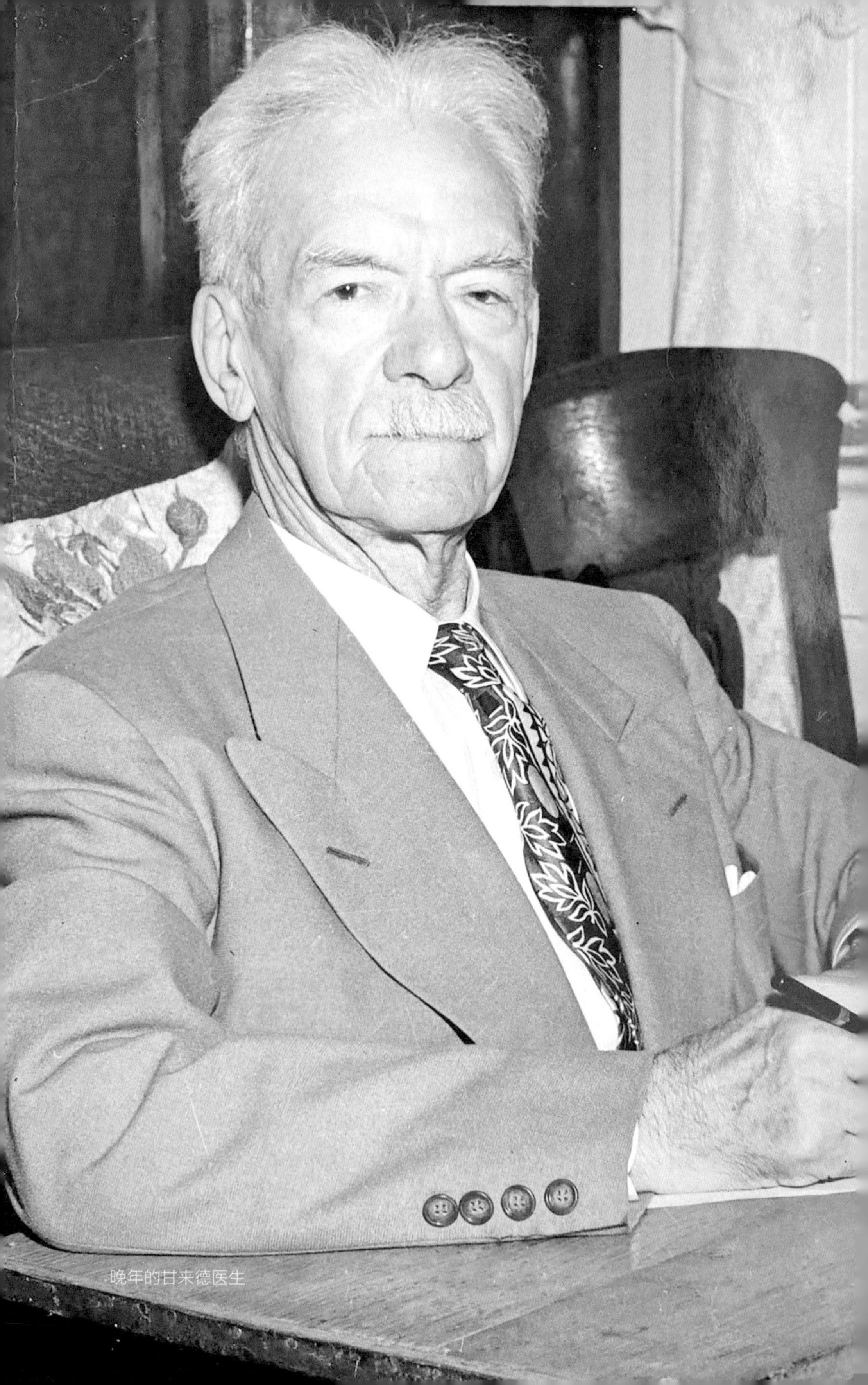

晚年的甘来德医生

第三章
CHAPTER THREE

眼耳鼻喉专科医院成立前后

一
人体解剖：艰难的第一刀

无论是仁济医院的启尔德，还是存仁医院的甘来德，都对清末民初成都的街巷脏乱、垃圾乱扔、鼠窜蝇飞的普遍现象印象深刻。

由于卫生状况极其糟糕，霍乱、伤寒、天花、鼠疫、痢疾、肺病、麻风病、黑热病轮番发威。一场霍乱就让成百上千人丧命。1892年7月，刚来到成都才两个月的启尔德的妻子詹妮·福勒，就因患霍乱病逝。这一位芳龄25岁的妻子，陪伴着丈夫长途跋涉，终于走到了目的地，却永远安息在异乡土地上，真令人痛惜不已。这让目睹这一大悲剧的甘来德，一想起此事就痛心不已。

初到成都，让“甘来德们”感到举步维艰的是民众对于洋医生的敌视。但甘来德坚信，民众是因为不了解，才对西医有很多误解，一旦他们了解到西医的医疗效果后，态度肯定会转变。当一批市民通过就诊认识了西医之后，就有更多的市民通过就诊来认识西医。这是一个螺旋上升的过程。

由于存仁、仁济两医院医护人员坚韧不拔的努力，从1894年至1914年的20年，成都民众对西医西药从抵制到接受，对“甘来德们”从让其租房租地到允其买地造房，小诊所终成大医院，过程真是艰难曲折。可以说，每诊治一个病人，就是科学与文明向前推进一小步，日积月累，终于进入一个新的拐点。

莫尔思是华西协合大学的创建人之一。1914年秋，他以文学士、医学博士、法学博士、美国外科医师学会会员、通讯院士的身份来到华西坝，被选为医学委员会秘书。甘来德则被选为医学委员会主席。

莫尔思的回忆录《紫色云雾中的华西》，站在公正、正义的立场，以诗人般的激情，表达了对中国的热爱，批判了西方列强的侵略与掠夺，表明了创办华西协合大学的目的。他在书中写道：

他们一伙借战争进行掠夺的行为，使西方文化丢尽了脸。到17世纪以后进入了商业时期，从那时候起，签订的一切不平等条约是不堪一睹的，使中国人民受到了很大的损失。

在中国成都这所华西协合大学医学院的医学传教士们，是在中国自己的土地上，用他们自己的语言，去培养为他们自己的人民服务的医生。

不要想到民族、人种、国家的界限，我们都是国际性的自然人。

要完成一件事情，一万年也不一定够；但要破坏一件事情，一天就够了。

1914年的莫尔思很犯愁：在刚刚推翻了清朝，建立起民国的古老土地上，旧势力旧思想还非常顽固，在这种条件下，要如何开展解剖学的教学？

一天早上，莫尔思刚走到了校门口，就看见了一群人挤在那里围观什么。门岗扯起嗓子在大骂，不晓得哪个混账东西，把一个死人扔在校门口，想诬陷学校。

莫尔思蹲下来，仔细察看了这一具男性尸体，发现这具尸体没有任何外伤痕迹，只是瘦得皮包骨，便想起了一个好主意。

他指示门岗把尸体挪到一边，然后立即到校务委员会与众校领导商量。他提出了一个大胆的处理办法：首先是将这一具无名男尸留下做教学之用；然后调整课程，准备提前给学生上解剖课；最后是向政府申请批准解剖这一具无名男尸，并邀请政府官员、社会贤达来参观这一堂解剖课。

最后这步，可谓一箭三雕：一是此具无名男尸，是政府批准解剖的，还有官员观看，若有差池有政府做挡箭牌，好承担责任；二是开此先例之后，上解剖课就不怕社会舆论胡乱指责；三是不花一分钱，得到一具教学用的尸体，还能做一次公开的解剖课，让当地民众更了解西医，真是大好的事情。

经邀请，政府官员、社会贤达，很有兴致地来到解剖课现场。

医科楼是华西坝上的一栋简易的两层楼房，二楼解剖室有一百平方米。华西医科的启尔德、甘来德、谢道坚、艾尔文、夏时雨、班勤等教授，站成一排，向官员们点头示意。

莫尔思则与在读学生胡承先、颜相和、刘月亭、李义铭一起，站在解剖台旁。医生与参观者共计七十多人，将解剖室挤满。

莫尔思彬彬有礼地向参观者解说道："庄子说过'吾生也有涯，而知也无涯'。西医外科，以解剖学为基础。人的脏腑在什么位置，起到什么作用，人的呼吸系统、消化系统、循环系统、神经系统是什么样，可以通过解剖看得一清二楚。"

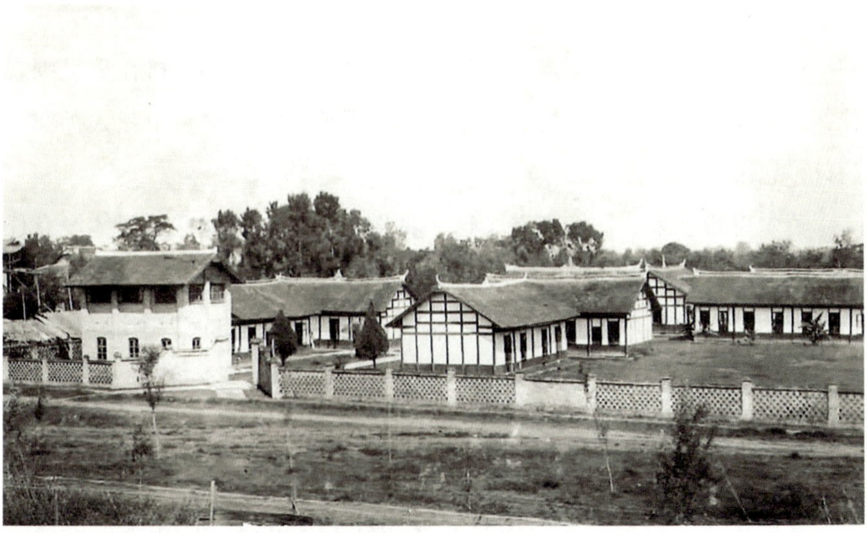

图片左侧的二层建筑为1914年建成的早期医科楼，此楼在1928年拆除

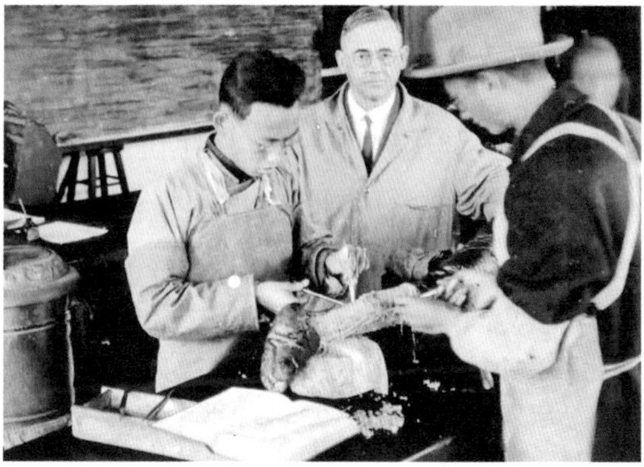

莫尔思（后排站立者）在给学生上解剖课

莫尔思指着墙上的两张人体解剖挂图说：“这就是心、肝、脾、肺，还有大肠小肠的位置。”

一位学生轻轻揭开白布单，一具男尸安静地躺在解剖台上。

莫尔思说：“同学们，现在我给你们上第一堂解剖课。解剖之前，我要对你们说，一定要按书上的要求解剖，不要乱切割。今后，无论你们对什么样的尸体进行解剖，无论他们是你们的先辈亲友，还是匪徒罪犯，他们的尸体帮助你们学习了医学，从而造福了人类，我们都要对其鞠躬。”

莫尔思带领全体师生一齐向尸体鞠躬。

官员与社会贤达们相互交换了眼色，默默地点了点头。

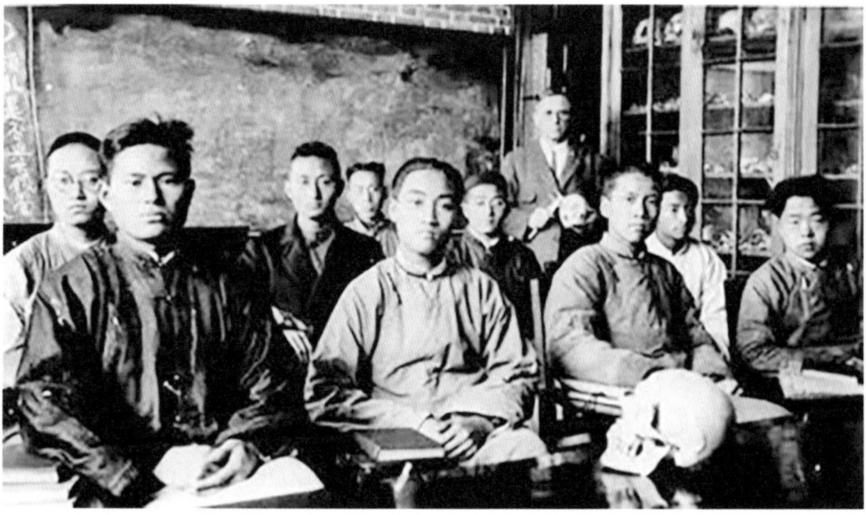

莫尔思（后排站立者）在给学生上解剖课

手术刀剖开尸体之后，人的内脏器官清晰地呈现在众人面前。对照下，墙上的人体解剖挂图也有了立体感。官员们说："真是大开眼界！"社会贤达称赞："洋医生讲得很有道理啊！"

之后几天，市民们潮水般地涌来参观。神秘的人体内脏，呈现在众人眼前。一时间议论纷纷："洋医生硬是把你的肠肠肚肚看得一清二楚，难怪人家敢动刀儿哟。"

莫尔思的解剖刀，为成都开展现代医学教学与临床手术，打开了第一刀。一个个新词"外科手术""解剖"渐渐被成都市民接受。

盘点启尔德、甘来德来成都行医的20余年，成都出现了好多个"第一次"。一些成都市民第一次使用牙刷；第一次服用西药片；第一次种牛痘；第一次接受外科手术；第一次知道了血液循环；第一次在少城公园平民教育馆，通过显微镜看到污水中有那么多细菌……

华西协合大学医科，有了仁济、存仁两座教学医院，就如同双引擎飞机，载着古老的成都，在现代医学的跑道上起飞。

二

紧邻战场的避难所

存仁医院选址在成都市区内的陕西街，因紧邻皇城坝，在动荡的军阀混战的岁月，深受其害。

阅读相关史料发现，存仁医院1910年的门诊数量是19 752例，而1922年的门诊数量竟然只有8 314例，这十多年来，门诊数量为什么不升反降呢？原来，地处市中心的皇城坝一度成为军阀进行拉锯战的主战场，紧邻皇城坝的存仁医院，不得不受到1917年至1920年的川滇黔军阀内战的影响。

1912年，中华民国成立后，袁世凯对共和体制极为不满，一直在做着皇帝梦。1915年12月12日，袁世凯宣布接受帝位，推翻共和，复辟帝制，改中华民国为“中华帝国”，并下令废除民国纪元，改民国五年（1916）为洪宪元年，史称“洪宪帝制”。袁世凯的倒行逆施，激起了全国人民的强烈反对。1915年12月25日，唐继尧、蔡锷、李烈钧在云南宣布独立，护国战争爆发。随后，滇军从南面攻入四川。南方各省随之响应。

因护国战争入川的滇军将领罗佩金、黔军将领戴戡分别担任了四川督军和省长。护国战争后，在川的滇军、黔军不仅无意撤出四川，而且还继续增兵。川军刘存厚部曾参加护国战争，起了一定的作用，战后，面对川省大权落入滇、黔两地人士手中，刘存厚极为不满，埋下了川军与滇军、黔军产生矛盾的伏笔。当时，国务总理段祺瑞为了“强干弱枝”，削弱异己，下令“收束军队”。于是，罗佩金借执行裁军计划，把段祺瑞的“强干弱枝”改为“强滇弱川”，拼命挤压川军编制。川军与滇军、黔军矛盾一步步激化。1917年4月18日，“刘罗”成都巷战终于爆发。驻成都的川军、滇军开炮互击，双方都指责对方挑起战端。罗佩金指责刘存厚“派兵围攻军署，弹如雨下，全城震惊”；刘存厚指责罗佩金迫使川军第四师缴械，“更生擒千数百人，杀于新东门等处以示威，累累陈尸，万目共睹”。

存仁医院紧邻战场，子弹横飞，枪炮猛烈，甘来德在年会报告中写道：

在四月的战乱中，大火一直烧到我们院落的一角。然后，风向突然变了，这挽救了我们的建筑物，尽管它们被子弹严重损坏。

后来7月6日至17日，川滇黔军在城里再次爆发冲突，医院在两次交火中承受了来自炮弹和子弹的重创，许多建筑受到损毁。

北面和东面的所有东西都被烧毁了，门廊、玻璃和东面屋顶的一部分也被烧毁了。成都基督教青年会的谢安道先生英勇地挽救了这座满是难民的大楼。钟楼上的绿色琉璃装饰被拍掉了一半以上。悬挂钟摆的钢索有225英尺高，它被一颗子弹划断了。700磅的重物坠落到地面。小偷们在枪林弹雨的掩护下对我们造成了很多其他方面的破坏。医院灭菌室的门上被掏出了23个弹孔，屋顶上的更是超过一千个。

由于被困在城里，我们必须留下来并修理受损的屋顶，因此，直到八月的第一个星期，已经精疲力尽的我们一家才终于摆脱了炎热（去郊外避暑）。

我们刚刚安顿下来，消息就传到了山上。说医院的商店又被附近一间草屋引起的大火烧毁了一部分。第二次，医院剩下的厨房也被烧毁了，这种破坏没有得到修复。

在真正可怕的战斗中，我们的家被难民和伤员包围，我们继续照顾他们，直到他们大部分被治愈并被送回家。我们的病人记录，虽然当然

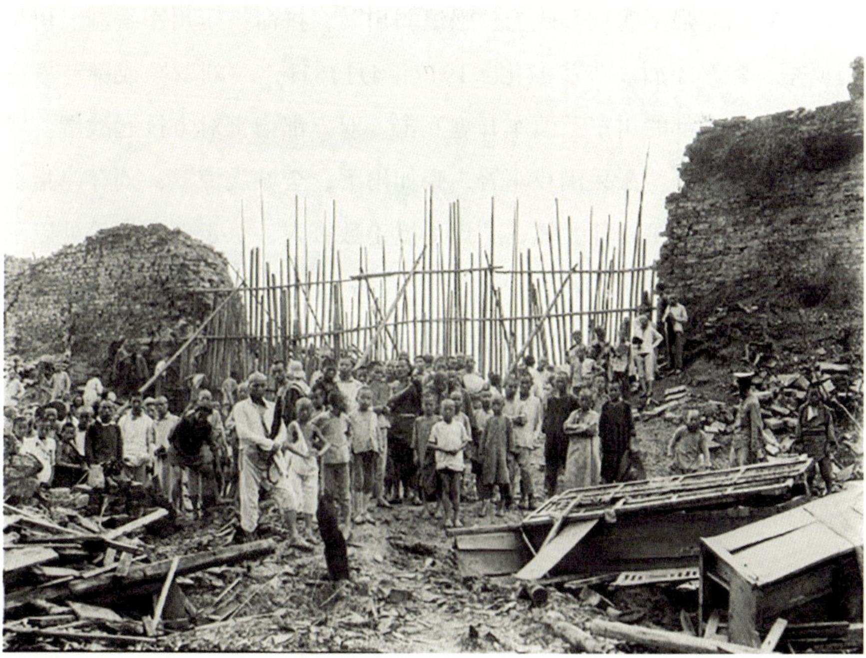

战火下的成都（照片来自于美国杜克大学）

不像医院开业时那么多，但已经有几千人了。

在战火之中，存仁医院，不仅是救死扶伤、抢救生命的诺亚方舟，还成了市民的避难所。著名文史专家唐振常在《四川军阀杂说》中写道：

这些年，成都有身份的人家，与军阀战争需要避难，总是往教会有关所在地跑，除了华西协合大学，或许是城市的教会医院，或者去法国天主堂，甚至于陕西街有一座眼科医院名叫存仁医院，乃美国传教士医生所开，也成了成都人避难之所。教会以宅心仁厚称，对于逃难者倒也欢迎。

这场军阀混战，拖拖拉拉地打到了1920年，直到滇黔两省军队撤离四川才结束。除了留下片片废墟、破壁残垣、孤儿寡母、人间悲剧，以及对军阀的千古骂名外，其他什么也没留下。给存仁医院留下的是破坏严重的围墙、地面和走廊，上千弹洞的钟楼，还有80名伤兵。当时值班的裴伦医生记录道：

战争期间，红十字会要求我们为伤兵而开放医院。我们坚持执行了并且收治了八十人。我们接到了许多要求我们为新教堂大楼雇用的工人和一些女学生以及我们的教会人员提供治疗的电话。

根据裴伦医生提供的统计数据，战火下收治的80名伤兵总的住院天数为5 600天，人均住院时间为70天。存仁医院的财务也因修缮千疮百孔的医院建筑而出现了赤字。

三 甘来德离开后的存仁医院

1919年，甘来德离开中国，回到了美国家中。其夫人因染病而残疾，使他无法再来中国。

这一年，阆中的李广仁（Charles Coyne Eliiott，1877—1934）医生收到了华西协合大学医科的任教邀请，他带来的五名弟子通过了考试，进入华西。

李广仁不仅医术高超，而且善于教学。他一边教学一边投入存仁、仁济两医院的临床诊治工作中。他将欧美医科大学的教学方法运用于此，让医学生在毕业前要到各科去“规培”，使其成为全科医生，更适合中国的现实需求。

就在此时，医院的发展再次遭遇到历史风暴。

1926年7月，国民革命军发起进攻，目标是推翻北洋政府。战火从南向北延烧，北伐军占领武汉后，收回了汉口的英租界，极大地激发了民众的爱国热情。

在1922年到1927年，由中国学生发起的非基督教运动，被认为是中国知识分子在文化战线上的反帝国主义运动。

在中外关系极为紧张的形势下，1926年9月5日，“万县事件”爆发。英国军舰炮轰万县，造成平民的生命和财产的重大损失。全国各大城市掀起声势浩大的游行示威活动，连仁济、存仁医院的中国医护人员也离开工作岗位，上街游行去了。“打倒一切帝国主义”的口号，令英美政府预感不妙，它们各地的领事馆通知其侨民，暂居上海租界地或立即回国。

1927年1月18日，第一批英美侨民离开成都。

到了1927年5月，全国170所西医医院关闭了55所。中南地区最著名的湘雅医学院，也沉重地关闭了大门，这更是震动了成都。外籍人士全部撤离，西医医院还能生存下去吗？在仁济医院，仅有胡祖遗（E.C. Wilford）院长决定留下来。他独自支撑了一百多天，其间仁济医院秩序井然。没有兵痞流氓来寻衅闹事，也没有游行队伍前来抗议示威。各地来的病人仍络绎不绝，因此手术安排得很紧。孕妇要生娃娃，病人要打针吃药，要输液，要救命，生命的需求就是医院永远存在的理由。

当时陕西街的存仁医院则不得不暂时关门。

直到1927年年底，存仁医院才重启大门，美以美会方面任命美国人满里（Wilson Edward Manly）博士来存仁医院主持工作，他在一年之后离开了存仁医院，前往资中县，负责宏仁医院（今资中县人民医院）的管理工作。另一位原籍加拿大、后入籍美国的裴伦顶替满里担任存仁医院院长。满里是医学博士，他在存仁医院开创了儿科和产科，他的继任者裴伦是多伦多大学的医学学士，专业方向是皮肤学。

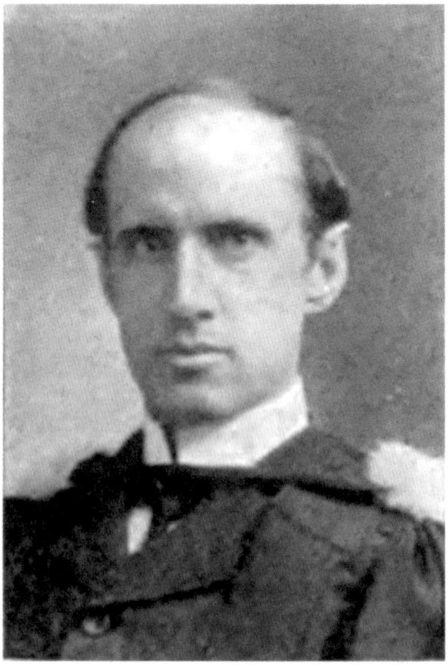

裴伦在加拿大多伦多大学的毕业照

这期间值得叙述的一位存仁医生[①]是玛丽安·曼里（Marian

① 存仁医生特指存仁医院存续期间，在存仁医院工作过的医生和在华西（包括联合办学时期）就读、毕业后进入眼科、耳鼻喉科工作的医生。

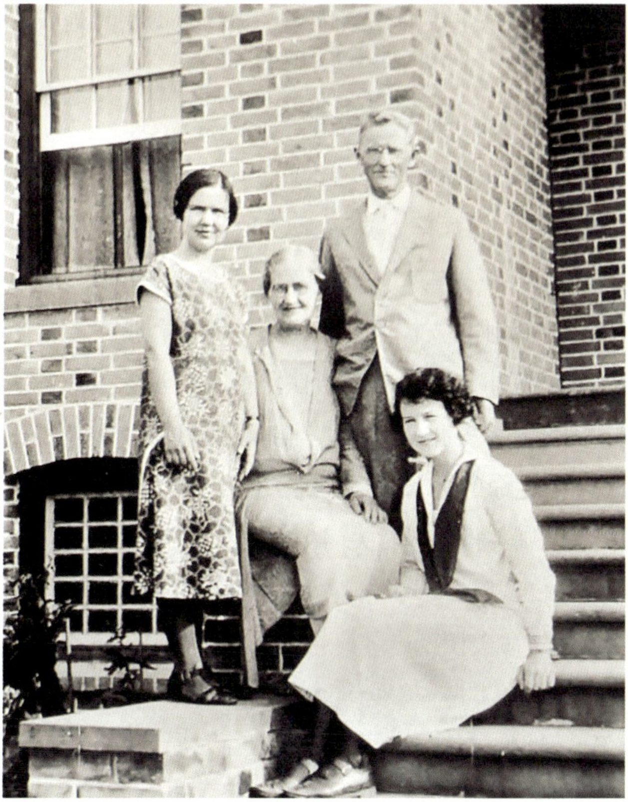

满里一家在华西，左起：满秀实、满里夫人、满里、满恩溢（照片由杨光曦提供）

Manly，1896—1980），她的中文名为满秀实。她是满里的大女儿，生于重庆，在中国长大。1914年，满秀实回美国读完高中，考入芝加哥大学医学院，1925年毕业后返回成都，在存仁医院当皮肤科医生，直到1928年离任。

无论是满里还是裴伦，从其短暂的院长生涯可以看出，他们的“存仁事业”刚刚发起苗芽即夭折了。离开存仁医院的满秀实后来在耶鲁大学学习妇产科专业，并取得了博士学位，但她再次返回成都后没有回到存仁医院，而是在小天竺街创办了成都私立进益高级助产职业学校。该校附设进益产科医院，这一校一院都取得了很大成功。中国同事和学生都亲切地叫她“满医生”，病人喜欢叫她“满妈妈”。满秀实是中国西部地区近代产科医学的开拓者，由于她推广科学接生，培养了众多学生，也有人称颂她为“成都万婴之母”。

也许，存仁医院注定在等待一个人来另辟蹊径，来改造和调整存仁医院的医学方向。这个方向既不是全科医院，也不是儿科、产科、皮肤科，而是眼耳鼻喉科。一个华西医学史上的重要人物于1928年岁末出现在成都，他的名字叫毕德生（Robert Alexander Peterson，1892—1939）。

四

专科医院的成立和早期发展

使存仁医院成为专科医院的毕德生一生跌宕坎坷。1892年7月18日，他出生于美国艾奥瓦州道奇堡的一个原籍丹麦的移民家庭。正当嗷嗷待哺时，母亲即不幸去世。12岁那年，父亲也撒手人寰。令许多人佩服的是，悲惨遭遇不但没有压垮年幼的毕德生，反而养成了他的独立生活能力，激发了他的进取心和创造力。他凭着顽强努力，于1918年获得了艾奥瓦大学硕士学位。毕业后，他即与人合作，在艾奥瓦州从事了三年的私人医疗执业工

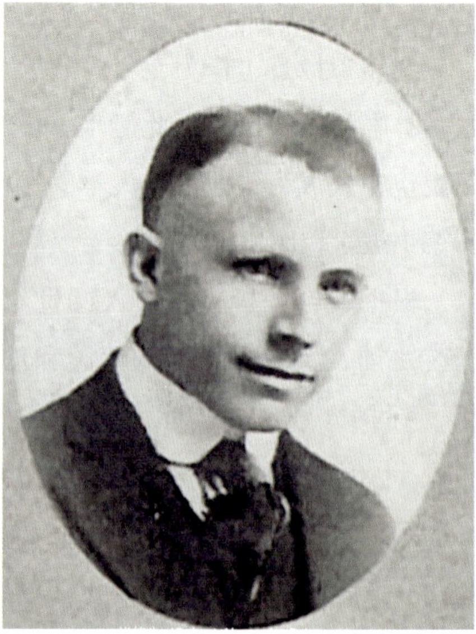

毕德生（照片来自美国艾奥瓦大学鹰眼年鉴1918年）

作，积累了初步的医疗和医院管理经验。

1921年，他响应教会医疗传教的呼吁，被任命为海外志愿者。1922年，毕德生来到中国，在进行了先期汉语训练后，被安排到金陵大学鼓楼医院（今南京鼓楼医院）服务。这是他在教会的第一个任期，在此期间，他曾选择到四川度过了九个月的假期，从此与四川结下了缘分。正是在这次假期旅行兼考察中，他萌生了在中国广袤的西部地区开展医疗和医学教育的想法。

1927年，他休假离开中国，又在哈佛大学读了一年的研究生。翌年，已经36岁的毕德生与在金陵大学鼓楼医院认识的维多利亚·罗素（Victoria F.Russell）结婚。婚后，夫妻俩再次前往中国，于当年12月抵达成都。

现有史料表明，来成都之前，他已经和存仁医院院长裴伦或教会方面取得共识，并规划了医院的改造——将其由综合医院变成一家眼耳鼻喉科专科医院。

1928年12月25日，时值圣诞节，专科医院通过了政府的登记审核。

翌年1月2日，作为专科医院的存仁医院开张营业。中国第一所现代眼耳鼻喉科专科医院由此诞生。毕德生任院长，兼任眼耳鼻喉科主任，医院也正式成为华西协合大学医科里眼科和耳鼻喉科的临床教学基地，毕德生被学校医科聘为副教授。

根据资料分析，在进入20世纪20年代之后，到存仁医院改为专科医院之前，又有多批次的美国和加拿大的医学传教士来到成都。1923年，一批人数最多、水平最高的教师来到了华西。他们是内科的杨济灵（Albert E.Best）、外科的启真道（Leslic Gifford Kilborn，1894—1967）、儿科的启静卿（Janet M.Kilborn）、口腔科的刘延龄（Robert Gordon Agnew）等人。学校为了更好地发挥骨干医生的各自所长，将有限的医学资源高效配置使用，按专业分科室是势在必行，这恐怕是存仁医院得以改为专科医院的前提。

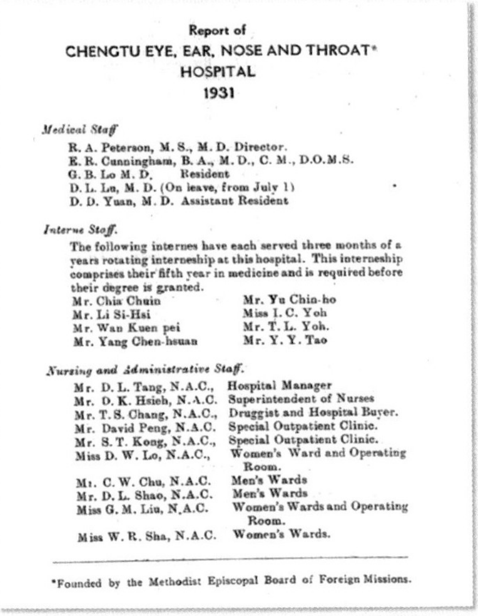

Report of

CHENGTU EYE, EAR, NOSE AND THROAT*

HOSPITAL

1931

Medical Staff

R. A. Peterson, M. S., M. D. Director.
E. R. Cunningham, B. A., M. D., C. M., D.O.M.S.
G. B. Lo M. D. Resident
D. L. Lu, M. D. (On leave, from July 1)
D. D. Yuan, M. D. Assistant Resident

Interne Staff.

The following internes have each served three months of a years rotating interneship at this hospital. This interneship comprises their fifth year in medicine and is required before their degree is granted.

Mr. Chia Chuin	Mr. Yu Chin-ho
Mr. Li Si-Hsi	Miss I. C. Yoh
Mr. Wan Kuen pei	Mr. T. L. Yoh.
Mr. Yang Chen-hsuan	Mr. Y. Y. Tao

Nursing and Administrative Staff.

Mr. D. L. Tang, N.A.C.,	Hospital Manager
Mr. D. K. Hsieh, N.A.C.	Superintendent of Nurses
Mr. T. S. Chang, N.A.C.,	Druggist and Hospital Buyer.
Mr. David Peng, N.A.C.	Special Outpatient Clinic.
Mr. S. T. Kong, N.A.C.,	Special Outpatient Clinic.
Miss D. W. Lo, N.A.C.,	Women's Ward and Operating Room.
Mr. C. W. Chu, N.A.C.	Men's Wards
Mr. D. L. Shao, N.A.C.	Men's Wards
Miss G. M. Liu, N.A.C.	Women's Wards and Operating Room.
Miss W. R. Sha, N.A.C.	Women's Wards.

*Founded by the Methodist Episcopal Board of Foreign Missions.

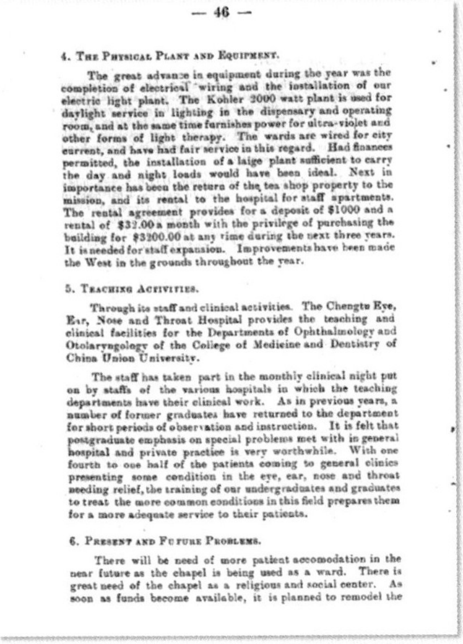

— 46 —

4. The Physical Plant and Equipment.

The great advance in equipment during the year was the completion of electrical wiring and the installation of our electric light plant. The Kohler 2000 watt plant is used for daylight service in lighting in the dispensary and operating room, and at the same time furnishes power for ultra-violet and other forms of light therapy. The wards are wired for city current, and have had fair service in this regard. Had finances permitted, the installation of a laige plant sufficient to carry the day and night loads would have been ideal. Next in importance has been the return of the tea shop property to the mission, and its rental to the hospital for staff apartments. The rental agreement provides for a deposit of $1000 and a rental of $32.00 a month with the privilege of purchasing the building for $3200.00 at any time during the next three years. It is needed for staff expansion. Improvements have been made the West in the grounds throughout the year.

5. Teaching Activities.

Through its staff and clinical activities. The Chengtu Eye, Ear, Nose and Throat Hospital provides the teaching and clinical facilities for the Departments of Ophthalmology and Otolaryngology of the College of Medicine and Dentistry of China Union University.

The staff has taken part in the monthly clinical night put on by staffs of the various hospitals in which the teaching departments have their clinical work. As in previous years, a number of former graduates have returned to the department for short periods of observation and instruction. It is felt that postgraduate emphasis on special problems met with in general hospital and private practice is very worthwhile. With one fourth to one half of the patients coming to general clinics presenting some condition in the eye, ear, nose and throat needing relief, the training of our undergraduates and graduates to treat the more common conditions in this field prepares them for a more adequate service to their patients.

6. Present and Future Problems.

There will be need of more patient accomodation in the near future as the chapel is being used as a ward. There is great need of the chapel as a religious and social center. As soon as funds become available, it is planned to remodel the

存仁医院1931年年报节选

在中国现代医学史上，存仁医院改为眼耳鼻喉专科医院无疑是开创性的事件。在毕德生的率领下，这家当时已具备相当规模的现代化综合医院发展成为颇有特色的专科医疗机构，成为当年亚洲同类医院中最大的临床中心之一，诊疗效果明显，吸引了不少病人前来看病。开办当年，诊治病人即有37 610人次。1930年住院病人达999例，手术病人961例，诊治病人已达52 861人次。以1931年为例，到华西协合大

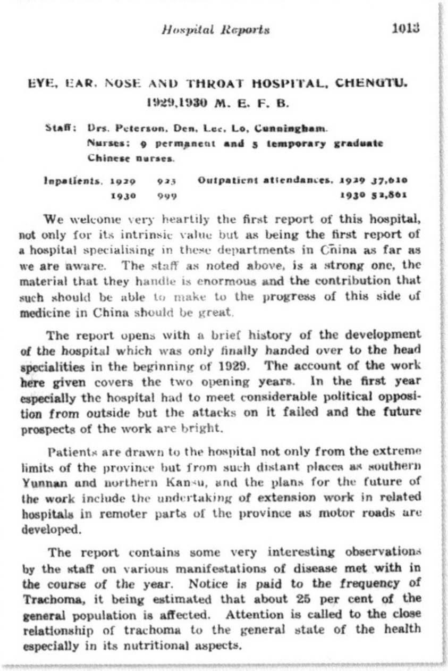

Hospital Reports 1013

EYE, EAR, NOSE AND THROAT HOSPITAL, CHENGTU.

1929,1930 M. E. F. B.

Staff: Drs. Peterson, Den, Lee, Lo, Cunningham.
Nurses: 9 permanent and 5 temporary graduate Chinese nurses.

Inpatients.	1929	923	Outpatient attendances. 1929	37,610
	1930	999	1930	52,861

We welcome very heartily the first report of this hospital, not only for its intrinsic value but as being the first report of a hospital specialising in these departments in China as far as we are aware. The staff as noted above, is a strong one, the material that they handle is enormous and the contribution that such should be able to make to the progress of this side of medicine in China should be great.

The report opens with a brief history of the development of the hospital which was only finally handed over to the head specialities in the beginning of 1929. The account of the work here given covers the two opening years. In the first year especially the hospital had to meet considerable political opposition from outside but the attacks on it failed and the future prospects of the work are bright.

Patients are drawn to the hospital not only from the extreme limits of the province but from such distant places as southern Yunnan and northern Kansu, and the plans for the future of the work include the undertaking of extension work in related hospitals in remoter parts of the province as motor roads are developed.

The report contains some very interesting observations by the staff on various manifestations of disease met with in the course of the year. Notice is paid to the frequency of Trachoma, it being estimated that about 25 per cent of the general population is affected. Attention is called to the close relationship of trachoma to the general state of the health especially in its nutritional aspects.

《中华医学杂志》（英文版）1931年45卷第10期，报道并介绍存仁医院（成都眼耳鼻喉专科医院）的规模、发展和业务开展情况

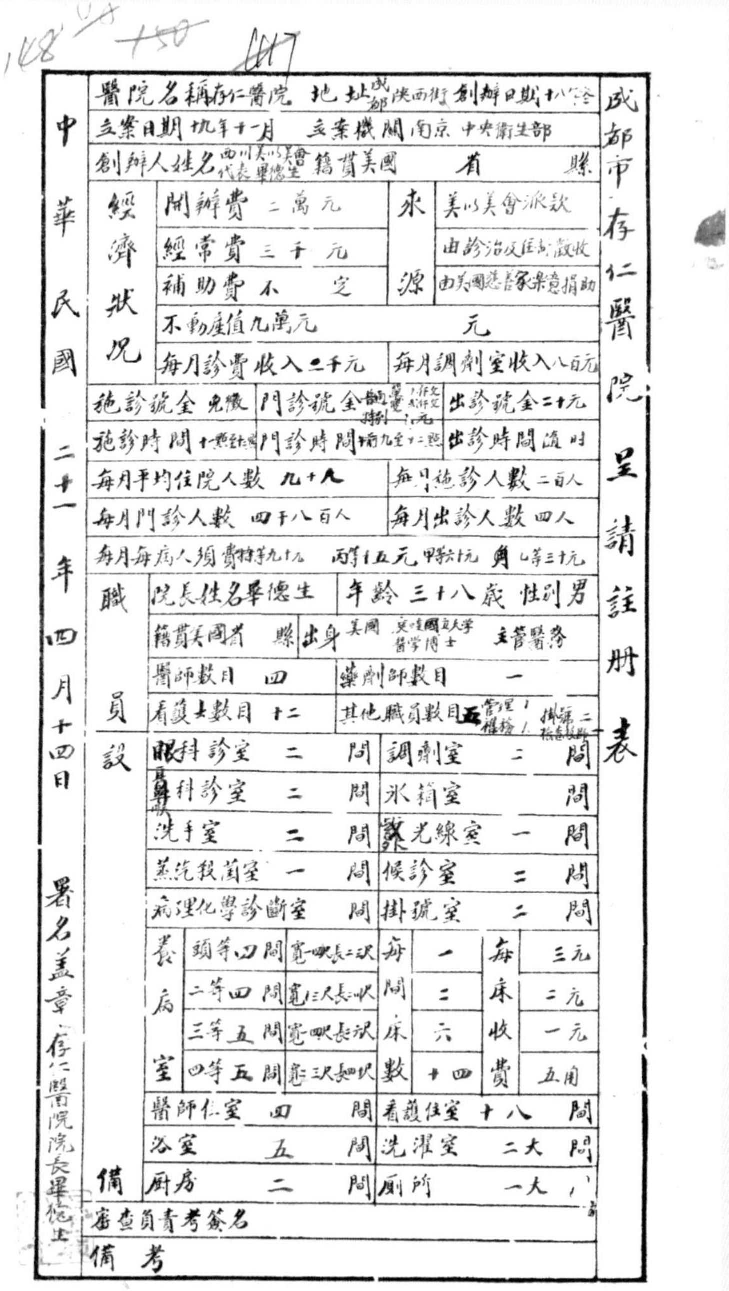
成都市存仁醫院呈請註冊表

醫院名稱 存仁醫院　地址 成都陝西街　創辦日期 十八[illegible]
立案日期 十九年十一月　立案機關 南京 中央衛生部
創辦人姓名 西川美以美會代表畢德生　籍貫 美國 省 縣

經濟狀況	開辦費 二萬元	來源	美以美會派款
	經常費 三千元		由診治及住院收
	補助費 不定		由美國慈善家樂意捐助
	不動產值 九萬元		元
	每月診費收入二千元		每月調劑室收入八百元

施診號金 免繳　門診號金 [illegible]　出診號金 二十元
施診時間 [illegible]　門診時間 [illegible]　出診時間 隨時
每月平均住院人數 九十九　每月施診人數 二百人
每月門診人數 四千八百人　每月出診人數 四人
每月每病人須費 [illegible]

職員
院長姓名 畢德生　年齡 三十八歲　性別 男
籍貫 美國 省 縣　出身 美國[illegible]大學醫學博士　主管醫務
醫師數目 四　藥劑師數目 一
看護士數目 十二　其他職員數目 五 [illegible]

設備

眼科診室	二間	調劑室	二間
耳鼻喉科診室	二間	冰箱室	間
洗手室	二間	X光線室	一間
蒸汽殺菌室	一間	候診室	二間
病理化學診斷室	間	掛號室	二間

養病室		每間床數	每床收費
頭等四間	[illegible]	一	三元
二等四間	[illegible]	二	二元
三等五間	[illegible]	六	一元
四等五間	[illegible]	十四	五角

醫師住室	四間	看護住室	十八間
浴室	五間	洗濯室	二大間
廚房	二間	廁所	一大間

審查員責考簽名
備考

中華民國二十一年四月十四日　署名蓋章 存仁醫院院長畢德生

根据存仁医院1932年在政府的注册登记表可知，医院当年拥有床位112张，月平均住院人数99人、门诊4 800人，规模可见一斑（成都市档案馆提供）

学三个附属医院就诊的病人有10万人次，其中5万人次都是存仁医院的病人，占了总数的一半。其中，还包括从巴塘、甘肃、云南和四川东部等较远地区前来就诊的病人。由此可见，仅仅几年的时间，存仁医院不仅服务于成都本地，而且已经具有了广泛的声誉，开始为整个中国西部地区提供医疗服务了。

自从1920年刘月亭等华西医科学子毕业开始，就不断有华西医科的学生来存仁医院实习。他们给存仁医院注入了新的活力。存仁医院成为眼耳鼻喉科专科医院后，华西医科4年级学生的课堂讲授、临床示教，华西医科高年级学生的临床轮流实习，均在存仁医院内进行。1929—1930年，存仁医院开始接受已经毕业的学生在院内进行为期一年或一年以内的进修。那时候，成都的荒郊不乏乱坟坡，死人头颅是比较容易得到的。华西牙科学生率先到郊外收集上下颌完整的头颅，其他学生也紧随其后。有了“骷髅头”这重要的教具，毕德生采用美国波士顿大学医学

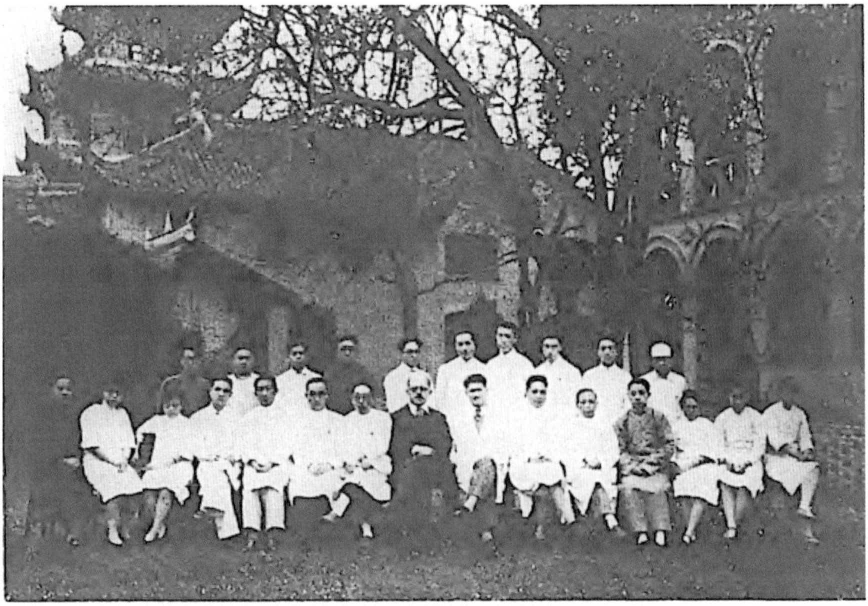

1932年，毕德生和同事在存仁医院合影（来自存仁医院1932年年报）

院的专科训练方法，让学生们对鼻腔、口腔、咽喉等的结构烂熟于心，再加上运用石膏模型、教学电影等教具，动物实验等教学方法进行培养，使学生们在专业方面进步很快。

为提高存仁医院作为眼耳鼻喉科专科医院的专业水准，毕德生还花了大量的时间和精力发展研究生教育。1931年7月，存仁医院开始招收医科毕业生，设置两年制的眼耳鼻喉科研究生培训课程，并获得华西协合大学董事会的认证。存仁医院成为中国最早开展眼耳鼻喉科研究生培训的机构，开中国现代眼耳鼻喉科研究生教育和住院医师规范化培训的先河，培养了后来蜚声全国的彭吉人、毛文书、孙鸿泉、郑中立等杰出医学专家。

存仁医院的建院方略和取得的成就与华西牙科一样，受到各方瞩目，成为后来华西医学院[①]大力加强学生专科训练、继续教育的主要经验来源。

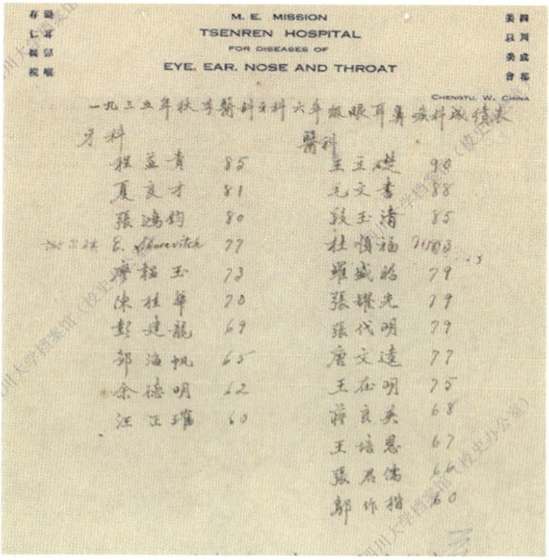
存仁醫院 眼耳鼻喉
M. E. MISSION
TSENREN HOSPITAL
FOR DISEASES OF
EYE. EAR. NOSE AND THROAT
美以美會 四川成都
CHENGTU. W. CHINA

一九三五年秋季醫科牙科六年級眼耳鼻喉科成績表

牙科		醫科	
程益青	85	王正璉	90
夏良才	81	毛文書	88
張鴻鈞	80	段玉清	85
E. Sharevitch	77	杜順福	[illegible]
廖韞玉	73	羅盛昭	79
陳桂華	70	張耀先	79
彭建龍	69	張代明	79
鄒海帆	65	唐文達	77
余德明	62	王在明	75
汪正璿	60	蔣良英	68
		王培恩	67
		張君儒	66
		郭作楷	60

1935年，华西医学生眼耳鼻喉科成绩单，当时毕德生在美国，吕钟灵为代院长（四川大学档案馆提供）

眼见存仁医院的事业蒸蒸日上，毕德生在欣慰之余，也提醒自己需要继续提升医技能力。1935年，他在第二次回美国休假期间继续深造，获得了F.A.C.S.学位。假期未完，他应美以美会董事会恳请返回中国，但这次他没有回到成都。教会方面可能是看中了他的开创精

① 1933年，华西协合大学的牙科和医科联合为医牙学院，下设具有相对独立性的牙学院和医学院。

神和管理才能，让他在南昌一家医院行医，毕德生服从了安排。有史料称：“这些活动耗费了他很大的精力”。

1934年，在英国利物浦大学学习耳鼻喉科，英国伦敦皇家医学院学习眼科的吕钟灵，谢绝多家国外医院之聘，归国回到华西协合大学，受聘于成都存仁医院。吕钟灵兼修眼科和耳鼻喉科，是英国皇家医学会会员。他的加盟，令成都存仁医院实力大增，如虎添翼，他也赢得了毕德生的赏识。1935—1936年，毕德生回到美国期间，吕钟灵曾任存仁医院院长。他是四川地区最早的中国籍现代耳鼻喉科医师之一。1937年，全民族抗战爆发后，南京迁都重庆，吕钟灵应邀到重庆开设诊所，此后开启了在重庆的职业生涯。

五 毕德生最后的日子

从毕德生的人生轨迹分析，成都陕西街的存仁医院才是他心驰神往之地，南昌之行只能算是一段插曲。

大约在1936年秋，毕德生再次回到了成都存仁医院，全力投入华西协合大学医学院和存仁医院的工作，并担任了医学院眼耳鼻喉科学系第二部（耳鼻喉科）主任。那时的存仁医院又经过了好些年的建设，规模已相当可观。存仁医院以“救治疾病，保护健康”为宗旨，分为五个部门：门诊部、住院部、医学院学生及研究生培训部、进修部、实验室和研究室。存仁医院的实验室配有专业技师，可提供血常规和其他如支气管、食道镜标本检验服务。先进的仪器设备，如古尔斯特兰德检眼镜、电测听设备、裂隙灯显微镜设备、烧灼设备、紫外线治疗设备、电透热

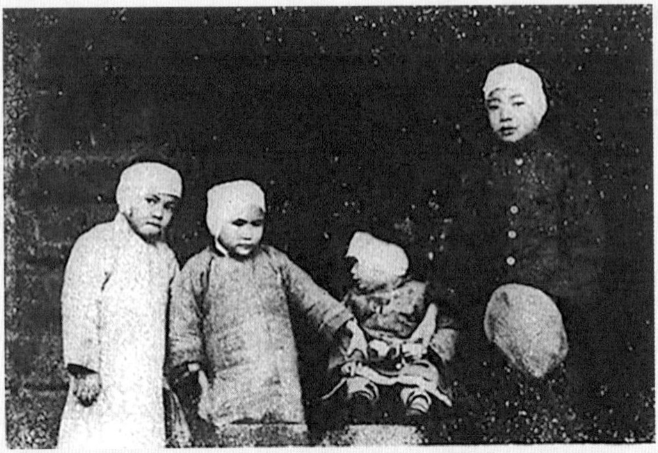

1932年，存仁医院4位乳突手术后的儿童患者照片，其中2位并发硬膜下脑脓肿（来自存仁医院1932年年报）

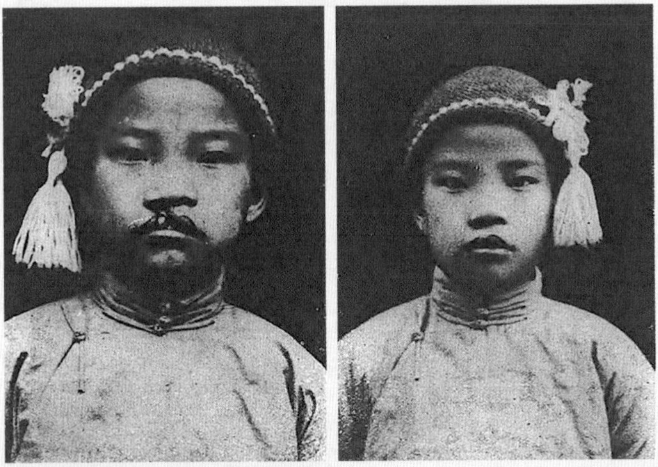

1932年，存仁医院治疗的唇裂儿童患者照片（来自存仁医院1932年年报）

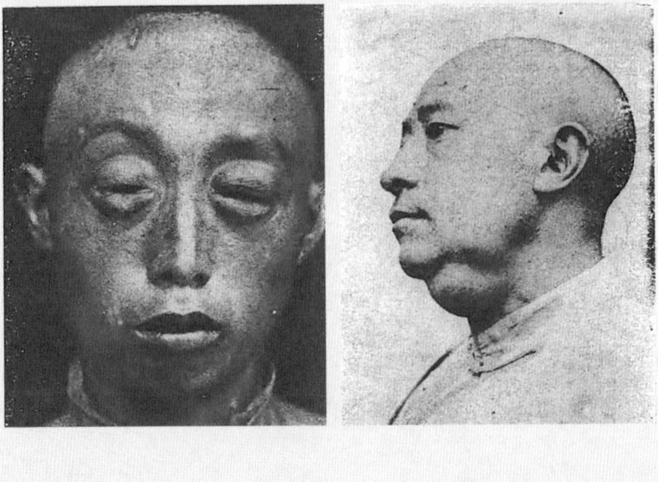

1932年，存仁医院治疗的结膜浆细胞瘤患者（左）和颌下腺囊肿（右）患者照片（来自存仁医院1932年年报）

疗法装备和一台检查头部的X线设备，使检验和治疗工作更为有效。

由于药物及手术器械齐全，又有医术高明的毕德生、韩培林指导，存仁医院的医疗业务开展顺利。1924年可行腭扁桃体切除术，1927年可行上颌窦根切除术，1930年可行全麻扁桃体及腺样体切除术，1932年开始行食道镜检、气管镜检及异物取出术。眼科诊治的病种多数为外眼疾病，也包括白内障、青光眼、视网膜脱离等较为复杂的内眼疾病，还实施过开眶、开颅等手术。当时，存仁医院的医术一直保持在国内顶尖水准，即便放眼国际也是具备相当先进的水平。同时存仁医院也担负着华

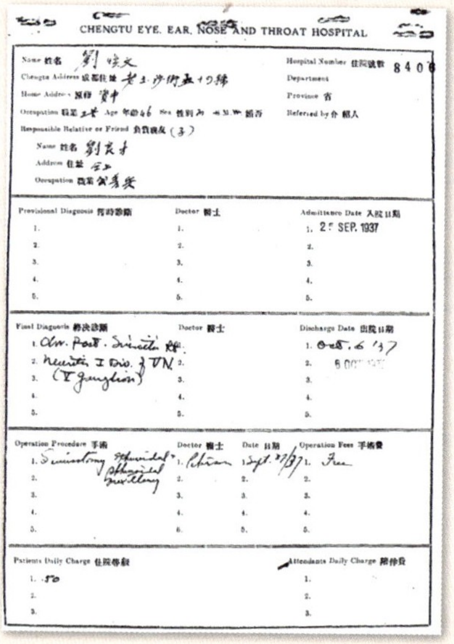
CHENGTU EYE. EAR. NOSE AND THROAT HOSPITAL

Name 姓名 刘⋯⋯ Hospital Number 住院號數 8406
Chengtu Address 成都住址
Home Address 原籍
Department
Province 省
Occupation 職業 Age 年齡 46 Sex 性別 Referred by 介紹人
Responsible Relative or Friend 負責親友
Name 姓名
Address 住址
Occupation 職業

Provisional Diagnosis 暫時診斷	Doctor 醫士	Admittance Date 入院日期
1.	1.	1. 2? SEP. 1937
2.	2.	2.
3.	3.	3.
4.	4.	4.
5.	5.	5.

Final Diagnosis 判決診斷	Doctor 醫士	Discharge Date 出院日期
1.	1.	1. Oct. 6 '37
2.	2.	2.
3. (V ganglion)	3.	3.
4.	4.	4.
5.	5.	5.

Operation Procedure 手術	Doctor 醫士	Date 日期	Operation Fees 手術費
1.	1.	1. Sept. 27/37	1. Free
2.	2.	2.	2.
3.	3.	3.	3.
4.	4.	4.	4.
5.	6.	5.	5.

Patients Daily Charge 住院費	Attendants Daily Charge 陪伴費
1. .50	1.
2.	2.
3.	3.

1937年毕德生为鼻窦炎病人开具的入院证

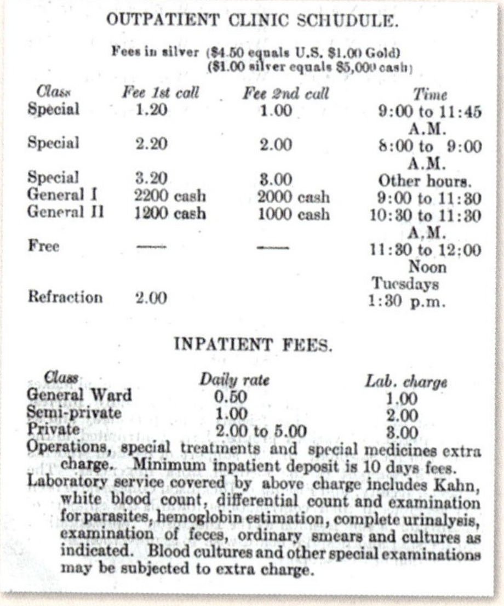
OUTPATIENT CLINIC SCHUDULE.

Fees in silver ($4.50 equals U.S. $1.00 Gold)
($1.00 silver equals $5,000 cash)

Class	Fee 1st call	Fee 2nd call	Time
Special	1.20	1.00	9:00 to 11:45 A.M.
Special	2.20	2.00	8:00 to 9:00 A.M.
Special	3.20	3.00	Other hours.
General I	2200 cash	2000 cash	9:00 to 11:30
General II	1200 cash	1000 cash	10:30 to 11:30 A.M.
Free	——	——	11:30 to 12:00 Noon
Refraction	2.00		Tuesdays 1:30 p.m.

INPATIENT FEES.

Class	Daily rate	Lab. charge
General Ward	0.50	1.00
Semi-private	1.00	2.00
Private	2.00 to 5.00	3.00

Operations, special treatments and special medicines extra charge. Minimum inpatient deposit is 10 days fees.
Laboratory service covered by above charge includes Kahn, white blood count, differential count and examination for parasites, hemoglobin estimation, complete urinalysis, examination of feces, ordinary smears and cultures as indicated. Blood cultures and other special examinations may be subjected to extra charge.

存仁医院的门诊和住院费用标准

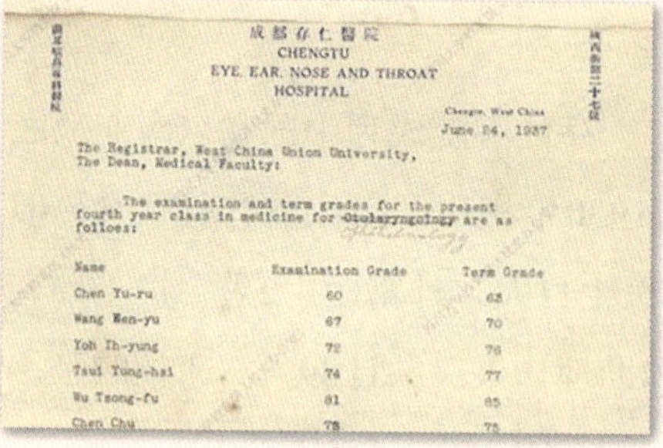
成都存仁醫院
CHENGTU
EYE. EAR. NOSE AND THROAT
HOSPITAL

Chengtu, West China
June 24, 1937

The Registrar, West China Union University,
The Dean, Medical Faculty:

The examination and term grades for the present fourth year class in medicine for Otolaryngology are as follows:

Name	Examination Grade	Term Grade
Chen Yu-ru	60	65
Wang Ken-yu	67	70
Yoh Ih-yung	72	76
Tsui Tung-hsi	74	77
Wu Tsong-fu	81	85
Chen Chu	78	75

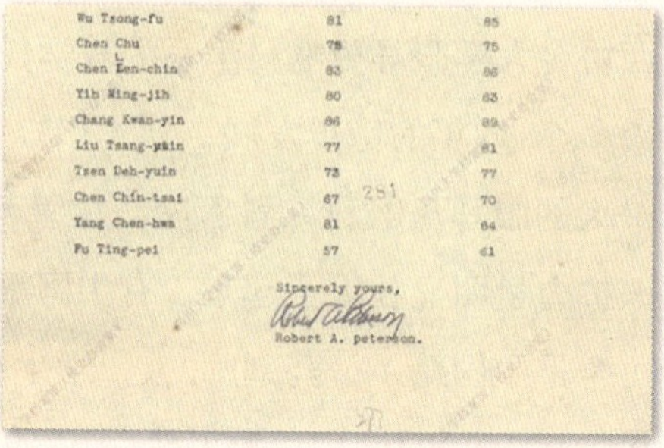
Name	Examination Grade	Term Grade
Wu Tsong-fu	81	85
Chen Chu	78	75
Chen Len-chin	83	86
Yih Ming-jih	80	83
Chang Kwan-yin	86	89
Liu Tsang-yuin	77	81
Tsen Deh-yuin	73	77
Chen Chin-tsai	67	70
Yang Chen-hwa	81	84
Fu Ting-pei	57	61

Sincerely yours,
Robert A. peterson.

毕德生签名的华西协合大学医学院眼耳鼻喉科学系四年级学生的考试记分表

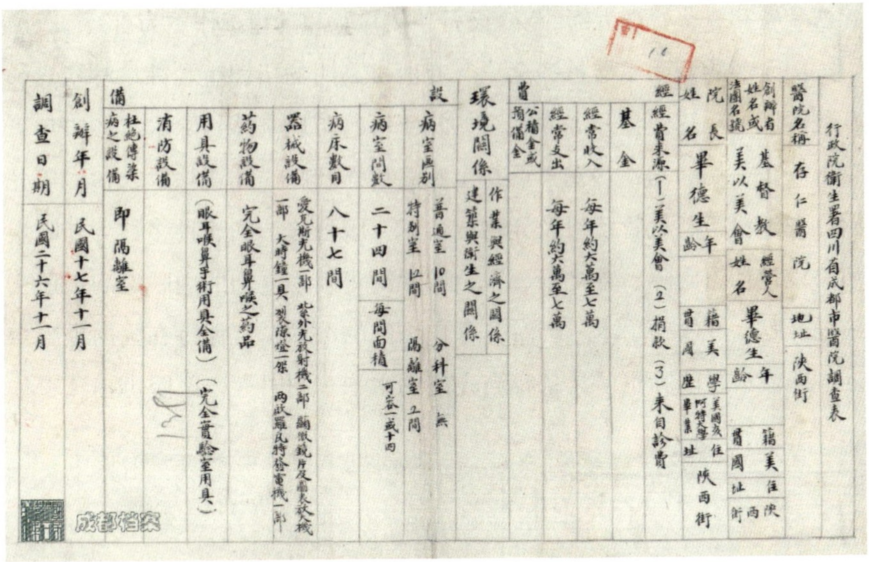

行政院衛生署四川省成都市醫院調查表

醫院名稱	存仁醫院
地址	陝西街
創辦者姓名或法團名號	基督教美以美會
經營人姓名	畢德生
經營人年齡	
經營人籍貫	美國
經營人住址	陝西街
院長姓名	畢德生
院長年齡	
院長籍貫	美
院長學歷	美國友阿特大學畢業
院長住址	陝西街
經費來源	(1)美以美會 (2)捐款 (3)來自診費
基金	
經常收入	每年約六萬至七萬
經常支出	每年約六萬至七萬
公積金或預備金	
環境關係：作業與經濟之關係	
環境關係：建築與衛生之關係	
設備：病室區別	普通室 10間　特別室 12間　分科室 無　隔離室 2間
設備：病室間數	二十四間
設備：每間面積	可容一或十四
設備：病床數目	八十七間
設備：器械設備	愛克斯光機一部　紫外光放射機二部　顯微鏡片及電表交流機一部　大時鐘一具　製冰箱一架　兩款羅氏特發電機一部
設備：藥物設備	完全眼耳鼻喉之藥品
設備：用具設備	(眼耳喉鼻手術用具全備)　(完全實驗室用具)
設備：消防設備	
設備：杜絕傳染病之設備	即隔離室
創辦年月	民國十七年十一月
調查日期	民國二十六年十一月

成都档案

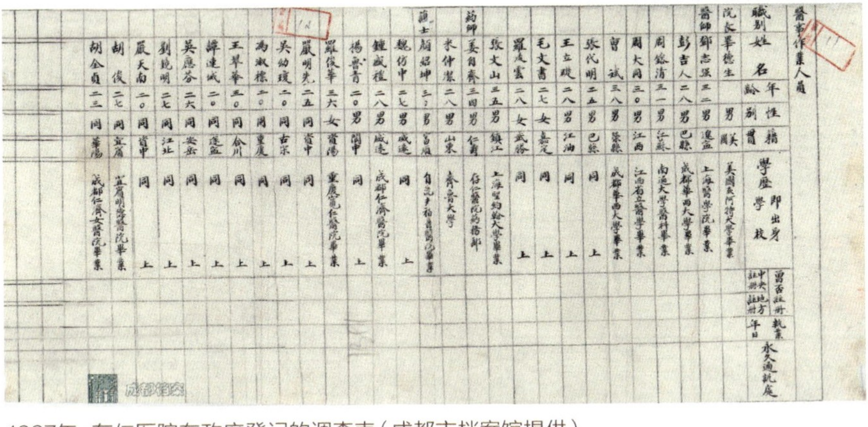

醫事作業人員

職別	姓名	年齡	性別	籍貫	學歷（即出身學校）	曾否註冊（中央註冊／地方註冊）	執業年日	永久通訊處
院長	畢德生		男	美國	美國友阿特大學畢業			
醫師	鄧志堅	三二	男	遂寧	上海醫學院畢業			
	彭吉人	二八	男	巴縣	成都華西大學畢業			
	周爲清	三一	男	江蘇	南通大學醫科畢業			
	周大同	三〇	男	江西	江西省立醫學畢業			
	曾斌	三八	男	榮縣	成都華西大學畢業			
	張代明	二五	男	巴縣	同上			
	王立璣	二八	男	江油	同上			
	毛文書	二七	女	嘉定	同上			
	羅友雲	二八	女	武勝	同上			
	張文山	三五	男	鎮江	上海聖約翰大學畢業			
藥師	姜自齋	三四	男	仁壽	存仁醫院藥務部			
	米仲璨	二八	男	山東	齊魯大學			
護士	顏紹坤	三[illegible]	男	富順	自流井福音醫院畢業			
	魏仿中	二七	男	威遠	同上			
	鍾盛禮	二八	男	威遠	成都仁濟醫院畢業			
	楊魯青	二〇	男	閬中	同上			
	羅俊華	三六	女	資陽	重慶寬仁醫院畢業			
	嚴明光	二五	同	資中	同上			
	吳幼瓊	二〇	同	古宋	同上			
	馮淑櫟	二〇	同	重慶	同上			
	王翠華	三〇	同	合川	同上			
	譚達誠	二〇	同	蓬溪	同上			
	吳應芬	二六	同	安岳	同上			
	劉曉明	二七	同	江北	同上			
	嚴天南	二〇	同	資中	同上			
	胡俊	二七	同	宜賓	宜賓明德醫院畢業			
	胡金貞	二三	同	華陽	成都仁濟女醫院畢業			

成都档案

1937年，存仁医院在政府登记的调查表（成都市档案馆提供）

西协合大学眼耳鼻喉科学系的教学任务。

经过8年的稳步发展，到了1937年，存仁医院成为中国和东南亚地区最大的眼耳鼻喉科专科医院。尽管与1930年相比，床位数有所减少，但医护力量明显壮大了起来，有中国籍医生11人，外籍医生2人，护士15人（全是中国籍），药剂师2人，学生和助理19人，共计49人。床位87张，住院病人1 204例，住院天数16 964天，日均14例。手术1 720例，全年门

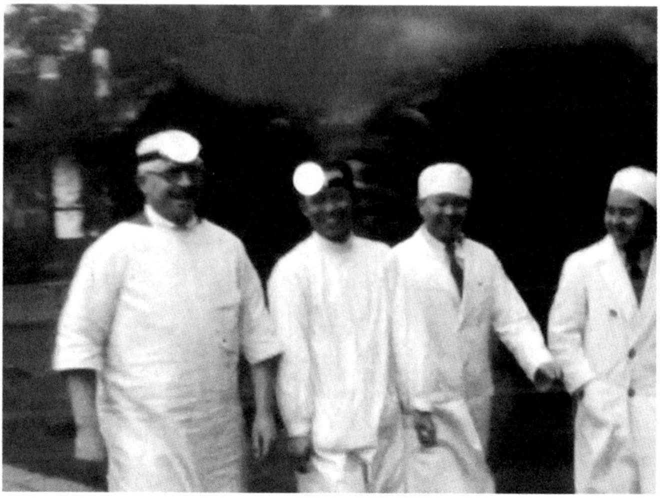

1937年全民族抗日战争前，存仁医院的耳鼻喉科医生（此为视频截图，视频由华西协合大学原校长毕启之孙Thomas Foster Beech提供）

诊量共计54 677例。

1937年7月7日，全民族抗日战争爆发。

1938年，中央大学①华西协合大学、齐鲁大学②“三大学”联合医院成立，毕德生被任命为副院长。此时，正处于事业顶峰的他，遭遇了人生的第二次挫折——旧病复发，不能履职。毕德生早年曾患有腿部血栓，1938年1月病痛再次来袭，迫使他不得不返回美国诊治、疗养。

半年之后，病体虽尚未康复，但心念华西、挂念着存仁的毕德生又踏上回归中国的漫漫长路。遗憾的是，由于全民族抗日战争爆发，毕德生本就惊险而曲折的旅途变得异常艰难，再加上他缩短了康复期，还要看护随身携带的替华西购置的药品与器械，致使他体力耗尽，腿疾加重。到达香港时，毕德生已经元气大伤，身体难以支撑，不得不停止了回归之路。学校和存仁医院闻讯，立即派遣了李哲士（Sven Herman Liljestrand，1888—1951）医生去往香港诊治，诊治结果令人沮丧，使毕

① 中央大学，简称“中大”。1949年8月定名为“国立南京大学”。1950年定名为“南京大学”。

② 齐鲁大学，简称“齐鲁”。美国和英国基督教新教教会在中国办的大学。1951年由人民政府接管。1952年院系调整时分别并入山东大学等校。

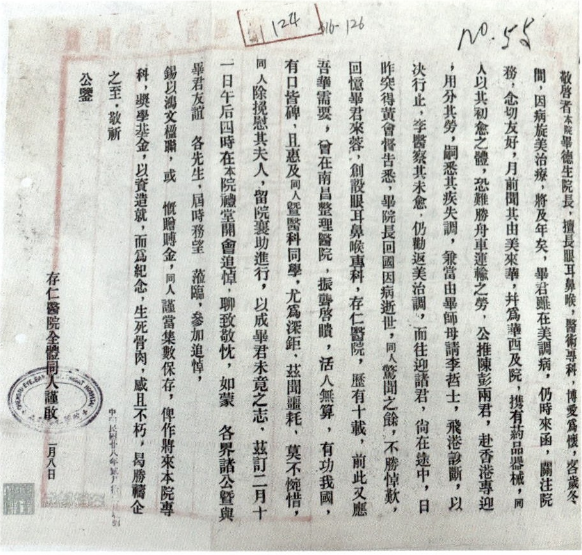
124 316-126 NO.55

敬啓者本院畢德生院長，擅長眼耳鼻喉，醫術專科，博愛爲懷，客歲冬間，因病旋美治療，將及年矣，畢君雖在美調病，仍時來函，關注院務，念切友好，月前聞其由美來華，并爲華西及院，携有葯品器械，同人以其初愈之體，恐難勝舟車運輸之勞，公推陳彭兩君，赴香港專迎，用分其勞，嗣悉其疾失調，兼當由畢師母請李哲士，飛港診斷，以決行止，李醫察其未愈，仍勸返美治調，而往迎諸君，尚在途中，日昨突得黃會督告悉，畢院長回國因病逝世，同人驚聞之餘，不勝悼歎，回憶畢君來蓉，創設眼耳鼻喉專科，存仁醫院，歷有十載，前此又應吾華需要，曾在南昌整理醫院，振聾啓瞶，活人無算，有功我國，有口皆碑，且惠及同人暨醫科同學，尤爲深鉅，兹聞噩耗，莫不惋惜，同人除捥慰其夫人，留院襄助進行，以成畢君未竟之志，兹訂二月十一日午后四時在本院禮堂開會追悼，聊致敬忱，如蒙各界諸公暨與畢君友誼各先生，屆時務望蒞臨，參加追悼，錫以鴻文楹聯，或慨贈賻金，同人謹當集數保存，俾作將來本院專科，奬學基金，以資造就，而爲紀念，生死骨肉，感且不朽，曷勝禱企之至，敬祈

公鑒

存仁醫院全體同人謹啟

二月八日

1939年2月8日，存仁医院发表的关于毕德生追悼会的邀请函（成都市档案馆提供）

德生不得不面对现实，无奈之下他只得返回美国。此一别，竟成为毕德生与中国、与华西坝、与存仁医院的永诀。

1939年1月28日，毕德生医生在故乡美国加利福尼亚州抱憾而逝。

去世前不久，他在一本医学史笔记中留下了自己的人生感悟：

把今天的工作做好，不用为明天操心。在我力所能及的范围内，尽我所能地践行金科玉律，对待我的同行同仁和我为之服务的病人。培养一种平静的心态，使我能够谦逊地接受成功，真诚地对待朋友的感情，并做好准备，当悲伤和悲伤的日子来临时，以一个男子汉应有的勇气去面对它。

1939年2月11日，不啻是悲伤的日子，存仁医院全体同仁为英年早逝的毕德生院长举行了追悼会。

毕德生的朋友，同在华西坝工作的牙科医生刘延龄评价他：

作为一名医生，毕德生博士非常成功。在全国各地，许多心怀感激的病人热情地讲述毕医生的好话……作为一名行政人员，他精明、远见、能干；作为一名教师，他博学、上进，深受学生尊敬；作为一名科学家和调查员，他敏锐、克制、观察力强。

六

存仁医院的眼科顶梁柱韩培林

毕德生去世时，全民族抗日战争的号角已经吹响，可以告慰他的是，在大后方成都，他创建的眼耳鼻喉专科医院——存仁医院，在战火中巍然屹立，让内迁的同行们有了立足之地、汇聚之地、教学之地、行医之地，更是抢救生命的诺亚方舟，在民族危亡之时，做出了足以彪炳史册的巨大的贡献。在之后的存仁医学事业中，他曾经默契而有力的搭档韩培林做出了不可或缺的贡献。

韩培林1892年7月5日出生于加拿大安大略省约克市。早年在加拿大温尼伯接受初级教育，后升入大学学习；1915年，获得曼尼托巴大学文学学士学位；1921年，毕业于曼尼托巴大学医学院，获医学博士学位。

1922年10月，韩培林离开温哥华，以加拿大英美会医疗传教士身份前往中国。翌年8月，他的女友韩芳清（G.S.Cunningham）也动身追随他而来，两人于1923年9月在上海结婚。婚后，夫妻俩先后辗转北京、重庆、自流井（今四川省自贡市自流井区）、仁寿、成都、白鹿镇等地，一度又回到北京，最后定居成都。

存仁医院由综合性医院调整为眼耳鼻喉科专科医院后，急需眼耳鼻喉科人才，恰好韩培林擅于此道。他曾于1927年在北京协和医学院眼耳鼻喉进修班学习，1929年10月又前往英国，在伦敦皇家医学院接受培训，1930年6月毕业时，获得英国皇家医学院眼科和外科学执业证书。

回成都之后，韩培林立即成了存仁医院的学科带头人之一，他与毕

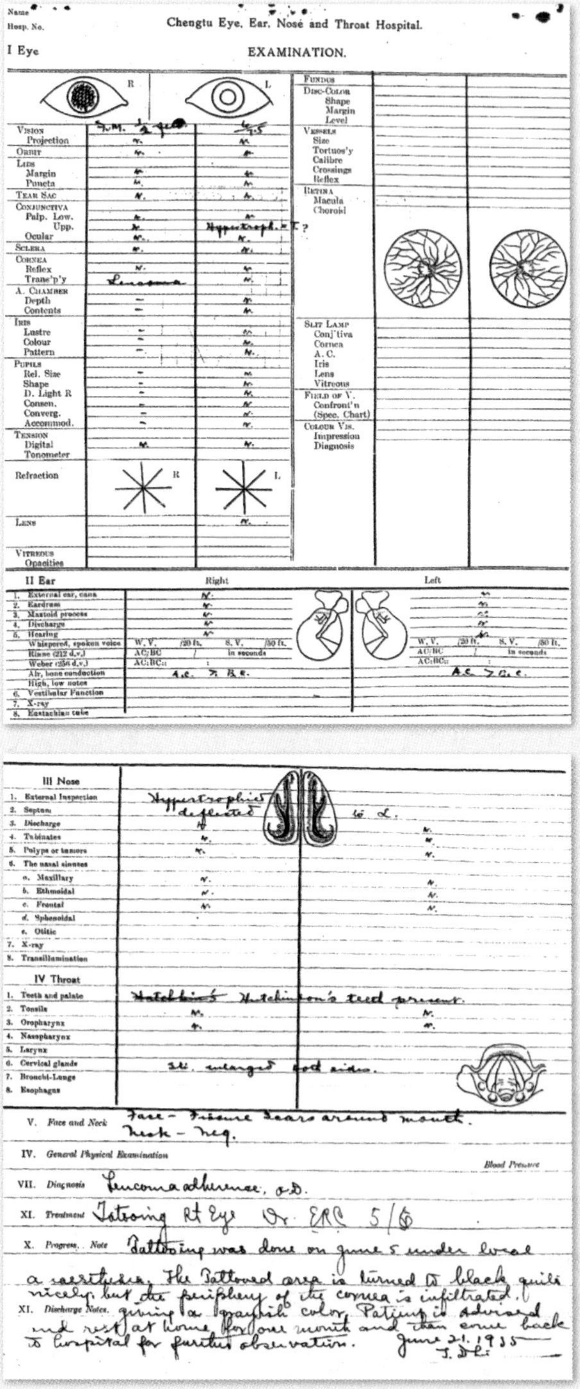

Name
Hosp. No.
Chengtu Eye, Ear, Nose and Throat Hospital.
I Eye
EXAMINATION.

	R	L			
Vision	S.M. ...	...	Fundus		
Projection	N.	N.	Disc-Color		
Orbit	N.	N.	Shape		
Lids			Margin		
Margin	N.	N.	Level		
Puncta	N.	N.	Vessels		
Tear Sac	N.	N.	Size		
Conjunctiva			Tortuos'y		
Palp. Low.	N.	N.	Calibre		
Upp.	N.	Hypertroph. ?	Crossings		
Ocular	N.	N.	Reflex		
Sclera	N.	N.	Retina		
Cornea			Macula		
Reflex	N.	N.	Choroid		
Trans'p'y	Leucoma	N.			
A. Chamber					
Depth	—	N.			
Contents	—	N.			
Iris			Slit Lamp		
Lustre	—	N.	Conj'tiva		
Colour	—	N.	Cornea		
Pattern	—	N.	A. C.		
Pupils			Iris		
Rel. Size	—	N.	Lens		
Shape	—	N.	Vitreous		
D. Light R	—	N.	Field of V.		
Consen.	—	N.	Confront'n		
Converg.	—	N.	(Spec. Chart)		
Accommod.	—	N.	Colour Vis.		
Tension			Impression		
Digital	N.	N.	Diagnosis		
Tonometer					
Refraction	R	L			
Lens		N.			
Vitreous Opacities					

II Ear	Right	Left
1. External ear, canal	N.	N.
2. Eardrum	N.	N.
3. Mastoid process	N.	N.
4. Discharge	N.	N.
5. Hearing	N.	N.
Whispered, spoken voice	W. V. /20 ft. S. V. /50 ft.	W. V. /20 ft. S. V. /50 ft.
Rinne (212 d.v.)	AC:BC / in seconds	AC:BC / in seconds
Weber (256 d.v.)	AC:BC::	AC:BC::
Air, bone conduction	A.C. > B.C.	A.C. > B.C.
High, low notes		
6. Vestibular Function		
7. X-ray		
8. Eustachian tube		

III Nose	Right	Left
1. External Inspection	Hypertrophic	
2. Septum	deflected	to L.
3. Discharge	N.	N.
4. Tubinates	N.	N.
5. Polyps or tumors	N.	N.
6. The nasal sinuses		
a. Maxillary	N.	N.
b. Ethmoidal	N.	N.
c. Frontal	N.	N.
d. Sphenoidal		
e. Otitic		
7. X-ray		
8. Transillumination		

IV Throat	Right	Left
1. Teeth and palate	Hutchinson's teeth present.	
2. Tonsils	N.	N.
3. Oropharynx	N.	N.
4. Nasopharynx		
5. Larynx		
6. Cervical glands	Sl. enlarged both sides.	
7. Bronchi-Lungs		
8. Esophagus		

V. Face and Neck Face - Fissure scars around mouth. Neck - Neg.

IV. General Physical Examination Blood Pressure

VII. Diagnosis Leucoma adherence, O.D.

XI. Treatment Tattooing Rt Eye Dr. ERC 5/6

X. Progress Note Tattooing was done on June 5 under local anaesthesia. The tattooed area is turned to black quite nicely, but the periphery of the cornea is infiltrated, giving a grayish color. Patient is advised and rest at home for one month and then come back to hospital for further observation. June 21. 1935 T. D. L.

XI. Discharge Notes.

存仁医院1935年的眼科病历（四川大学华西医院病案科提供）

德生合理分工，毕德生分管存仁医院耳鼻喉科，韩培林分管眼科。医院招收医科毕业生，实施两年的眼耳鼻喉科研究生培训工作也是二人“合谋”的杰作。

除了在存仁医院就职，韩培林还在华西的另外两个实习医院——仁济男医院和仁济女医院担任眼科和耳鼻喉科医生。此外，他还担任了华西协合大学医学院眼耳鼻喉科学系第一部（眼科）主任。

1937年至1938年，为了进一步追踪医学的前沿，韩培林又去美国深造，在美国霍普金斯大学威尔玛眼科研究所学习，

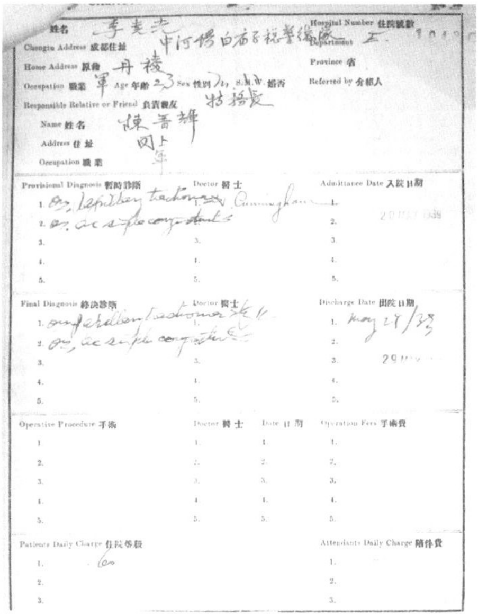
姓名 Hospital Number 住院號數
Chengtu Address 成都住址 Department
Home Address 原籍 丹稜 Province 省
Occupation 職業 軍 Age 年齡 23 Sex 性別 S.M.W. 婚否 Referred by 介紹人
Responsible Relative or Friend 負責親友
Name 姓名
Address 住址 同上
Occupation 職業

Provisional Diagnosis 暫時診斷	Doctor 醫士	Admittance Date 入院日期
1.	1.	1.
2.	2.	2.
3.	3.	3.
4.	4.	4.
5.	5.	5.

Final Diagnosis 終決診斷	Doctor 醫士	Discharge Date 出院日期
1.	1.	1.
2.	2.	2.
3.	3.	3.
4.	4.	4.
5.	5.	5.

Operative Procedure 手術	Doctor 醫士	Date 日期	Operation Fees 手術費
1.	1.	1.	1.
2.	2.	2.	2.
3.	3.	3.	3.
4.	4.	4.	4.
5.	5.	5.	5.

Patients Daily Charge 住院費額	Attendants Daily Charge 陪伴費
1.	1.
2.	2.
3.	3.

1937年，由韩培林签字的入院证

并成为美国外科学会会员。1940年，韩培林回到成都后接替了存仁医院院长之职并兼任眼科主任。1943—1945年，韩培林还一度代理华西协合大学医学院院长之职。

韩培林曾在中国顶尖医学院北京协和医学院进修实践，又在伦敦皇家医学院和美国霍普金斯大学威尔玛眼科研究所进一步学习，拥有当时最为前沿的现代医学理念，并掌握了最先进的医疗技术和医疗器械

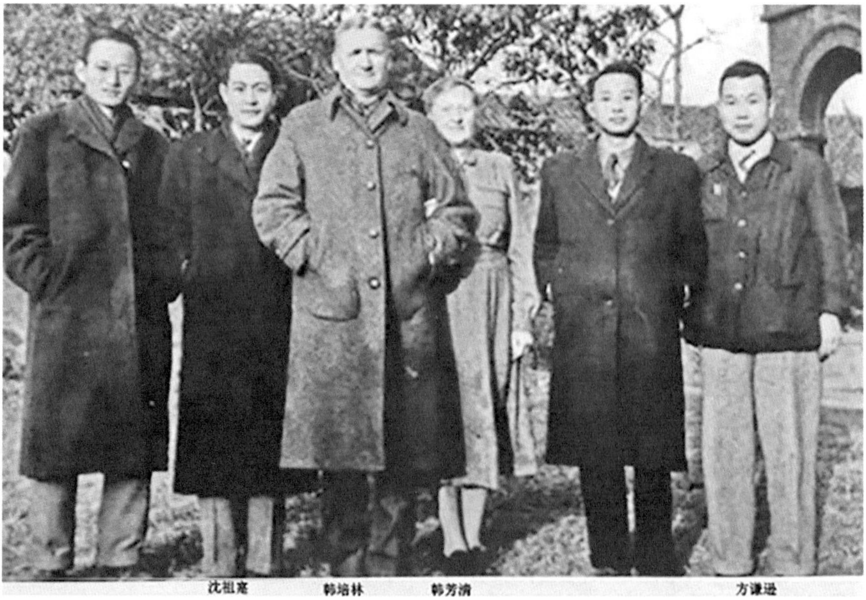

存仁医院眼科医生合影（摄于1951年，照片由沈珏提供）

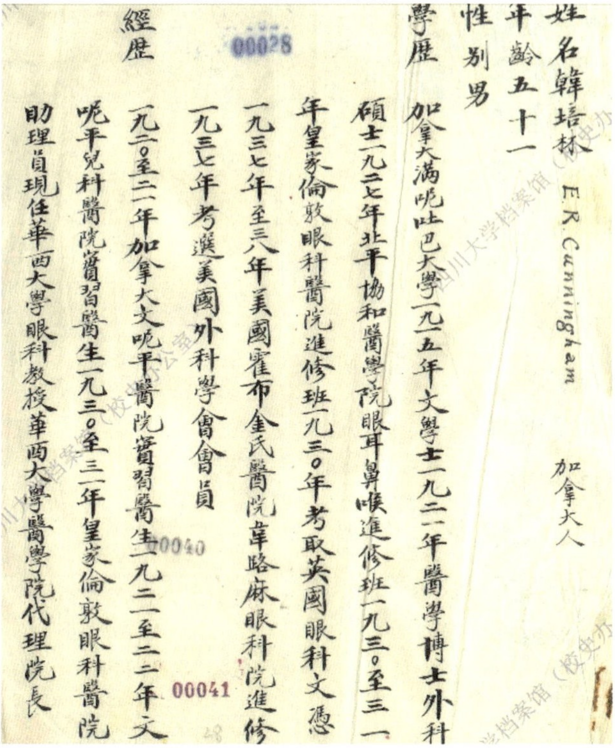
姓名 韓培林 E.R. Cunningham 加拿大人
年齡 五十一
性別 男
學歷 加拿大滿呢吐巴大學一九一五年文學士一九二一年醫學博士外科碩士一九二七年北平協和醫學院眼耳鼻喉進修班一九三○至三一年皇家倫敦眼科醫院進修班一九三○年考取英國眼科文憑
一九三七年至三八年美國霍布金氏醫院韋路麻眼科院進修
一九三七年考選美國外科學會會員
經歷
一九二○至二一年加拿大文呢平醫院實習醫生一九二一至二二年文呢平兒科醫院實習醫生一九三○至三一年皇家倫敦眼科醫院助理員現任華西大學眼科教授華西大學醫學院代理院長

四川大学档案馆
保存的韩培林简历

的使用方法。1940年11月，他曾长途跋涉，风尘仆仆地赶往荣县，成功实施了一例食道异物去除术，一时医学界传为美谈。（详见本书第四章）

韩培林和毕德生都是四川现代眼耳鼻喉科学的开创者，对华西协合大学的医学教育有着重要贡献，华西协合大学曾设立“韩培林来华服务20年奖学金”，来表彰他做出的杰出的医学成绩和教育成绩，并以此进一步激励后学。

韩培林的夫人韩芳清也是一位杰出的医学家，她任职于仁济女医院，为华西妇产科学奠基人之一。夫妻俩在华西坝服务20余年，1951年他们离开成都回到加拿大。回到故乡后，夫妻俩携手开设了一家医疗诊所，两人大约在诊所工作了10年，于1962年退休。1972年，韩芳清去世，3年后的1月19日，韩培林也在温哥华与世长辞。

第四章
CHAPTER FOUR

抗战烽火中逆境发展

一

幸亏有华西，幸亏有存仁

1937年，“七七事变”爆发，国民政府在8月颁发了《总动员时督导教育工作办法纲领》，规定：“一、战争发生时，全国各地各级学校及其他文化机关，务力持镇静，以就地维持课务为原则。二、比较安全区域内之学校，在尽可能范围内，设法扩充容量，收容战区学生……”

“务力持镇静”说明了，战争之初，国民政府还没有将高校内迁的打算，只是考虑非战区院校吸纳因战争流离的学子。

此纲领尚未实施，“八一三事变”即淞沪会战打响，直接威胁到华东、华南的高校，国民政府教育部不得不仓皇修改政令，将上海、南京、北平、天津、青岛等地划为战区，密令高校准备内迁。

南京的中央大学是搬迁动作最快的院校之一。1937年7月17日，校长罗家伦在参加了庐山谈话会后，马上通知中央大学总务处，将做好的550只大木箱垫上了铁皮，以备长途迁徙之用。

淞沪会战一爆发，中央大学立即派专人分头到成都、重庆，寻找合适的校址。1937年9月23日，国民政府教育部准迁重庆的批复下达中央大学。同年10月初，西迁开始，中央大学得到了卢作孚的民生公司的鼎力相助。同年12月1日，中央大学在重庆沙坪坝松林坡的临时校舍开始上课。该校医学院则寄寓于成都的华西协合大学，农学院畜牧兽医系借四川省农业改进所血清厂，都很快开课。

紧随其后，位于南京鼓楼的金陵大学①也内迁成都，来到华西坝。金陵女子文理学院②曾将学生分散于上海租界区、武汉和成都，1938年寒假之时，上海和武汉的学生纷纷来到成都华西坝会合。

与中央大学顺利内迁相比，齐鲁大学的内迁极为不顺。

老资格的齐鲁大学源于美国长老会在1864年创办的山东登州文会馆。经数十年经营，拥有文理学院、神学院和医学院三大学院和雄厚的师资力量。据1936年的统计数据，该校在校学生有567名，被誉为“北方第一大学”。

真是“尾大不掉”。齐鲁英美籍教师多，这些英美籍教师天真地认为，日寇即使占领了济南，也不敢骚扰外国教会办的大学，于是拒绝搬迁。结果，珍珠港事件后，日本宪兵占领学校，能逃的外教都想法逃出魔掌，逃不出的被关进了集中营。再说，1937年9月开学，半数学生没有到校。齐鲁刘世传校长下令，中国籍的师生悉数内迁。先出发的可以由津浦线南下，转陇海线到郑州，再南下武汉，逆江而经三峡入川。后出发的由于交通阻塞，日伪势力层层阻挠，他们得去青岛乘海轮到上海，从上海乘船到香港，再从香港乘船到越南海防，由海防乘窄轨火车入昆明，从云南入川！

齐鲁的同学入川，都有一本“辛酸史”。到1938年初，到成都华西坝的师生仅数十人。以后两年，齐鲁的师生才陆续到达。

所幸，中国还有大后方！还有大四川！

当中央大学、金陵大学、齐鲁大学等，拟议内迁计划时，华西协合大学校长张凌高就亲笔致信，表示热烈欢迎他们来华西坝办学。

---

① 金陵大学，简称“金大”。美国基督教新教教会在中国办的大学。校址在今南京。1951年与金陵女子文理学院合并，改为公立金陵大学。1952年院系调整后分别并入南京大学等校。

② 金陵女子文理学院，简称“金女大”。美国基督教浸礼会、鉴理会、美以美会、长老会、基督会、圣公会、伦敦会、复初会等在中国办的大学。1951年由中央人民政府接管，与金陵大学合并为公立金陵大学。

1937年10月，中央大学和齐鲁大学部分师生先后抵达成都。张凌高率全体师生，热情迎接历经坎坷、远道而来的两所大学的师生。中央大学和齐鲁大学分别设有医学院，医科的教学有别于文、理科，除了理论与实验外，临床实践是关键。成都存仁医院、成都仁济男医院、成都仁济女医院同属华西协合大学的教学医院，这为后来成立的三大学联合医院奠定了基础。

一部分齐鲁流亡学生，三五结队，绕山绕水，千辛万苦来到成都。华西的学生们曾组织人员到东门码头，迎接从水路来蓉的齐鲁流亡学生。一次，遇突降暴雨，洪水猛涨，木船难以靠近码头，华西同学冒雨拉纤，与划桨的齐鲁同学相互鼓励："齐鲁加油！""华西加油！"最后，终于胜利会合。此事一时传为佳话。多年后的2020年2月，新型冠状病毒感染疫情之初，驰援武汉的四川大学华西医院医疗队和山东大学齐鲁医院医疗队同时到达武汉机场，两个医疗队在空空如也的机场相遇，热情地互致问候，同呼加油，然后作为勇敢的逆行者，各自奔赴抗疫前线。历史上的那一刻，仿佛再次呈现。

抗战初期，四川物资丰富，物价便宜，来成都的学生记录，一元钱可买120枚鸡蛋，25元可做一套西装。他们对成都的生活赞不绝口。随后，大量"难民"涌入，征兵吸走大量农村劳力，军费支出猛增，物价开始飞涨，抗战进入艰苦阶段，这是后话了。

回顾历史——大唐王朝经过鼎盛之后，安史之乱使玄宗选择逃往蜀地。群山环抱、易守难攻、安宁富饶的天府之国，为他提供了暂时的避难所，使大唐王朝躲过灭顶之灾，又延续了百多年香火。著名文化学者余秋雨认为：

对中国整个版图来说，群山密布的西南躲藏着一个成都，真是一种大安慰。

有了一个成都作目的地，古代的旅行者可以安心地饱尝入川的千里之苦了。蜀道虽难，有成都在，再难也是风雅，连瘦弱的文人也经受得了。

成都是中国历史文化的丰盈偏仓。这里的话题甚多，因此有那么多茶馆，健谈的成都人为自己准备了品类繁多的小食，把它们与历史一起细细咀嚼品尝。

国难当头，华西协合大学担负起挽危救亡应尽的义务，“遵教育部明令，尽量收容战区学生”，敞开胸怀，迎接危难中的友校，华西坝便成了各校共同的家园。有词一曲：

【渔家傲】：协合门前江水绕，难中还看蜀山好。烽火北地才俊到。同执教，救亡唱响“渔家傲”。岁月艰辛幽梦少，骄骢嘶啸催天晓。合作包容成绝妙。行正道，留芳史籍千秋耀。

华西协合大学在1937年已收30余所学校借读的学生105名。是年，中央大学派遣数名教授寻找合适的地址，最终选定在陪都沙坪坝的重庆大学寄住，但医学院没合适的实习场所，他们就想到了华西。派蔡翘、郑集教授来华西面商，华西协合大学校领导于1937年10月6日在行政会议上表决，欢迎中央大学医学院（包括牙科）移蓉。

1937年10月，在中央大学医学院院长戚寿南的带领下，师生60余人迁来华西。学生居小天竺街的东方补习学校，教职员居明德中学。远在山东的齐鲁大学在1937年9月照常开学，10月日本向济南推进，校长外出，被迫停课。齐鲁医学院曾向华西协合大学联系，华西协合大学表示能接收三个高年级学生和教师。到1938年初，已有80余学生到华西协合大学借读，住华美女子中学①与医学舍，其余学生陷入流浪。齐鲁大学校长刘世传赴英美加说服教会董事，继续支持齐鲁大学，回国亦到华西坝，用筹集到的款，在鲁村建立了教室与宿舍，加入了联合办学。1937年11月26日，华西医学院举行了盛大的，欢迎中央大学和齐鲁大学借读

① 华美女子中学，简称“华美女中”，今成都市石室联合中学。

生的大会。金陵大学于同年11月25日开始西迁，到1938年3 月1日，金陵大学学生387人，教职员145人，陆续到达成都，并在大学路南、南台寺西及华西协合中学之南修建了临时宿舍。1937年，金陵女子文理学院院长吴贻芳致函，动员师生50人来蓉，华西协合大学行政会议表决欢迎，并扩充女生院。1938年1月，已被战火冲散的金陵女子文理学院师生在武昌和上海难以为继，遂奔向华西坝，住在女生院。此外还有东吴大学[①]刘承钊教授带领该校生物系20余人亦来到华西坝上。1938年秋季，各校正式对外招生，形成了中央大学医学院、金陵大学、金陵女子文理学院、齐鲁大学、华西协合大学五大学联合办学的格局。如今，华西坝的宁村、鲁村、金陵路等地名，查其起源，都与当年金陵大学、齐鲁大学的迁移历史相关。

1941年12月7日，珍珠港事件爆发，梅贻宝接任复校筹备处主任，成都为新校址首选地，华西坝所有大学联名欢迎。经与四川省政府联系，燕京大学校方在陕西街租用了华美女中及启华小学的校舍，四川省省政府又将华阳县何公巷文庙拨给，迎接各地奔来的师生。1942年，移至成都的燕京大学招生，报名有2 800人左右，成都录取160人，重庆录取106人。成都燕京大学以1942年10月2日威尔基先生的演讲为第一课。此时中央大学医学院已迁出，所以仍称“五大学”。

此外，1941年冬，北京协和医学院的几位教员率10多个学生来成都，教员参加华西的教学活动，学生则与华西学生合班上课；北京协和医学院护士学校校长聂毓禅1942年从北平流亡出来，途中又遭遇了失弟之痛，到成都后在王琇瑛的协助下，借华西新医院复校招生，1943年9月开始上课。1942年，20余名香港大学医学院的学生，在院长戈登（Gorden King）的带领下，历时5个月，终于在1942年下半年抵达成都，

① 美国基督教新教教会在中国办的大学。1951年由人民政府接管；1952年院系调整时分别并入他校。是今苏州大学的前身。

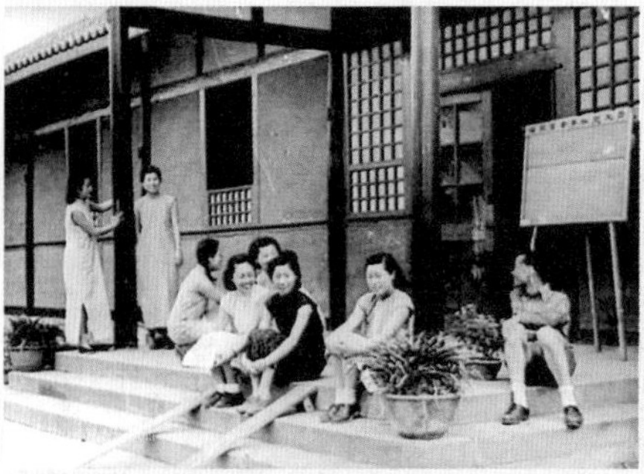
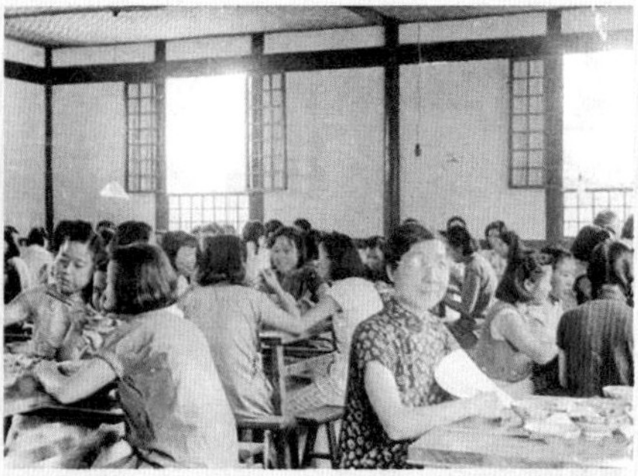

1942年，联合大学中，齐鲁大学女生宿舍门前和食堂内

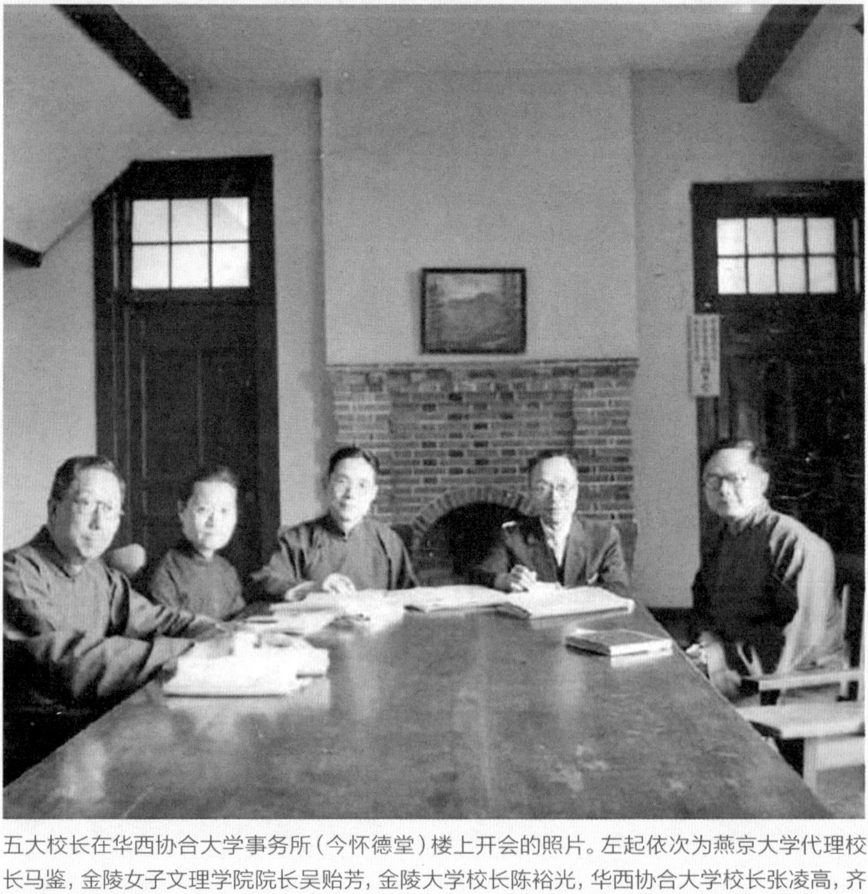

五大校长在华西协合大学事务所（今怀德堂）楼上开会的照片。左起依次为燕京大学代理校长马鉴，金陵女子文理学院院长吴贻芳，金陵大学校长陈裕光，华西协合大学校长张凌高，齐鲁大学校长汤吉禾

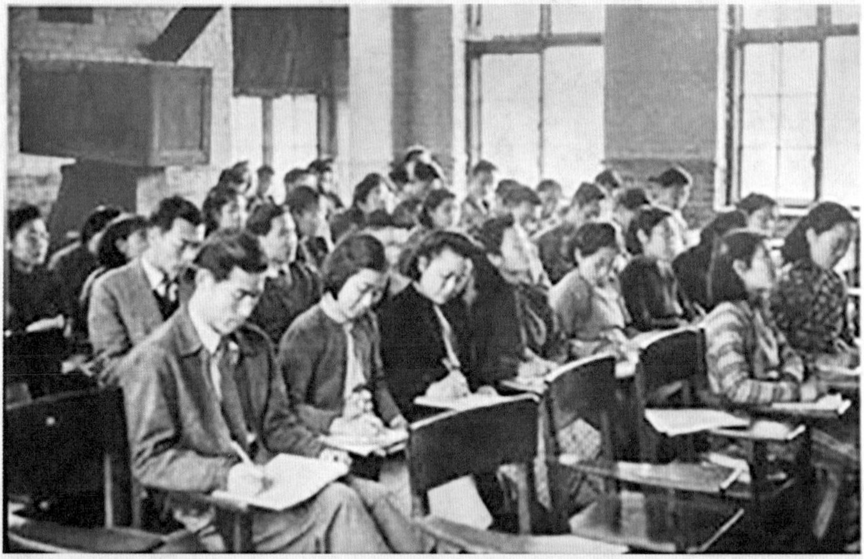

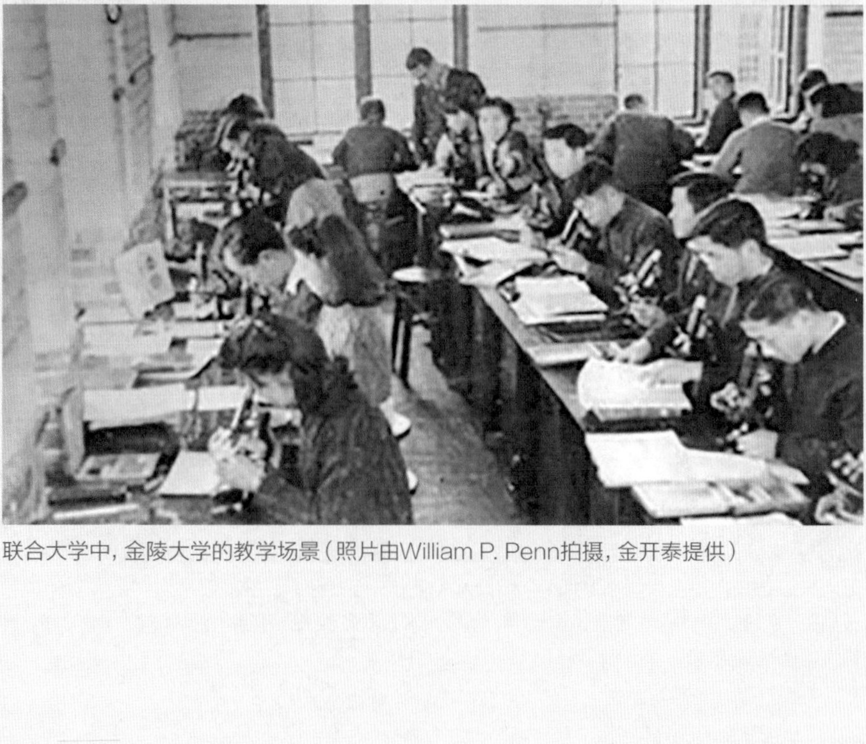

联合大学中，金陵大学的教学场景（照片由William P. Penn拍摄，金开泰提供）

在华西坝注册于齐鲁大学医学院继续完成学业。

华西坝上所有学校，过去虽各有其灿烂之历史与独特的作风，且各校在组织、领导、编制、经费、教学、管理、传统习惯等方面均有不同；但为应付当时的形势，各校都深觉各方面均有合作之必要。这在战乱的特殊时期的合作，构成了独特的“联合办学”模式。在这里，各校聚集在一起，既保持了自己的独立与完整，又资源共享；既有自己的特色，又彼此尊重包容；既有竞争，又和谐相处。它们谱写了一部历史的鸿篇巨著，为华西坝留下了一段辉煌的岁月。

齐鲁大学文学院学生曹伯恒在回忆录中写道：

抗战时的华西坝犹如天堂，绿草如茵，花木扶疏，前坝大厦林立，饶有欧洲的古典风味，后坝小桥流水，具有乡村恬淡的气息。钟楼高耸，声音清澈，俨然是世外桃源，看不出战时的扰攘气氛。这一大片高广华丽、宽阔无比的林园的对面，便是齐鲁大学。在一小块空旷的地上建筑了马蹄形的房屋，一边是文学院教室（理学院借用华大教室与设备），一边是男生寝室，连接的部分便是饭厅，也是礼堂，也是交谊场所。

冒着敌人的炮火，千辛万苦来到成都的外省学子——特别是中央大学、齐鲁大学的医学院学生，没想到能在大后方完成学业。而且，陕西街的存仁医院、四圣祠街的仁济医院和惜字宫南街的仁济女医院①，不仅房屋明亮宽敞，设施先进，还有高水平的中外教师（医生）做指导，学生们自然喜不自胜。

中国杰出的耳鼻喉专家胡懋廉临危受命，任南京中央医院代理院长，1937年11月完成中央医院内迁任务。他的学生姜泗长拖着病躯，从大轰炸的长沙，辗转来到恩师身边。中国杰出的病理专家齐鲁大学的侯宝璋，在关键时刻，护送齐鲁大学医学院的宝贵医学设备仪器、标本转

① 1940年，仁济女医院毁于火灾，自惜字宫街迁至方正街，后并入仁济医院而不复存在。

移。同样来自齐鲁大学的中国眼科泰斗陈耀真，还有郎健寰、孙鸿泉等著名耳鼻喉科的医生和流亡学生一起，冒着敌机轰炸的危险，来到成都。

在存仁医院，毕德生、彭吉人大喜过望，敞开大门，欢迎中国医学精英、眼耳鼻喉科的泰斗到来。中外专家幸会于此，均感慨不已：

幸亏有华西坝！幸亏有存仁医院！

二
1937年成都眼耳鼻喉科学会成立

1937年12月8日，二十四节气“大雪”的第二天，成都多云见晴。

经过数日阴雨之后，存仁医院的钟楼洗涤一新，清脆响亮的钟声，在宁静的碧空中荡漾。真是个美好的日子。

纷飞的战火没有摧毁我国医学事业的发展，反而让中央大学的耳鼻喉科胡懋廉，齐鲁大学耳鼻喉科郎建寰、眼科陈耀真，华西协合大学的彭吉人、吕钟灵、袁宗周等当时全国一流的眼耳鼻喉科医师们聚首在一起。一个个大名鼎鼎的专家教授，相互握手，都有紧迫感：面对残酷的现实——“满耳是大众的嗟伤”，“一年年国土的沦丧！”他们清晰地预感到，随着日寇的大规模入侵，战事会更加激烈，伤病员会迅速增加，想要用好有限的医疗资源，提高医疗水平，拯救更多伤病员，必须实现强强联合——拟议成立中央、华西、齐鲁三大学联合医院（简称“联合医院”）。陈耀真、彭吉人、胡懋廉、郎健寰等人在商议之后，决定在联合医院尚未成立之前，率先发起组建成都眼耳鼻喉科学会。该学会成为我国最早的眼耳鼻喉科专业学术组织，标志着我国该临床专业学术团体的创立。

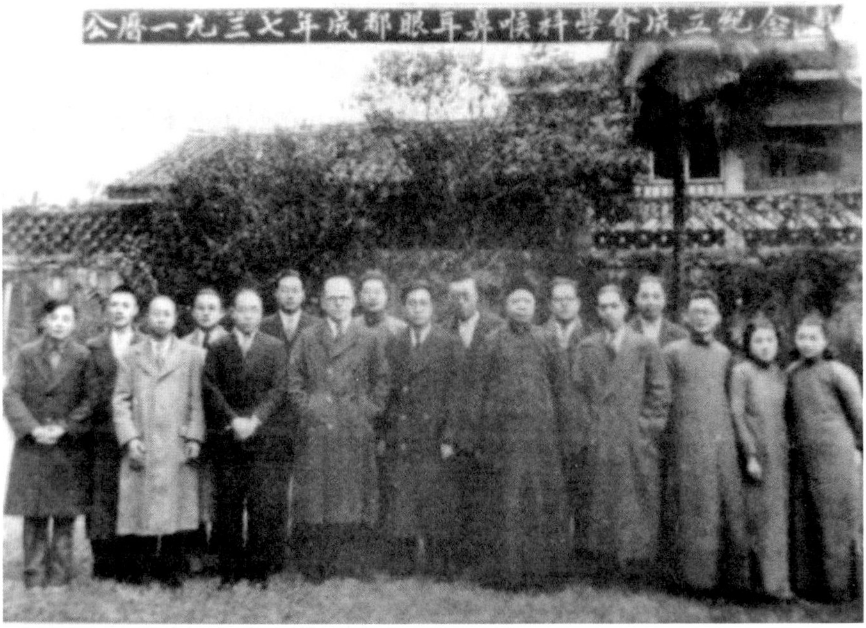

1937年，成都眼耳鼻喉科学会在存仁医院成立（照片由陈又昭提供）

该学会决定，除了暑假休会外，每月举行学术例会。例会一直坚持到1950年，前后达115次。

从学会成立会议后的合影看来，虽然是特殊年代，与会的专家学者们个个衣着庄重、神采奕奕、信心满满。

成立会议上，首先由成都存仁医院院长兼华西协合大学医学院副院长毕德生发表演讲。来华十余年的毕德生，已经把自己当作中国人。他说如今正值抗战时期，国难当头，大后方的医疗卫生工作即将迎来空前的压力；基于多年来的教学培养，四川本地在医学方面已是人才辈出，现又集合了中央大学与山东齐鲁大学两校的医疗同志；在此，成立全国首个眼耳鼻喉科学会，刻不容缓且意义深远。

随后，邓志强就眼科学发展的源流及近期的学术对比进行了演讲。郎健寰也就组建眼耳鼻喉科学会的意义慷慨发言，呼吁全体同仁为眼耳鼻喉科学会发展，坚决抗战抵御外侮而群策群力。

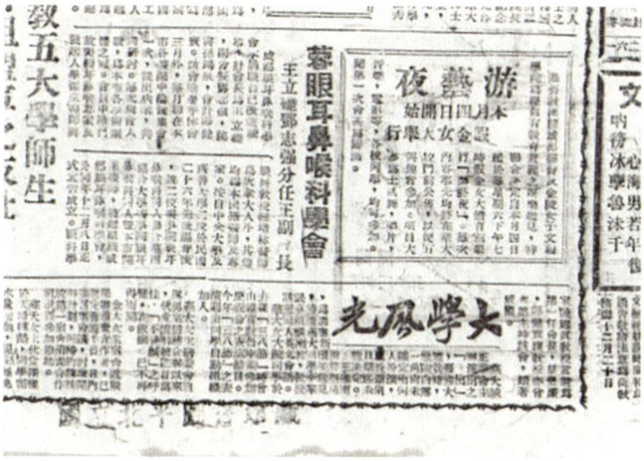
蓉眼耳鼻喉科學會
王立耀鄧志強分任正副□長

1937年，成都地区的报纸上关于成都眼耳鼻喉科学会成立的新闻报道

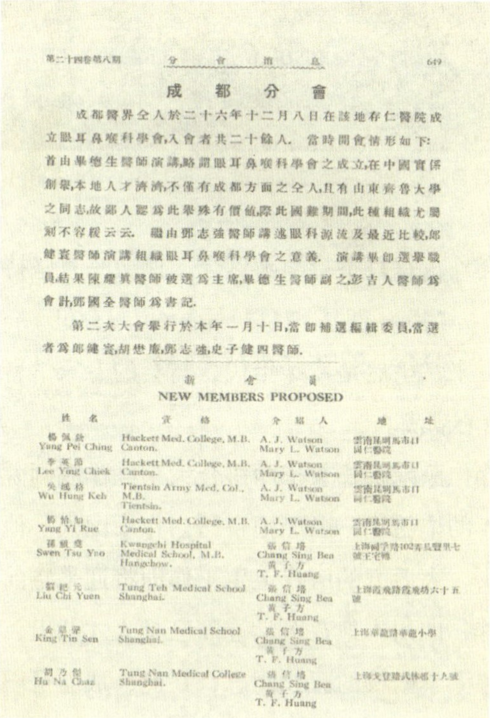
第二十四卷第八期　　分會消息　　649

成都分會

成都醫界全人於二十六年十二月八日在該地存仁醫院成立眼耳鼻喉科學會,入會者共二十餘人. 當時開會情形如下:首由畢德生醫師演講,略謂眼耳鼻喉科學會之成立,在中國實係創舉,本地人才濟濟,不僅有成都方面之全人,且有山東齊魯大學之同志,故鄙人認為此舉殊有價值,際此國難期間,此種組織尤屬刻不容緩云云. 繼由鄧志強醫師講述眼科源流及最近比較,郎健寰醫師演講組織眼耳鼻喉科學會之意義. 演講畢即選舉職員,結果陳耀真醫師被選為主席,畢德生醫師副之,彭吉人醫師為會計,鄧國全醫師為書記.

第二次大會舉行於本年一月十日,當即補選編輯委員,當選者為郎健寰,胡懋廉,鄧志強,史子健四醫師.

新會員
NEW MEMBERS PROPOSED

姓名	資格	介紹人	地址
楊佩欽 Yang Pei Ching	Hackett Med. College, M.B. Canton.	A. J. Watson Mary L. Watson	雲南昆明馬市口同仁醫院
李英節 Lee Ying Chiek	Hackett Med. College, M.B. Canton.	A. J. Watson Mary L. Watson	雲南昆明馬市口同仁醫院
吳鴻格 Wu Hung Keh	Tientsin Army Med. Col., M.B. Tientsin.	A. J. Watson Mary L. Watson	雲南昆明馬市口同仁醫院
楊怡如 Yang Yi Rue	Hackett Med. College, M.B. Canton.	A. J. Watson Mary L. Watson	雲南昆明馬市口同仁醫院
孫組堯 Swen Tsu Yao	Kwangchi Hospital Medical School, M.B. Hangchow.	張信培 Chang Sing Bea 黃子方 T. F. Huang	上海同孚路102弄[illegible]里七號王宅轉
劉紀元 Liu Chi Yuen	Tung Teh Medical School Shanghai.	張信培 Chang Sing Bea 黃子方 T. F. Huang	上海霞飛路霞飛坊六十五號
金鼎森 King Tin Sen	Tung Nan Medical School Shanghai.	張信培 Chang Sing Bea 黃子方 T. F. Huang	上海華龍路華龍小學
胡乃倜 Hu Na Chaz	Tung Nan Medical College Shanghai.	張信培 Chang Sing Bea 黃子方 T. F. Huang	上海愛登路武林邨十九號

成都眼耳鼻喉科学会在1938年的情况［来源:《中华医学杂志》, 1938, 24(8). 上海］

演讲完毕后，二十余位会议代表进行了选举。推选由时任齐鲁大学医学院眼科主任的陈耀真担任学会的首任主席，毕德生院长担任副主席，成都存仁医院的彭吉人和邓国全分别担任学会的会计和书记。

1938年1月10日，成都眼耳鼻喉科学会举行了第二次大会，补选了四位编辑委员，分别由郎健寰、胡懋廉、邓志强、史子健四位医生担任。

1938年11月，日寇开始轰炸成都。联合医院的医生们不仅要为抢救病人生命而与时间赛跑，还要和夺命的炮弹赛跑。医生们从1938年年底开始“跑警报”，未曾想到，一跑就是五年。

更让人意想不到的是，学会定期召开的学术例会，竟是“雷打不动、炮炸不垮”。

1943年12月1日，学会

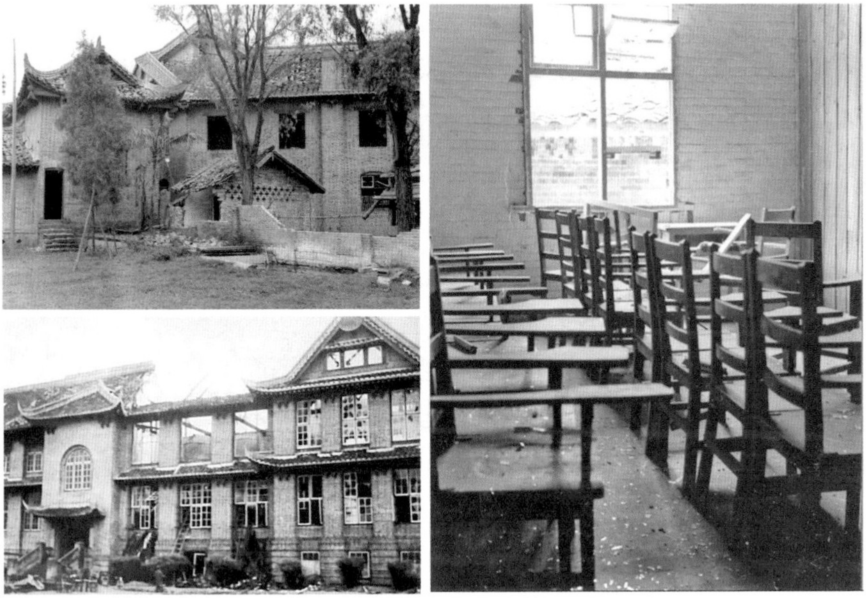

1939年，被日军轰炸的华西协合大学医牙科楼和校园（由芳威廉拍摄）

照常召开了自成立以来的第54次会议，此次会议改选王立础担任会长，邓志强担任副会长，孙鸿泉担任秘书，郎健寰担任会计。

抗战胜利后的1946年，单独成立了成都市耳鼻喉科学会，学会的会议依旧召开。

1948年9月29日，学会第99次会议在成都存仁医院召开。韩培林教授讨论了关于先天性眼球震颤的案例，凌昌华介绍了切喉手术。有23位外科医生参加本次交流会。

1949年1月25日，学会第103次会议在成都存仁医院召开。陈耀真、凌昌华介绍眼科和耳鼻喉科的两例病例。

1949年 3月30日，学会第105次会议召开。眼科方面由住院总医师罗医生介绍讨论了白内障手术中的特殊缝合的方法。耳鼻喉方面由凌昌华围绕“食道狭窄”展开主题讨论。

成都眼耳鼻喉科学会作为全国第一个眼耳鼻喉专科学会，经历了战火的考验。学科专家们共同努力，坚持了学术活动，使中国的眼耳鼻喉科在民族危亡的困难时期得以大发展，这是最难能可贵之处。在一批充满家国情怀的大师的谆谆教导下，一批批优秀的中青年专家迅速成长，为中华人民共和国成立之后，全国眼耳鼻喉学科的发展奠定了基础。

三 联合医院的豪华阵容

由于中央大学医学院和齐鲁大学的迁入，中央、华西、齐鲁三大学联合医院于1938年7月1日应运而生，戚寿南任院长，存仁医院的毕德生任副院长。华西坝由此汇集了一批中国现代医学的顶级教授，这些人皆是开宗立派的名家巨匠，其中，尤其以中央大学医学院的阵容最为强大，该学院在华西坝留下过身影的名医有：

戚寿南：1920年在约翰斯·霍普金斯大学获博士学位，中国内科学、心血管病学奠基人，医学教育家。

蔡翘：1925年在芝加哥大学获哲学博士学位，中国生理科学奠基人，民国时为中央研究院院士，中华人民共和国成立后，为中国科学院学部委员（院士）。

郑集：1928年毕业于中央大学生物系，1934年在美国获得博士学位，中国营养学奠基人，中国生物化学的开拓者之一。

李廷安：毕业于北京协和医学院公共卫生系，哈佛大学医学院博士，中国防疫工作先驱之一，1943年担任华西齐鲁联合医院院长。

童第周：生物学家、教育家、社会活动家，中国实验胚胎学的主要奠基人，中国海洋科学研究的奠基人，开创了中国克隆技术之先河，被

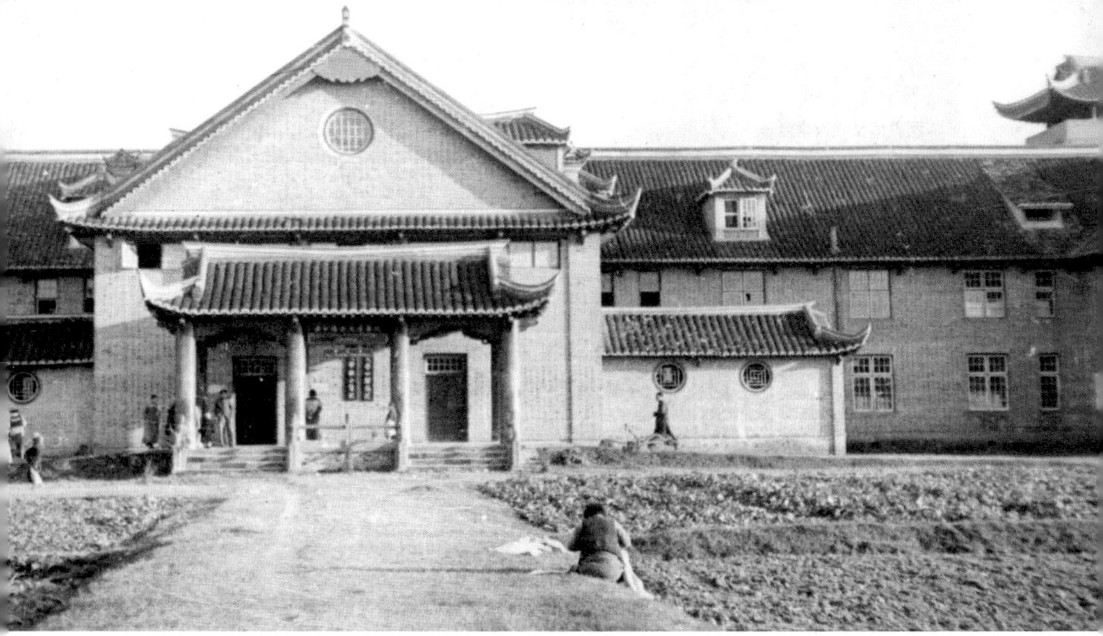

中央、华西、齐鲁三大学联合医院正门（照片来自耶鲁大学神学院图书馆）

誉为“中国克隆之父”。

阴毓璋：中国妇产科学创始人之一。

程玉麟：中国神经病理学的先驱之一。

黄克维：中国神经病理学的开拓者之一。

陈华：中国口腔正畸学创始人之一。1930年毕业于华西协合大学牙科专业，1938年任联合医院门诊部牙科主任。

董秉奇：中国整形外科和胸外科先驱之一，曾担任联合医院外科主任。

张查理：中国外科学先驱之一。

吴襄：蔡翘高足，在蓉时被提升为讲师，之后成长为杰出的生理学家。

康锡荣：中国病理学先驱之一。

陈恒义：中国现代骨科名医，曾兼任仁济医院外科主任。

林飞卿：中国免疫学开拓者之一。

齐鲁大学医学院由于没有全部从敌占区迁出，来到华西坝的知名教授没有中央大学医学院多，但其学科带头人杜儒德、侯宝璋等人的学术名望也是不遑多让。

侯宝璋教授早在1934年就发表了我国第一部《病理组织学图谱》专

著，是中国病理学的奠基人之一。

张汇泉是人体组织胚胎学家，后来设计制造了系统、完整的胚胎学教学模具，建立了胚胎标本室，为我国胚胎学奠定了基础。他刚到华西坝时被委以重任，担任过齐鲁大学医学院代院长的职务。

叶鹿鸣在1931年毕业于齐鲁大学医学院，当时已经是外科名医，之后成为我国知名的医学教育家和解剖学家。

随齐鲁大学来到成都的还有年轻医师刘荣耀、樊培禄和张奎，他们后来分别成为各自专业领域的翘楚。

加拿大人杜儒德（Ernest Black Struthers，1886—1977）是内科学家，黑热病研究权威，担任过齐鲁大学医学院院长和公共卫生学院院长，是经典的《欧式内科学》编撰者之一，来到成都后担任联合医院的内科主任。

在蓉期间，中央大学医学院虽然于联合办学数年后另立门户，但仍然和华西坝上的大学们保持紧密的学术联络。如骨科名医陈恒义兼任了仁济医院外科主任；程玉麟被联合大学聘为专任教授并担任神经精神科主任；黄克维后来又返回华西坝，于1952—1962年担任四川医学院副教务长。

在烽火南渡的艰难时日，这些一流的专家教授与华西医学院的教授携手努力，共同促进了战时大后方的医学发展，也使华西医学院在与同行的切磋砥砺中进一步开阔了眼界，提高了医教研水平。如解剖学系，华西与齐鲁的教授各指导本校学生；组织学讲演，由华西教员负责三分之二的学程，齐鲁的教员负责三分之一；实验室工作由齐鲁教员三人及华西教员二人共同负责指导，以上两学程所用标本、仪器，均由华西供给，而维持项目的经费则按两校学生人数之多寡由两校按比例分担之。又如临床各学科系的教学，华西与齐鲁两校学生完全合并实施，北京协和医学院学生转学华西者，洛克菲勒基金会沿齐鲁先例，拨款协助。北京协和医学院护士学校对华西之捐助，华西即用以延聘教员为多校授课及器材消耗之补偿。至于在学术活动方面，华西坝向来是发挥人才聚集的特点，各校、院系或联合或单独举办各类学术报告、政论演讲、读书报告会、专题报告会、临床病理讨论会等等，学生都可以自由参加。

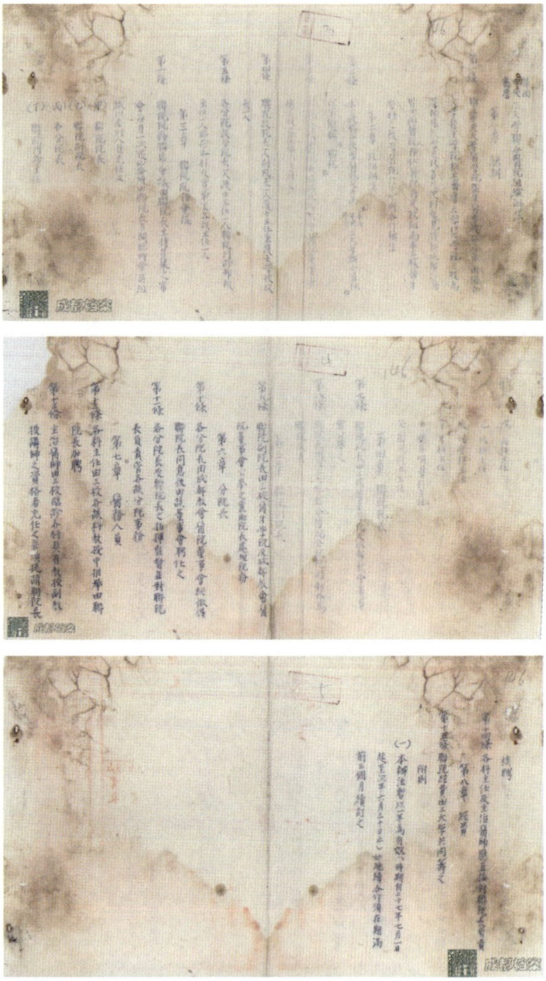

《华西、中央、齐鲁三大学联合医院组织办法》（成都市档案馆提供）

中央、华西、齐鲁三大学联合医院成立的同时，在存仁医院也成立了中央华西齐鲁三大学联合医院眼耳鼻喉医院。来自中央大学的胡懋廉、齐鲁大学的陈耀真、郎健寰和孙鸿泉分别是眼科和耳鼻喉科的知名医生。作为专科医院，三所大学的眼耳鼻喉科医生齐聚在这个西式建筑里强强联盟，存仁医院继续在这个特殊时期发挥着巨大的作用。

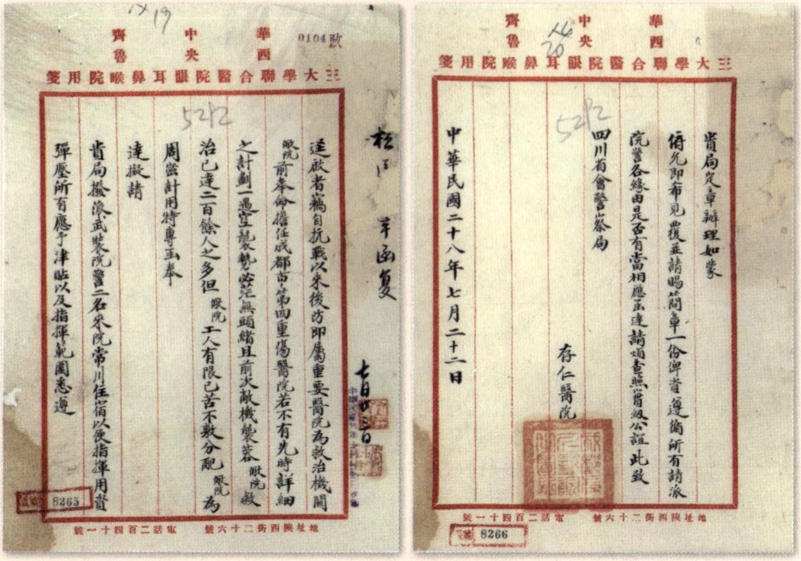
華西 中央 齊魯 三大學聯合醫院眼耳鼻喉院用箋

逕啟者竊自抗戰以來後方即屬重要醫院為救治機關敝院前奉命擔任成都市第四重傷醫院若不有先時詳細之計劃一遇空襲必致茫無頭緒且前次敵機襲蓉敝院救治已逾二百餘人之多但敝院工人有限已苦不敷分配為周密計用特專函奉達敝請貴局撥派武裝院警二名來院常川住宿以便指揮用資彈壓所有應予津貼以及指揮範圍悉遵貴局定章辦理如蒙俯允即希見覆並請賜簡章一份俾資遵循所有請派院警各緣由是否有當相應函達請煩查照賞級公誼此致

四川省會警察局

存仁醫院

中華民國二十八年七月二十二日

地址陝西街二十六號 電話二百四十一號

华西、中央、齐鲁三大学联合医院眼耳鼻喉院在1939年发布的公函（四川大学华西医院院史馆提供）

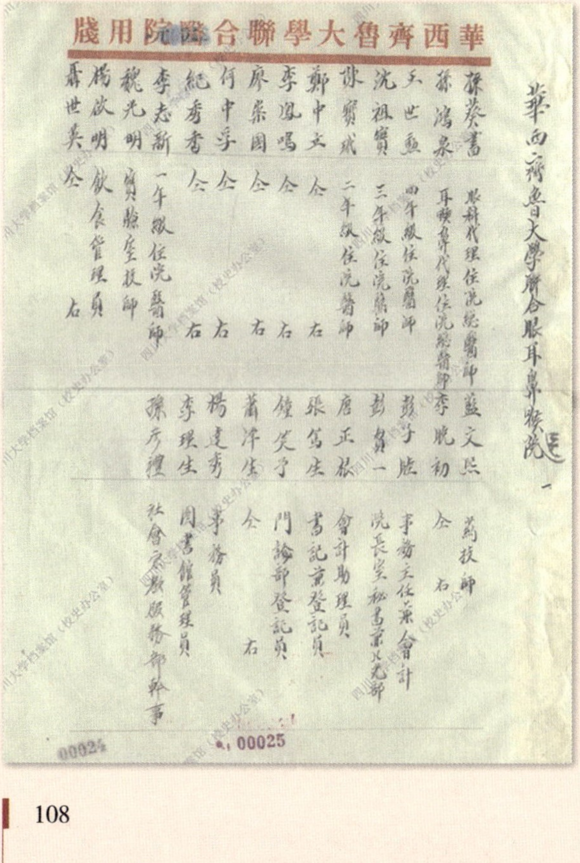
華西齊魯大學聯合醫院用箋

華西齊魯大學聯合眼耳鼻喉院

蔡葵書 眼科代理住院總醫師
孫鴻泉 耳鼻喉科代理住院總醫師
王世勳 四年級住院醫師
沈祖寶 三年級住院醫師
陳寶斌 二年級住院醫師
鄭中立 仝右
李鳳鳴 仝右
廖崇國 仝右
何中孚 仝右
紀秀香 仝右
李志新 一年級住院醫師
魏光明 實驗室技師
楊欽明 飲食管理員
聶世英 仝右
藍文熙 藥技師
李曉初 仝右
彭子旅 事務主任兼會計
彭舜一 院長室秘書兼X光部
唐正根 會計助理員
張篤生 書記兼登記員
鍾笑予 門診部登記員
蕭澤生 仝右
楊建秀 事務員
李瑛生 圖書館管理員
孫彥禮 社會服務部幹事

00024 00025

1943年2月，上报成都市政府的华西齐鲁大学联合眼耳鼻喉医院人员名单（此为当时报成都市政府登记表之眼耳鼻喉部分）。其中有著名眼耳鼻喉科专家孙鸿泉、郑中立、王世勋、李凤鸣等（四川大学档案馆提供）

四 中流砥柱胡懋廉

1939年2月21日，胡懋廉在华西协合大学附属存仁医院成功地实施了中国第一例喉癌全喉切除术，并在成都眼耳鼻喉科学会的会议上做了精彩的学术报告，为我国喉癌治疗迈出了重要的一步。这一例手术，是在战火纷飞的岁月，在随时准备“跑警报”的紧急时刻做成功的。这标志着我国的领军专家，不畏艰难险阻，紧追世界水平的雄心壮志，已经化成了实际行动。

胡懋廉思维缜密，极为冷静，不愧为大师。

中央大学医学院内迁之时，恰逢沈克非院长不在国内，胡懋廉代理院长之职，负责组织医院工作人员和病员的疏散撤离。战事紧急，日寇已经攻破外围，对南京形成合围之势。车站码头，人山人海，拥挤不堪，还不断有日寇机群进行灭绝人性地无差别轰炸，让逃难的人们死伤无数。南京乱成一锅粥。

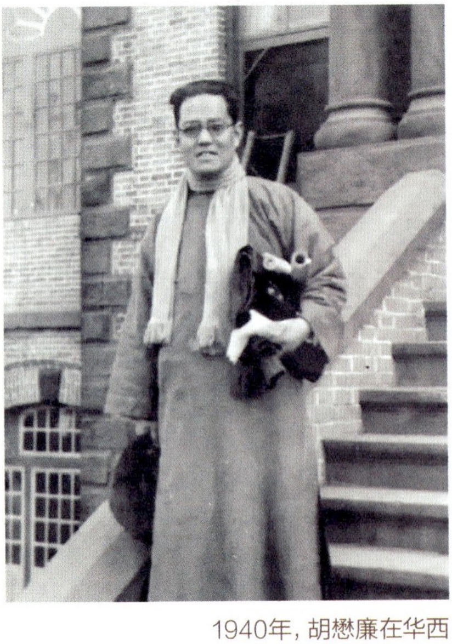

1940年，胡懋廉在华西

1937年11月23日，胡懋廉送走了中央大学医学院最后一批内迁人员之后，才离开南京，沿水路向四川而去。最后离开中央大学医学院的他，随身只带了一台收音机和一本保存全家人相片的相册。

七天之后，日寇对南京发起总攻。12月13日，南京完全沦陷。

回首历史，胡懋廉的从医生涯与国家民族的命运紧密相连。

胡懋廉出生于天津一书香门第。父亲胡家祺是清末举人，1903年赴日留学，1907年创立天津师范传习所，曾任直隶省（今河北省）第一师范学校校长、直隶省教育厅厅长、江苏省教育厅厅长等职。胡懋廉幼年时目睹家人患重病，多方就医无效，最后经西医诊治痊愈，就此对现代医学产生了好奇心，萌生了学医志向。18岁那年，他考取了国立北京医学专门学校（今北京大学医学部），并于1921年以优异成绩毕业。

在国立北京医学专门学校学习期间，“五四运动”爆发。胡懋廉热心投入运动，被推举为示威游行救护队队长，还被选举为学生评议会副主席。这期间的策划、动员、组织、协调等工作，无疑锻炼了他的组织才干，为他日后主持医学行政管理工作积累了初步经验。

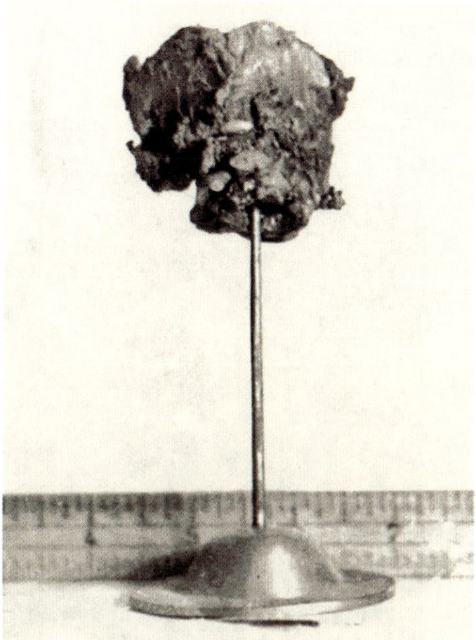
1939年，胡懋廉在存仁医院成功完成中国首例喉癌全喉切除术，图为切除物标本

毕业后，他留校担任助教。一年后，去了京师传染病医院任医师，其间申请到北京协和医院见习耳鼻喉科手术，之后调入北京协和医院耳鼻喉科担任住院助理医师。他当时的这个选择让许多人不解，因为此前他在京师传染病医院的月薪是80元，转入北京协和医院后仅为50元，足足少了30

元，这弃高就低的“傻气”，却凸显出他的鸿鹄之志。

在大医云集、人才济济的北京协和医院，初出茅庐的胡懋廉不久就创制了一台用于口鼻全身麻醉手术的手提喷醚器。说起来，该仪器并不复杂，制造简单，价格低廉，不过它却能解决大问题。它可以连接在氧气桶上喷醚，在缺电时亦能使用。他的才干得到科主任、中国早期耳鼻喉科传播者邓乐普的赏识。

1931年，胡懋廉远渡重洋，前往美国哈佛大学医学院研修，在Mosher教授的指导下专注于筛窦研究。他深知，要在一年零两个月的时间中取得“真经”，必须全身心地投入。他给自己订制了满负荷的、近于严苛的学习计划：取消星期天休息，不参加任何社交和娱乐活动；每日晨6时准时到院，深夜12时结束工作。如此这般后，他的体重虽然锐减11公斤，但他的学识却大有长进，最后在6名研修生中脱颖而出，以第一名的成绩获医学博士学位。十多年之后，他的老师Mosher教授还对此念念不忘，问一位中国留学生：“你认不认识Dr.Hu？”并向其介绍胡懋廉“闻鸡起舞”的修学事迹。当毕业归国时，胡懋廉带回了四只大木箱，那里面装满他获取的“真经”：参考书籍、教学标本和器材。为此，他将自己的所有余款消费殆尽。

1933年，胡懋廉回到北京协和医院耳鼻喉科工作。其间他翻译了刘瑞华教授的《食道内异物》《气道及食道内异物之撮要》等关于食道内、气道内异物的文章，为以后在这方面的成就打下了基础。

1934年，胡懋廉前往南京，担任中央大学医学院教授。这次工作的转换为他日后流寓成都10年埋下了伏笔。刚履职一年，胡懋廉就有了出色的成果：他与王鹏万合作，创造了三周割治159例扁桃体的记录，且手术效果良好。

胡懋廉正欲大展宏图时，全民族抗日战争开始，南京沦陷。他辗转来到了成都，继续担任中央大学医学院教授。一家人在成都市区南打金街（现为红星路四段）租房居住。不久，联合医院成立，胡懋廉任存仁医院耳鼻喉科主任，一家人就搬到位于华西坝的中央大学医学院的教授宿舍居住。就在他们搬到华西坝的第三天，日寇军机又一次轰炸成都，把他们初来成都时居住的房屋炸毁了，连地下室也被掩埋。事后，胡懋廉写了一首诗：

滥炸成都已寻常，母子下乡我公忙。
流亡家遭燃烧弹，房屋虽毁人无恙。

当胡懋廉走进风景如画的华西坝，群星璀璨的五大学又增添了一位泰斗级宗师。他在行医的同时，毫无保留地传授学识和技术，培养了很多年轻的专科医师，后来成为中华人民共和国耳鼻喉科领军人物的姜泗长即是他学生中的代表人物。

从1939年冬开始，他就带领姜泗长等学生到成都郊区的无主野坟去收集颅骨，共得颅骨400余个；然后指导初级医师和工人对其进行漂洗、消毒、分类，做成各种颅面骨标本和模型；还指导学生对各类型的鼻窦、乳突及内耳标本等进行钻割操练。这些从不同角度割开的切面可使初学者了解鼻窦、乳突和内耳道的内部结构与形态，方便他们对每个标本进行描绘。

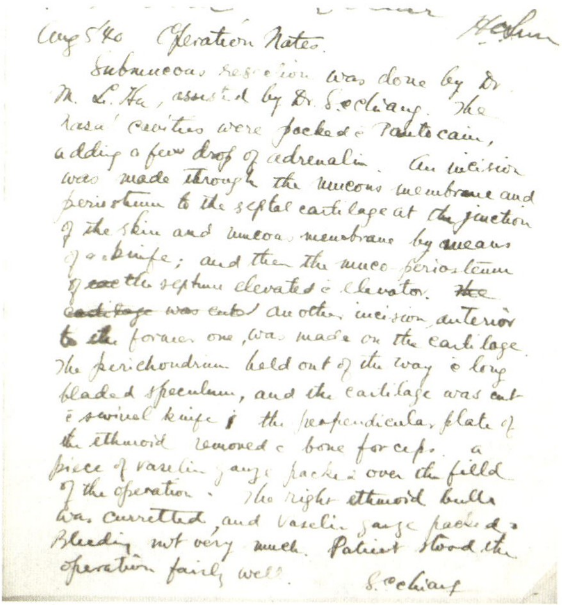
Aug 5 '40 Operation Notes.
Submucous resection was done by Dr. M. L. Hu, assisted by Dr. S. C. Chiang. The nasal cavities were packed c Pantocain, adding a few drops of adrenalin. An incision was made through the mucous membrane and periostium to the septal cartilage at the junction of the skin and mucous membrane by means of a knife; and then the muco-periostium of the septum elevated c elevator. Another incision anterior to the former one, was made on the cartilage. The perichondrium held out of the way c long bladed speculum, and the cartilage was cut c swivel knife; the perpendicular plate of the ethmoid removed c bone forceps. A piece of vaselin gauze packed over the field of the operation. The right ethmoid bulla was curretted, and vaselin gauze packed. Bleeding not very much. Patient stood the operation fairly well.
S. C. Chiang

1940年8月5日，胡懋廉带领姜泗长行鼻中隔手术。图为姜泗长书写的手术记录，病例上方为孙鸿泉签名

胡懋廉不但能妙手回春，在诗画上也有不俗的造诣。他评

价自己的绘画：

> 不中不西任意挥，无师无法兴所归。
> 高压心血激脑海，写出生机不计规。

当时严重缺乏医学教材和教具，他在完成繁重的医疗任务外，亲手绘制了大量教学挂图和手术设计图。这些图画得比例准确、形象逼真，对学生理解教学内容有很大帮助。

几十年之后，胡懋廉亲手制作的挂图、标本和模型虽损失大半，但至今还有各种大小、对称性的颌窦标本、乳突气房标本及面神经路径标本等100多件标本，保存在中国人民解放军第四军医大学耳鼻喉科教研室，在教学工作中继续发挥着作用。

抗战时期的生活是艰苦的，常有捉襟见肘、变卖物品度日之时，有时甚至连子女上学缴学费也让他左右为难。对他而言，以名望求得富裕可谓易如反掌，毕竟求医上门的病人踏破了门槛，许多达官贵人也纷纷前来求医，但他却另有选择，有一则史料叙述说：

> 按照他（胡懋廉）在社会上的知名度，若是脱离医院，独自开业行医，完全可生活得富裕，可他看到下级医师都很贫困，他们多么需要有老师从专业上加以培养，他不忍心离开他们。他决定留在教学岗位上精心培养学生。虽然他的经济很困难，但却利用他的知名度在业余时间为找上门来的病人看病，将这些额外收入接济那些下级医师。

胡懋廉的夫人出嫁前是大家闺秀，婚后相夫教子，衣食无忧。到了成都后，一切都改变了。一家6口人靠胡懋廉一人工资维生，为了给家里节约开支，她学会了做饭烧菜、做衣服、织毛衣、纳鞋底、做布鞋，甚至还学会了做四川泡菜、萝卜干、豆腐乳。对生活充满热情的胡懋廉在院内栽种了不少的花卉植物，如美人蕉、绣球花和向日葵等，还种了番茄、辣椒和茄子等蔬菜。寓居成都多年，胡懋廉的一幅自画像的题词，

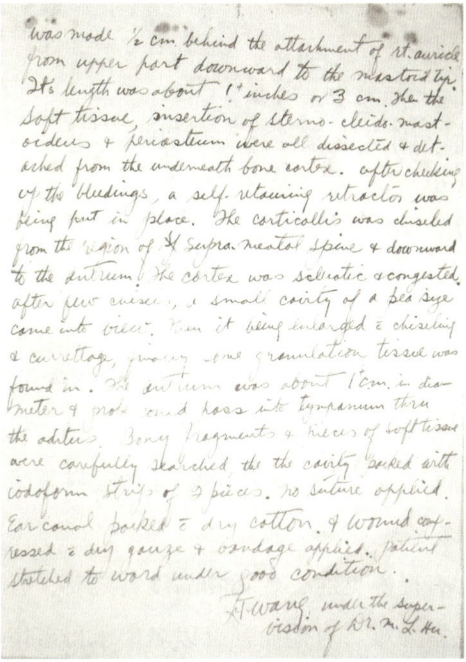
was made ½ cm. behind the attachment of rt. auricle from upper part downward to the mastoid tip. It's length was about 1+ inches or 3 cm. Then the soft tissue, insertion of sterno-cleido-mastoideus & periosteum were all dissected & detached from the underneath bone cortex. After checking of the bleedings, a self-retaining retractor was being put in place. The corticalis was chiseled from the region of supra-meatal spine & downward to the antrum. The cortex was sclerotic & congested. After few chisels, a small cavity of a pea size came into view. Then it being enlarged c̄ chiseling & curettage, [illegible] some granulation tissue was found in. The antrum was about 1+ cm. in diameter & [illegible] into tympanum thru the aditus. Bony fragments & pieces of soft tissue were carefully searched, the the cavity packed with iodoform strips of 2 pieces. No suture applied. Ear canal packed c̄ dry cotton. & wound compressed c̄ dry gauze & bandage applied. Patient stretched to ward under good condition.

S.T. Wang, under the supervision of Dr. M. L. Hu.

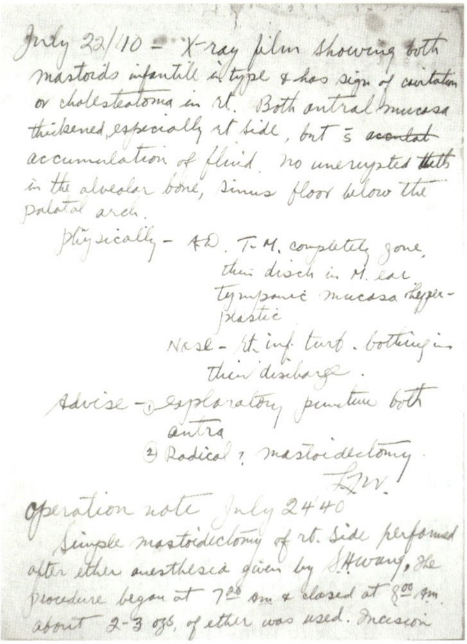
July 22/40 — X-ray film showing both mastoids infantile in type & has sign of cavitation or cholesteatoma in rt. Both antral mucosa thickened, especially rt side, but s̄ ~~acontat~~ accumulation of fluid. No unerupted teeth in the alveolar bone, sinus floor below the palatal arch.

Physically — AD. T.M. completely gone, thin disch in M. ear, tympanic mucosa hyperplastic

Nose — rt. inf. turb. bathing in thin discharge.

Advise — ① exploratory puncture both antra
② Radical ? mastoidectomy.

L.W.

Operation note July 24 40
Simple mastoidectomy of rt. side performed after ether anesthesia given by S.H. Wang. The procedure began at 7:00 am & closed at 8:00 am. About 2-3 ozs. of ether was used. Incision

1940年，胡懋廉在存仁医院指导学生行乳突术的手术记录

充分表达了他相信抗战必胜的坚强信念：

> 卢沟炮响民气扬，
> 金陵冬月赋流亡。
> 坚忍苦干今五载，
> 一定光荣归故乡。

胡懋廉到成都后不久，成功做了我国第一例喉癌全喉切除术，声名大振。慕名找他求医的人越来越多，其中不乏有权有势的政界要人。他不畏权势，病情需要的治疗措施，该怎么做他就怎么做；可以让学生锻炼的医疗工作，只要不影响医疗质量，就尽量指导学生去做。

一天，时任川康绥靖主任的邓锡侯急急忙忙找到胡懋廉，说他一岁多的孙子得了白喉病，呼吸困难，请胡懋廉出诊医治。胡懋廉立即带上医疗器械和学生来到了邓锡侯的家里。孩子的病情果然很严重，必须争分夺秒切开气管抢救，否则将危及

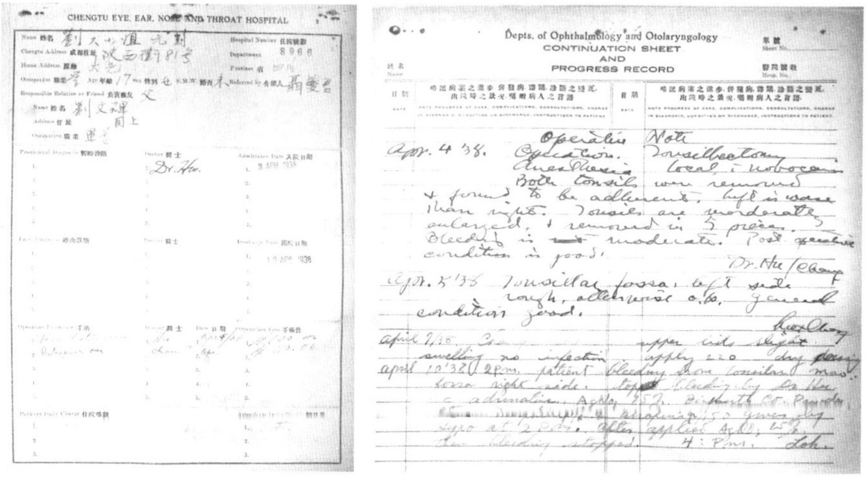

1938年4月12日，胡懋廉为刘文辉女儿开具的入院证及其书写的手术记录

生命。他立刻就决定在邓锡侯家里给孩子做气管切开术来治疗。在当时的医疗条件下，这是要冒很大风险。病人还是军政要人的孙子，如果没救回来，医生怕也难以脱身。可是治病救人要紧，胡懋廉凭借丰富的临床经验和高超的手术技巧，在气管切开后，顺利取出很大一片堵住气管的伪膜，孩子得救了。

国民党要员邵力子的侄儿因生病住进存仁医院，便托胡懋廉为其做扁桃体摘除手术。胡懋廉一如既往，坚持教学医院的常规，在他负责技术把关的前提下，让下级医师做了这例手术。当时的四川省主席张群因鼻涕带血丝，找胡懋廉诊治。在检查过程中，胡懋廉都要想方设法巧妙地让助手参与，让他们从中学到一些检查方法。

胡懋廉还经常教育他的学生：“手术室就是战场，是一个安静的战场。特别是一些局部麻醉仍然清醒的病人，正在忍受治疗的痛苦。听到医护人员嘻嘻哈哈，病人心里会有怎样的感受？把自己交给这样的医生、护士他能放得下心吗？”

1941年7月，因中央大学医学院需解决学生的实习基地问题，加上当时成都亟须加强战时后方医疗救护工作，经四川省政府批准，决定由中央大学医学院与四川省卫生实验处共同筹办一所医院作为中央大学医学院的附属医院，这所医院定名为“公立医院”（后来发展为成都市第三人民医院和四川省人民医院）。他受院长戚寿南委派，担任筹建重任，姜泗长则成为他的得力助手。有史料描述道：

> 在经济和物质条件均极困难的情况下，（中大医学院）租了一所久为军队居住的天府中学作为院址，他（胡懋廉）不顾生活的艰苦，顶着烈日，冒着敌机的轰炸，废寝忘食地投身于建立新的医院。躲避轰炸的妻子自乡间归来，见他累得又黑又瘦，就说：“三月不见，你已变成个科学怪人了！”

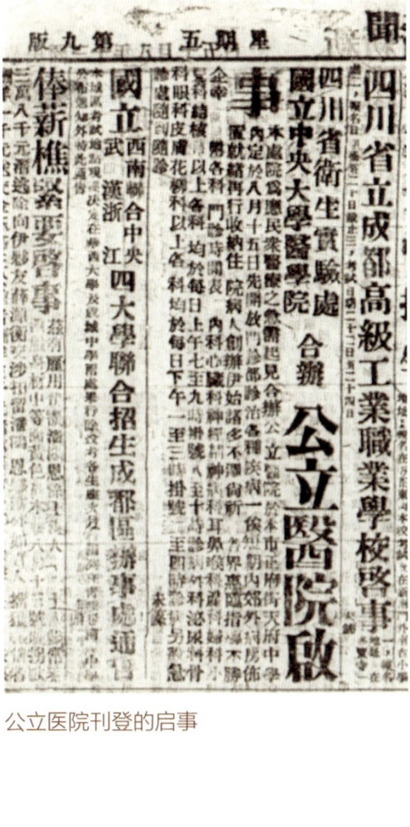

第九版　星期五

四川省立成都高級工業職業學校啓事

四川省衛生實驗處
國立中央大學醫學院　合辦　公立醫院啓事

本處院為應民衆醫療之急需起見合辦公立醫院於本市正府街天府中學內定於八月十五日先開放門診部診治各種疾病

國立西南聯合中央武漢浙江四大學聯合招生成都區辦事處通告

倖新樵緊要啓事

公立医院刊登的启事

公立医院院址设在成都市正府街122号。将原天府中学的教室改为病房，用隔板一隔，一间教室就变成了多间门诊诊断室或病房。手术室也是很简陋，手术台和手术用品基本都是自制的。公立医院设门诊部及内科、小儿科、 皮肤科、眼科、耳鼻喉科等。1941年8月15日和16日 ，四川省卫生实验处和中央大学医学院合办的公立医院在《新新新闻》第九版刊登启事。尽管公立医院各方面的条件都还需完善，但它至少可以满足医科学生的临床实习，可以为患者解除病痛。

胡懋廉尽心尽力的办事态度和出色的管理能力得到校方认可：中

央大学医学院本来只有院长一职，由戚寿南担任，之后特增设副院长一职，由胡懋廉担任。公立医院成立后，胡懋廉虽身在中央大学医学院，但他与华西、与存仁并没有中断合作，他仍然在存仁医院兼职并指导华西、齐鲁两所大学的学生，还被华西医学院聘为了名誉教授。

抗战胜利后，中央大学医学院复校南京，但仍有少数人员留在成都，他们建立了中央大学医学院成都分院。那时候，已经习惯了成都生活的胡懋廉有了难舍之情，再加上南京物价昂贵，因此他便决意继续留在生活便利的“天府之国”。他继续担任成都中央大学附属医院院长、耳鼻喉科主任；继续担任四川省立医院①的指导医师及华西协合大学医学院的名誉教授。

后来，学生姜泗长遇到的一件烦心事，中断了胡懋廉在成都的工作。事情的起因是当时已经返回南京的姜泗长欲往美国学习深造，但学校放人的条件是：如果姜泗长去美国，就要请胡懋廉回到南京执教。胡懋廉知道后，深知此举关乎学生前途，当即向南京的中央大学医学院表示：“让姜泗长出国深造，我回来代课。”姜泗长传记回忆录《师道》里写道：“与其说姜泗长选择了耳鼻咽喉科事业，倒不如说他选择了胡懋廉这样一位为人厚道、学识渊博的老师。” 1947年10月12日，胡懋廉结束了与成都的缘分返回南京。他在成都行医从教近十年，作为中国现代耳鼻喉科学的鼻祖之一，为华西、为大后方留下了弥足珍贵的医学遗产。

① 公立医院于1946年更名为“四川省立医院”。1950年，四川省立医院更名为“川西医院”。1952年，川西医院更名为“四川省人民医院”。

五

陈耀真：肩扛铁箱而来

这是一种罕见的致命的眼科疾病，病人的眼睛在大白天看不出异常，但每当夜幕降临，病人的瞳仁便若猫眼一般闪亮。这种疾病被称为“视网膜母细胞瘤”。陈耀真在存仁医院就遇见过一例，当时的诊断是：病人鼻上侧右眼底有肿瘤，遮盖视神经盘，瘤面已新生出血管。

这是一种长在眼睛里的癌，如果扩散，生命将会陨落，而病人是一位五岁的女孩，她自己浑然不知，依然活蹦乱跳。面对着这稚气未脱的小女孩，陈耀真内心不平静了。如果实施手术，他并没有十足的把握；如果不手术，结果会更糟。最后，他还是果断实施了右眼球摘除术，以防止癌细胞沿神经侵入颅内，阻断癌扩散的可能。手术中，他小心翼翼地取下了一长段视神经。

手术成功了，女孩保住了生命，长大后她成为北京大学的教师。

这是陈耀真在成都12年的行医生涯中，实施的众多手术中的一例。陈耀真以精湛的医术，高尚的医德，闻名遐迩。

陈耀真祖籍广东台山。他出生于一个颇为传奇的家族。爷爷早年曾作为苦力，修筑了横贯美国的大铁路。父亲陈连祥以自己的好品行和才智获得一位美国好心人的资助，考取了哈佛大学，毕业后回到中国，几番辗转，最后在香港安居乐业。

生长于这样的家庭，从小学业优异的陈耀真本该衣食无忧，一帆风顺，但他的命运却改变了方向。当18岁的他在1917年以优等生的身份毕业于香港皇仁书院时，他的父亲突然病故，家中断了顶梁柱，完全陷入困境。他是家中长子，为了养育三个妹妹和一个弟弟，不得不辍学，经营父亲留下的一个眼镜店。但他不甘于平庸，在为客人验光、测试、配眼镜的过程中，他琢磨着眼科科学，觉得很有兴趣。他想，将来何不当一位眼科医生？

1921年，陈耀真22岁，考入美国波士顿大学，用了两年的时间拿到了理学学士学位，之后经过选拔进入了医学院学习。与许多困窘的中国留学生一样，陈耀真的学习生涯充满了执着与艰辛。他当过花工、洗碗工、洗衣工，当过电信局的夜间接线员，甚至还做过一段时间的佣人。

1927年，他因优异成绩提前一年获得医学博士学位，同年年底在福特医院做了实习医生。一年后，又成功获取了霍普金斯大学威尔玛眼科研究所博士后的修学资格。1929年，陈耀真的优秀表现得到认可，他受聘为美国霍普金斯大学威尔玛眼科研究所研究员。

坚韧不拔的努力终于收获了丰硕的果实。威尔玛眼科研究所是世界顶级的眼科研究机构，由世界知名的眼科泰斗威尔玛创建。当年美国所有州的眼科主任，一半以上都出自该研究所。陈耀真不但是该所的第一位华人研究员，也是该所培养的“第一代威尔玛人”。

时间飞逝，在威尔玛一晃就是五年，那一年，遥远的故国发生了“九一八”事变，陈耀真思乡心切，谢绝了美国同仁的挽留，急切地踏上了回国之路。

1934年至1937年，他被山东的齐鲁大学医学院聘任为眼科教授并担任医学院附属医院的眼科主任。抗日战争全面爆发后，陈耀真带上30余名师生一道踏上内迁之路：济南—郑州—武汉—重庆—成都，一路向西。当一身风尘、极度疲惫的陈耀真来到成都，踏上杨柳依依的华西坝之时，顿觉浑身清爽，如释重负。

是的，他的确是如释重负。一路之上，他都随身看护着两个沉重的大铁箱。那是他的宝贝，他生怕有一点闪失，因为里面装满了有关眼科学的书籍和物品。现在总算能放下心来了。在未来的日子里，这些眼科学资料确实派上了大用场。

从1937年到1949年，陈耀真担任中央华西齐鲁三大学联合医院、存仁医院眼科主任。陈耀真是中国现代眼科学奠基人之一，在成都的12年，是他事业发展的最为重要的阶段，他的个人学术史融入了中国现代眼科学史，其中的重大事件如下：

他是成都眼耳鼻喉科学会的发起人之一，后来又单独组织成立眼科学会，推进战时中国的医学研究。

在存仁医院，他发起在成都发行《中华医学杂志》（英文版）的活动。

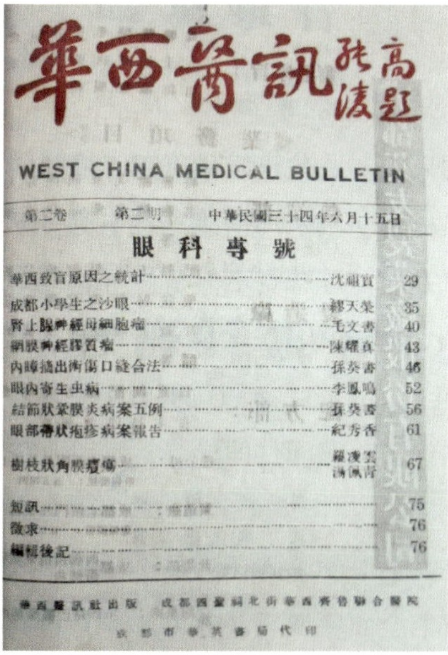
華西醫訊 張凌高題

WEST CHINA MEDICAL BULLETIN

第二卷 第二期 中華民國三十四年六月十五日

眼科專號

華西致盲原因之統計	沈福寶	29
成都小學生之沙眼	繆天榮	35
腎上腺神經母細胞瘤	毛文書	40
網膜神經膠質瘤	陳耀真	43
內障摘出術傷口縫合法	孫葵書	46
眼內寄生虫病	李鳳鳴	52
結節狀鞏膜炎病案五例	孫葵書	56
眼部帶狀疱疹病案報告	紀秀香	61
樹枝狀角膜潰瘍	羅凌雲 湯佩青	67
短訊		75
徵求		76
編輯後記		76

華西醫訊社出版 成都四聖祠北街華西齊魯聯合醫院

成都市華英書局代印

《华西医讯》眼科专辑

1945年，在《华西医讯》组织出版了两期眼科专辑，在《中华医学杂志》编写了一期眼科专辑。

1947年和1948年分别被英国的《眼科文献》、美国的《眼科时代》、荷兰的《眼科文献》聘为编委，这是他作为国际知名眼科学家的殊荣。

增添存仁医院的医疗设备，整顿医疗秩序，建立眼科各项规章制度，培训医务人员。

在存仁医院开设免费门诊，到学校为青少年检查眼病。

1944年，他还带领年轻医生溯岷江而上，艰难跋涉，到川西北调查藏族同胞的眼病情况，为他们进行治疗，向他们宣传防治措施。

他向国内外人士募捐筹集资金，开办眼科医师进修班，尽可能地多招收培养住院医师和进修医生。

在中外杂志以多种文字发表了《华西盲目分析》《线状网膜炎》等10多篇论文。当他离开成都后，他尚利用在成都积累的资料撰写学术论文。

他着手大量查阅中国古典文献，研究中国传统眼科史，成为中国传统眼科史的权威学者。

就一般读者而言，这些学术履历可能读来枯燥，2001年出版的传记文学《雁——记中国现代眼科学奠基人之一陈耀真教授》则记录了许多生动故事。

故事一：创建存仁医院的免费诊所。

陈耀真发现中国人患沙眼病的比例高得惊人，盲人数量也十分庞大。老百姓不知道基础的保护眼睛的常识，再加上生活的艰苦、营养不良、卫生条件差，害眼病的人越来越多，而大量病人都是乡下农民和城

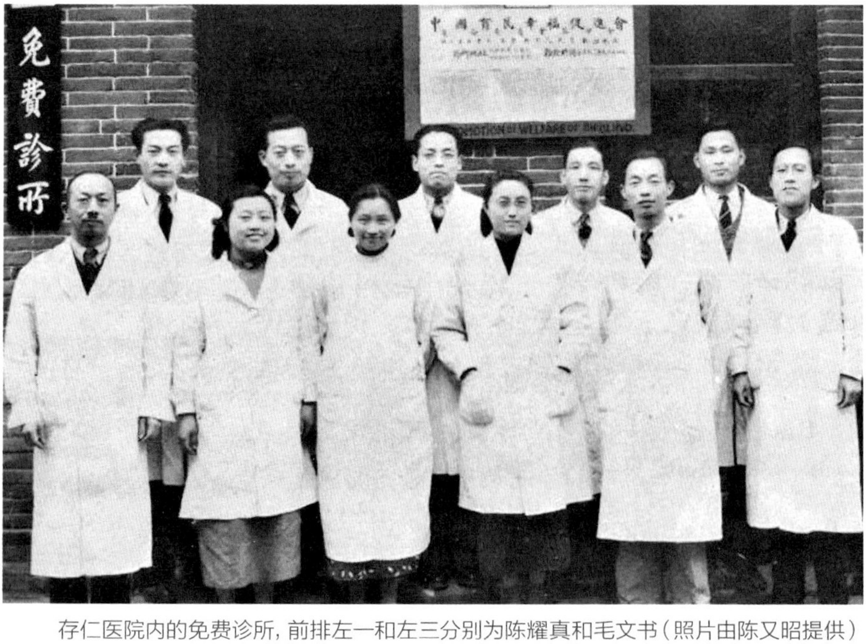

存仁医院内的免费诊所，前排左一和左三分别为陈耀真和毛文书（照片由陈又昭提供）

市贫民，无钱看病。面对这样的现实，陈耀真心里很着急。

当时外国教会组织除传教办学之外，还办起了一些社会福利性质的机构，在存仁医院就有个盲人福利会，但由于眼科医生少，人力少，并未好好开展工作。

陈耀真利用盲人福利会的支持，积极募集捐款，不久，在存仁医院内“中国盲民幸福促进会”的牌匾旁边多了一块牌子——“免费诊所”，这是专为那些患眼疾又无钱看病的贫民设立的。

免费诊所挂牌后，每天都有不少饱受眼疾痛苦的病人前来就诊。陈耀真亲自率领住院医师与进修医师轮流在免费诊所坐堂看病。他们为前来看病的人进行详细的病历登记，有的拍摄照片，按病人的不同病情进行资料记录，将严重病人安排住院治疗。为使免费诊所保持正常的工作秩序，陈耀真安排从航空委员会来的缪天荣医师专做盲人福利会和免费诊所的工作。小小的免费诊所，在国土遭沦陷、民生艰难的年代中，闪烁着人道主义的光芒。

故事二：带领学生参加流行病救治。

1940年，四川一带发生了可怕的霍乱，陈耀真心急如焚。那是一场比战争更加可怕的瘟疫，死尸遍野，更有无数人正在死去或遭受着病痛的折磨、面对死亡的威胁。陈耀真和他的学生们也投入救死扶伤的活动之中，他们穿梭在病人当中，不辞劳苦地尽着一份医生的天职。陈耀真还不顾霍乱强传染的威胁，俯在濒死的霍乱病人面前观察其眼底的变化，检查各种指征，积极救治。

故事三：为抗战奔走呼号，积极募捐。

抗战期间，宋庆龄发起成立“保卫中国同盟”[1]，向海外发起募捐，香港的学生赈济会、香港妇救援会等各团体和民众纷纷响应。

① 宋庆龄创办和领导的“全心全意为妇女儿童服务”的机构。1945年11月，改名“中国福利基金”。1950年8月，改名“中国福利会”。

陈耀真积极与在香港的各界朋友、亲戚联系并向红十字会组织呼吁，希望他们支持成都，援助存仁医院。为及时地收到捐款，陈耀真亲自出马准备去香港募捐药物、筹措物品。由于粤汉铁路被日机炸毁，陈耀真只好从成都出发经贵州、广西绕道越南，奔赴香港。

到了香港后，陈耀真四处奔走，号召香港民众援助处于生死边缘的同胞，得到香港民众们的热烈响应，他先后为存仁医院筹措了一大批药品、物资及医疗器械等，为缓解成都的紧迫状态起到了积极的作用。在返蓉的途中，陈耀真不慎摔倒致左股骨骨折，从此落下左髂关节活动不便的毛病。

故事四：陈寅恪的遗憾。

1944年11月中旬，在华西坝燕京大学任教的陈寅恪不慎跌了一跤，感觉左眼昏花。当时，就应当立即停下一切用眼睛的活动，好好休息。可是，他依然没有停下手中的工作。

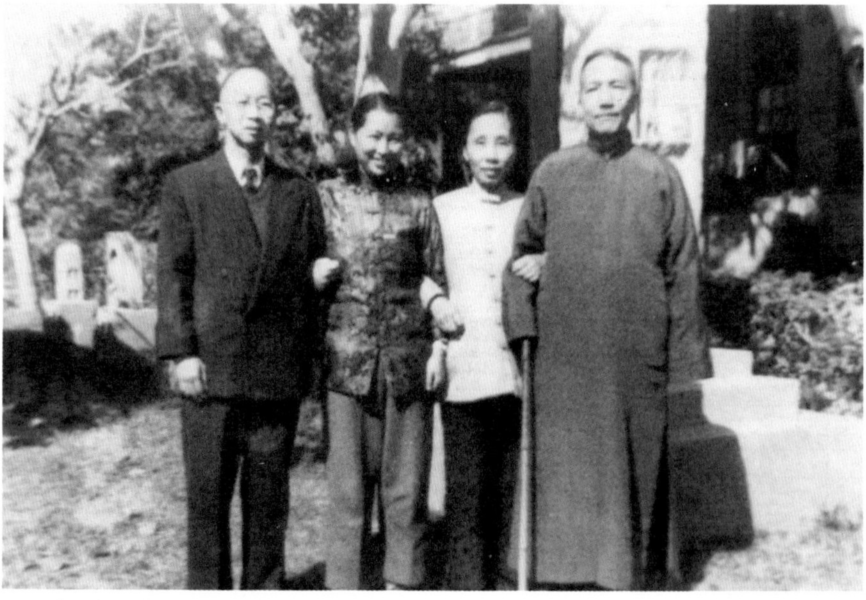

1956年，陈耀真、毛文书夫妇和陈寅恪夫妇合影。左起依次是陈耀真、毛文书、陈夫人、陈寅恪（照片由陈又昭提供）

1944年12月12日早上，陈流求正准备背起书包上学，忽然听到父亲惊呼："我看不见了！"陈寅恪在右眼失明七年之后，负担沉重的左眼也失明了。

陈寅恪首先想到的是当天上午有课。燕京大学的男生从文庙前街走来，得花半个小时时间；燕京大学女生从陕西街走来得花40分钟时间。那时，没有电话，只能尽快口头通知学生，免走冤枉路。陈流求背上书包，急忙走到广益学舍。还未找到教室，就遇上一位早早来到燕京大学的学生，跟他一说情况。这位学生就回应说，你快去上学吧，我会通知学校的。

当天，唐贺便将陈寅恪送入华西医学院存仁医院。经陈耀真诊断，陈寅恪的眼疾非常严重，于12月18日做了手术，由于陈寅恪左眼视网膜脱落的面积大、时间久，视网膜未能复位，手术效果很不理想。后来，陈寅恪漂洋过海，到英国找最好的眼科医生诊治。英国医生说："如果陈耀真都无法治好你的眼疾，我也无能为力。"

陈寅恪从右眼失明到左眼失明，病因在他的诗中似乎写得很清楚："残剩山河行旅倦，乱离骨肉病愁多。"

抗战胜利的消息传来之际，成都街头鼎沸。华西坝上，已经双目失明的陈寅恪悲喜交加，赋诗一首："降书夕到醒方知，何幸今生见此时。闻讯杜陵欢至泣，还家贺监病弥衰。国仇已雪南迁耻，家

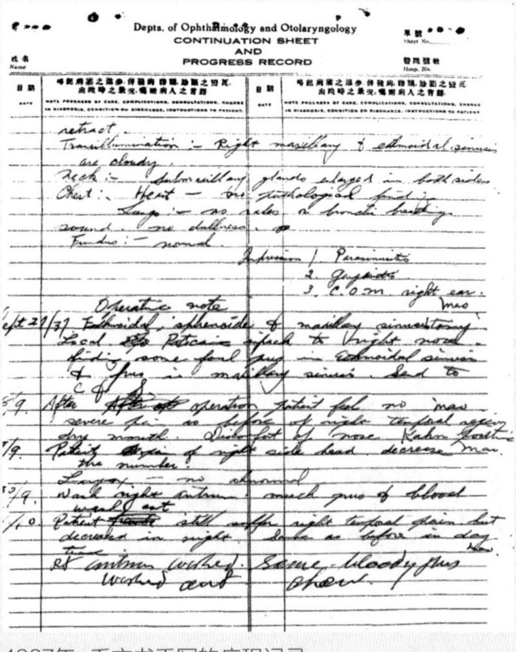
Depts. of Ophthalmology and Otolaryngology
CONTINUATION SHEET
AND
PROGRESS RECORD

1937年，毛文书手写的病程记录

祭难忘北定时。念往忧来无限感，喜心题句又成悲。”

之后，陈耀真在广州任教，与陈寅恪成为挚友。

特别值得一说的是，全身心投入中国眼科医学事业的陈耀真，在抗战岁月中不仅收获了丰硕的医学成果，还收获了甜蜜的爱情成果。

在存仁医院，他遇上了华西医学院毕业、来眼科实习的毛文书。毛文书端庄秀丽、大方活泼，浑身带着来自家乡乐山的灵山秀水之气，让37岁的陈耀真一见倾心。他的异常情绪被好友侯宝璋看出来了，陈耀真不得不和盘托出。侯宝璋悄悄把毛文书招到家里，替好友向毛文书转告了爱意。毛文书听得满脸通红，心跳剧烈——陈耀真，那是她仰慕的大师啊，怎么会爱上我这黄毛小丫头？她只是羞涩地点了一下头，便一转身跑掉了。此后，在华西坝的钟楼荷塘，花前月下，多了一对情侣的身影。1940年，陈耀真和毛文书喜结连理，比翼齐飞，成为对中国眼科学影响深远、贡献卓著的夫妻。

1950年，陈耀真携全家迁居广州。回首在成都的12年，肩扛铁箱而来，仿佛肩扛着中国眼科学的未来。他培育的优秀学生，如一批茁壮的树苗，在存仁医院迅速长成大树，然后向全国扩散开来。

六

郎健寰的脚踏车

一般来说，民国时期的教授待遇是不差的，但如果有人告诉你，抗战时期，有一位大学教授住在农民的出租屋，你也不要惊讶。存仁医院的郎健寰医生那时就租住于成都三瓦窑的农家房内，后来他终于搬家

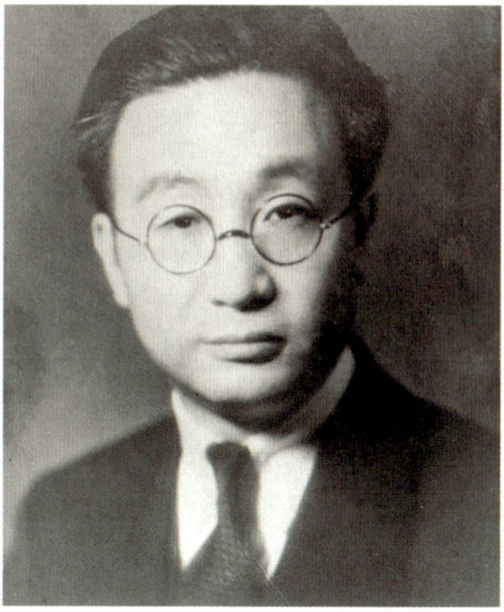
郎健寰

了，但并不是搬迁到了华西校园，而是迁移到了华阳场，仍然租住于农家。两处距离他上班的陕西街存仁医院皆有二三十里[①]之遥，他每日里只好骑车上班。

于是，在三瓦窑到陕西街颠簸的道路上，人们常见到戴金丝圆片眼镜的齐鲁大学耳鼻喉科教授郎健寰踏车而过。一个多小时的骑行，晴天一脸灰，雨天一腿泥，他并不觉得苦与累。因为，那沿途所见是起早贪黑在田里干活的老农，挑着担子进城的小贩，蜷缩在城门一带的乞丐群，拉着沉重的架子车的苦力……这是全民族抗战的岁月，作为一名医生，相比底层劳苦大众，生活已好过太多了。

况且，生于河北保定的郎健寰和他的妻子皆出生于贫寒的农家，全家全靠勤扒苦做，在土地里讨生活。在这样的贫困家庭，要受到良好的学校教育几乎是天方夜谭。机缘巧合的是，他的父母都是虔诚的基督徒，父亲经常为教会打工。依靠父亲的人脉资源，郎健寰的小学和中学都是在教会学校度过的。天资颇高的郎健寰，学习努力，成绩优异，无论学校进行的哪样考试，他都名列前茅，由此换取奖学金，填补了贫困的尴尬。

农家子弟郎健寰，靠着自己的刻苦和才智，让梦想在华北平原的土地上起飞了。如今，历史风尘遮蔽了许多旧事，关于他的早年生涯，由于资料阙如，许多细节已经无从追寻，只留下了少许粗线条一样的速写。华西历史专家金开泰撰写的简历记录道：

① 1里等于500米。

1925年，郎健寰靠二姐资助，就读齐鲁大学医学院，毕业后留校任教，后到协和医院耳鼻喉科工作了一段时间。1929年，郎健寰回到齐鲁耳鼻咽喉科任职。1931年，美国赠送齐鲁医院内窥镜，为喉、气管、支气管的检查创造了条件。

简历提供的信息让后人知悉：

他就读于齐鲁大学时，家庭一如既往的贫困，还是靠着亲戚的资助才得以完成学业的，这无疑反映了他“咬定青山不放松”、一心向学的决心。与中国许多耳鼻喉科的名医相同，他有在中国最高医学学府北京协和医学院工作的经历，这对于他的学术资质和将来的发展起到了重要作用。他在1931年就接触到了当时先进的医疗检查设备——内窥镜，当他来到成都时，已经有了操作内窥镜的丰富经验。

简历还记叙说：

1933—1935年，由加拿大医生杜儒德推荐，郎健寰自筹路费，到多伦多医院耳鼻喉科进修。他在多伦多医院担任过耳鼻咽喉科住院总医师。回国后，他仍在齐鲁大学医学院工作。1937年，郎健寰曾翻译《耳鼻咽喉疾病》一书，可惜在将此书交上海商务印书馆排版印刷时，因战争原稿被焚毁，致使此书未能及时出版。

自筹路费留学，说明了他当时想“更上一层楼”的雄心，推荐他的杜儒德是当时有名的黑热病研究专家，他给郎健寰引荐的多伦多医学院是他的母校。能够得到知名教授的信任和推荐，表明当时的郎健寰所具有的人品和才干得到了一流医生的认可。从简历推测，郎健寰学成之后，应在1935年底或1936年初回国。其间，翻译了国内缺乏的耳鼻喉科学的专著，这与另一位耳鼻喉科的大家胡懋廉相似，胡回国后翻译了《食道内异物》《气道及食道内异物之撮要》等论文，郎健寰则翻译了专著，令人惋惜的是，其书稿泥牛入海般毁于战乱了。

战乱可以毁弃书籍，但哪能毁弃他的医学生涯，当凶恶的日寇进攻山东时，他先把家属送到杭州避难，再与齐鲁大学医学院的师生一道，经过2 000里的艰难跋涉来到了华西坝，开始了他的大后方医学生涯。

来到成都的时候，郎健寰刚留学归来两年时间，经过多伦多医院住院总医师的锻炼，他已经是一位经验丰富的医生了。他最擅长喉外科和内窥镜技术，是内窥镜下取异物、做喉部手术的顶级高手。他在耳科手术方面也有自己的独到之处，任职于存仁医院时，医院遇到这方面疑难病症，大都交给他处理诊断。那时候，他与中央大学医学院的胡懋廉、华西协合大学医学院的彭吉人共同领导华西协合大学存仁医院耳鼻喉科的工作，他们被誉为“存仁三杰”。

作为“存仁三杰”之一，郎健寰当然不会浪得虚名。1942年，他与他的高徒孙鸿泉为当时的社会名流、通江商会会长王鉴武做了一例全喉切除术，手术很成功。术后他们又指导病人学会利用食道发声。这例手术在中国耳鼻喉科学历史上有重要意义，是继胡懋廉1939年在存仁医院实施的中国第一例喉癌全喉切除术后的第二例。不仅如此，它还是国内首个术后指导病人利用食道发声的病例，国内全喉切除术后食道发声训练由此开端。

令人惋惜的是，他后来因为家庭经济原因离开了存仁医院。这个原因也揭开了他为何舍近求远，每日里不顾路途遥远，骑车上班之谜。他的简历是如此叙述的：

由于家庭子女多，负担重，一人工资难以维持孩子上学及治病，1946年，郎健寰不得不从医院出来自行开业，也得到同事们的支持与帮助。可以说他牺牲了自己，却成就了孩子们的前程。他的家庭经济状况到1948年才有所好转。

1950年，他的学生李振家将他接到了天津铁路中心医院（今天津市中心医院），受医院聘用管理耳鼻喉科，被定级为一级教授。不

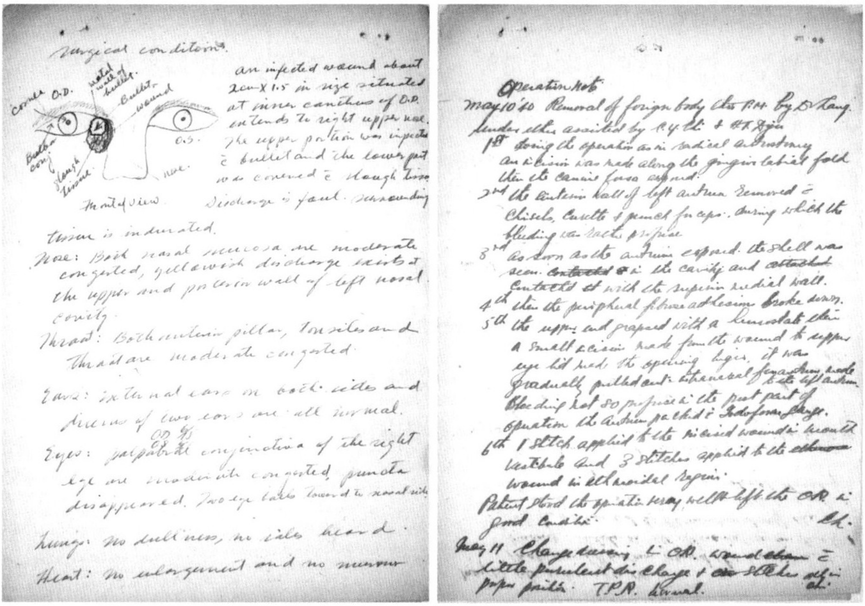

1940年5月，郎健寰主刀的鼻窦枪伤异物手术的病历

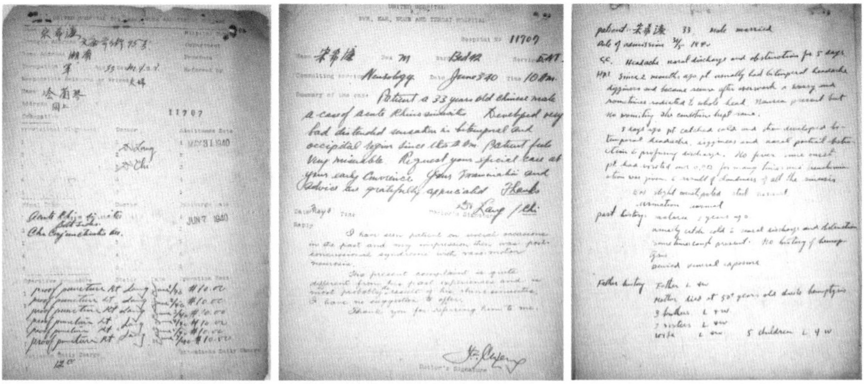

1940年6月7日，郎健寰为宋希濂行鼻窦手术的病例

久，又被调至北京铁路总医院［今首都医科大学附属北京世纪坛医院（北京铁路总医院）］任耳鼻喉科主任，担任教学工作并参加筹建北京铁道医学院。

当时我国耳鼻喉科专业医生严重不足，郎健寰身兼临床及教学两方面的工作，任务十分繁重。白天，他既要在医院看门诊、做手术，还要组织教学，特别是耳鼻喉科重要的临床手术他必亲临现场参与指导；晚上为教学赶写讲义，经常备课到深夜。即使血压有180~200毫米汞柱[1]之高，郎健寰仍忘我地工作。他的突出业绩，也得到了党和人民的充分的肯定，1959年国庆节，他受邀登上了天安门观礼台。

1963年，郎健寰突发脑出血，经抢救无效逝世，享年64岁。

他的后代没有辜负他当年的辛勤哺育，继承了他的医学事业。儿子郎恩普一直留在成都，留在华西，成为著名的心脏内科专家；孙子郎锦义后来成为四川省肿瘤医院院长，是中国著名的肿瘤放疗专家。

七

孙鸿泉与食道发声训练

彼时的孙鸿泉尚是一名的青年医生，但在存仁医院期间已经展示出了他卓越的医学天赋。

1910年，孙鸿泉出生于鲁北农村的一个普通家庭。1933年考入齐鲁大学医学院。齐鲁大学医学院对学生有着严格的要求，淘汰率很高，一个班入学时有几十名学生，经过7年，常常只有几名学生毕业。孙鸿泉取得了4年结业总考全部课程及格的好成绩。正当他为终成正果而欣喜时，却被告知不准毕业。原因是他自进入齐鲁大学医学院后，从未进过康穆堂做礼拜，也没有参加洋教授召集的查经班听讲道，故而提出让他多读一年，以示惩戒。但这项惩戒因遭到多数中国教授的坚决反对而作罢。

① 1毫米贡柱约等于0.133千帕。

1937年，孙鸿泉进入临床实习不久，全民族抗日战争开始。齐鲁大学医学院学生们的爱国热情空前高涨，积极要求加入抗日队伍。孙鸿泉被允许调入空军。到南京报到后，他被派到安徽广德飞机场担任战地救护。1938年年底，孙鸿泉所在部队奉命撤退到大后方的四川成都。在这里，他与来华助战的苏联空军有了很多接触，苏联医生对伤病员的关怀，以及负责的工作态度，做事干练、吃苦耐劳的工作作风，给他留下了深刻的印象。

在成都，孙鸿泉在华西、齐鲁、中央三大学联合医院做住院医师，并由齐鲁大学医学院耳鼻喉科郎健寰介绍，在华西协合大学医学院眼耳鼻喉科研究班兼读研究生，1940年夏天毕业，以后即专攻耳鼻喉科。1942年，郎健寰和他在联合医院成功实施了全喉切除术，术后又指导病人学会利用食道发声。这例手术在中国耳鼻喉科学历史上有重要意义，是国内首例喉全切术后指导病人利用食道发声的病例，中国的全喉切除术后的食道发声训练由此开始。1945年发表的《喉癌与喉全部切除术》，介绍了这位病人在全喉切除术后，训练食道发音取得的良好效果。

查阅1938—1942年存仁医院的病例看到，那时的孙鸿泉可以说

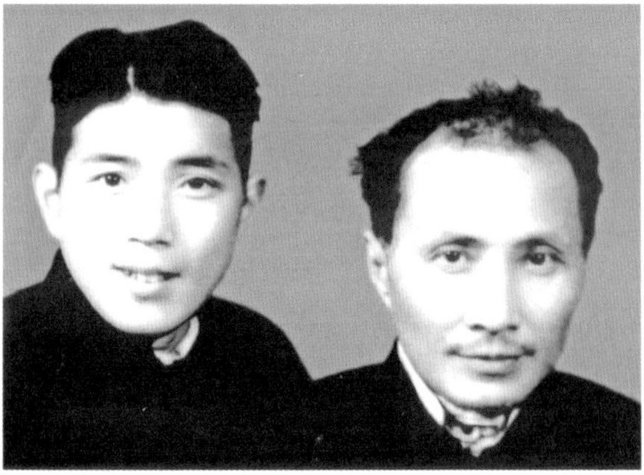

孙鸿泉（左）和喉癌患者王鉴武（右）的合影

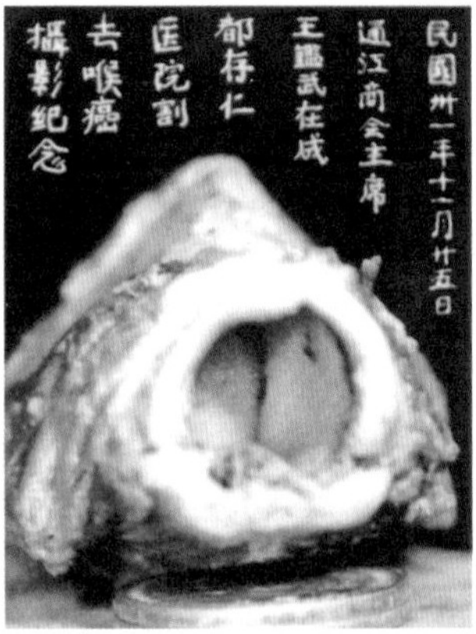

来自喉癌患者王鉴武的全喉切除标本照片

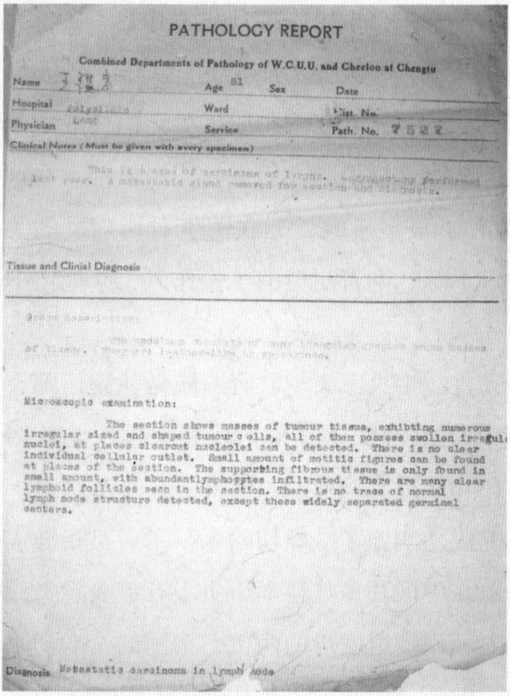

PATHOLOGY REPORT

Combined Departments of Pathology of W.C.U.U. and Cheeloo at Chengtu

Name 王鉴武　Age 51　Sex　Date

Hospital　Ward　Hist. No.

Physician　Service　Path. No. 7527

Clinical Notes (Must be given with every specimen)

This is a mass of carcinoma of larynx. ... performed last year. A metastatic gland removed for section and diagnosis.

Tissue and Clinial Diagnosis

Gross description:

Microscopic examination:

The section shows masses of tumour tissue, exhibting numerous irregular sized and shaped tumour c ells, all of them possess swollen irregul nuclei, at places clearcut nucleolei can be detected. There is no clear individual cellular outlet. Small amount of motitic figures can be found at places of the section. The supporting fibrous tissue is only found in small amount, with abundantlymphocytes infiltrated. There are many clear lymphoid follicles seen in the section. There is no trace of normal lymph node structure detected, except these widely separated germinal centers.

Diagnosis Metastatic carcinoma in lymph node

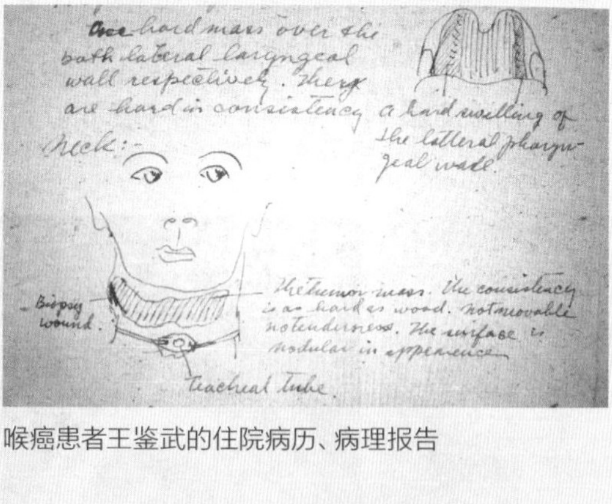

喉癌患者王鉴武的住院病历、病理报告

是存仁医院的“绝对主力”，病例中的大量手术和病程记录都有孙鸿泉的签名。

孙鸿泉的手术技术深受大家认同，胡懋廉的女儿胡允文的手术，也是孙鸿泉亲自操刀，可见当时大家是相互信任的。

1943年暑假后，孙鸿泉离开华西、齐鲁二大学联合医院，也离开了齐鲁大学医学院。孙鸿泉以雇员身份就任成都空军第一医院耳鼻喉科主任，同时在迁到重庆北碚的国立江苏医学院（今南京医科大学）兼任耳鼻喉科学教授。抗战胜利后，他辞去在成都空军第一医院的职务，在南京市立医院（今中国药科大学附属南京市第一医院）工作了几个月。此时，齐鲁大学医学院搬回济南，却无人教授耳鼻喉科学课程，在校方的多次敦请下，他于1946年回到了母校。

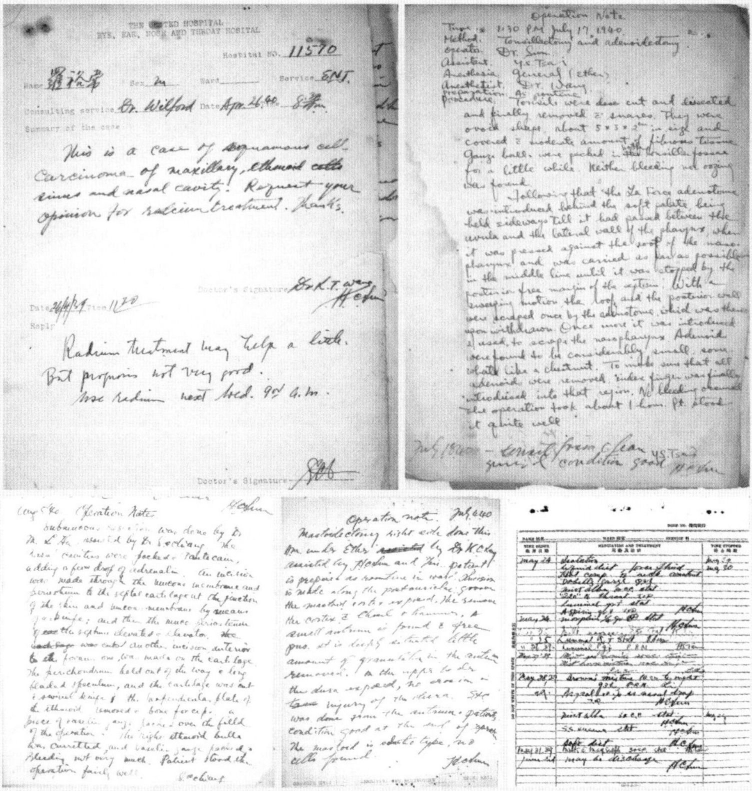
THE UNITED HOSPITAL
EYE, EAR, NOSE AND THROAT HOSPITAL
Hospital No. 11570
Name 罗裕常 Sex M Ward Service ENT.
Consulting service Dr. Wilford Date Apr. 26. 40. 8Am
Summary of the case
This is a case of squamous cell carcinoma of maxillary, ethmoid cells sinus and nasal cavity. Request your opinion for radium treatment. Thanks.
Doctor's Signature Dr. K. T. Wang H. C. Sun
Date 26/4/39 Time 11.20
Reply
Radium treatment may help a little. But prognosis not very good.
Use radium next Wed. 9 a.m.
Doctor's Signature

Operation Note
Time: 1.30 PM July 17, 1940.
Method: Tonsillectomy and adenoidectomy
Operator: Dr. Sun
Assistant: Y. C. Tsai
Anesthesia: General (ether)
Anesthetist: Dr. Wang
Preparation: As routine
Procedure: Tonsils were dissected and finally removed ē snares. They were ovoid shape, about 5×3×2 cm in size and covered ē moderate amount of fibrous tissue. Gauze balls were packed in the tonsillar fossae for a little while. Neither bleeding nor oozing was found.
Following that the La Force adenotome was introduced behind the soft palate being held sideways till it had passed between the uvula and the lateral wall of the pharynx, when it was pressed against the roof of the naso-pharynx and was carried as far as possible in the middle line until it was stopped by the posterior free margin of the septum. With a sweeping motion the roof and the posterior wall were scraped once by the adenotome, which was then withdrawn. Once more it was introduced & used to scrape the nasopharynx. Adenoid were found to be considerably small, some what like a chestnut. To make sure that all adenoid were removed, index finger was finally introduced into that region. No bleeding occurred. The operation took about 1 hour. Pt. stood it quite well.
July 1940 — sent from clean ... condition good Y. S. Tsai H. C. Sun

Operation Note
Submucous resection was done by Dr. ... assisted by Dr. ... Wang. The nasal cavities were packed ē Pantocain, adding a few drops of adrenalin. An incision was made through the mucous membrane and periosteum to the septal cartilage at the junction of the skin and mucous membrane by means of knife; and then the muco-periosteum ... elevated ē elevator. ... was cut another incision anterior to ... was made on the cartilage. The perichondrium held out of the way ē long bladed speculum, and the cartilage was cut ē swivel knife & the perpendicular plate of ethmoid removed ē bone forceps. A piece of vaseline gauze placed over the field of the operation. The right ethmoid bulla was curetted and vaseline gauze packed. Bleeding not very much. Patient stood the operation fairly well.

Operation note. July 40
Mastoidectomy right side done this pm under Ether ... by Dr. K. C. ... assisted by H. C. Sun and ... patient is prepared as routine ... Incision is made along the postauricular groove, the mastoid cortex exposed. The removal of the cortex ē chisel & hammer. A small antrum is found ē free pus. It is freely ... little amount of granulation ... removed. ... the dura exposed, no ... injury of the dura. ... was done from the antrum ... patient's condition good at the end of ... The mastoid is sclerotic type, no cells found.
H. C. Sun

孙鸿泉在存仁医院管理的病人的病历

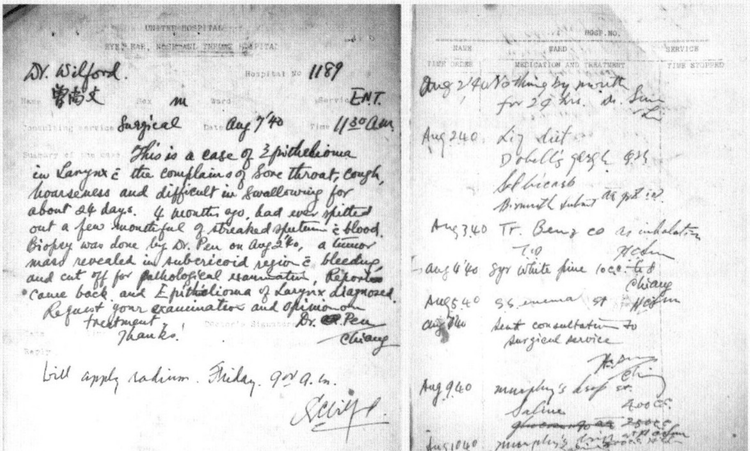
UNITED HOSPITAL
EYE, EAR, NOSE AND THROAT HOSPITAL
Dr. Wilford.
Hospital No. 1189
Name 曾尚文 Sex M Ward Service ENT.
Consulting service Surgical Date Aug 7'40 11.30 Am
Summary of the case
This is a case of Epithelioma in Larynx ē the complains of sore throat, cough, hoarseness and difficult in swallowing for about 24 days. 4 months ago, had ever spitted out a few mouthful of streaked sputum ē blood. Biopsy was done by Dr. Pen on Aug 2'40, a tumor mass revealed in subcricoid region ē bleeding and cut off for pathological examination. Report came back and Epithelioma of Larynx diagnosed.
Request your examination and opinion on treatment. Thanks!
Doctor's Signature Dr. Pen Chiang
Reply
Will apply radium. Friday. 9 a.m.

HOSP. NO.
NAME WARD SERVICE
TIME ORDER MEDICATION AND TREATMENT TIME STOPPED
Aug 2'40 Nothing by mouth for 24 hrs. Dr. Sun
Aug 2'40 Liq diet; Dobell's gargle q.3; Sol bicarb; Bismuth subnit
Aug 3'40 Tr. Benz co as inhalation t.i.d. H. C. Sun
Aug 4'40 Syr white pine 10cc t.i.d. Chiang
Aug 5'40 S.S. enema st H. C. Sun
Aug 7'40 Sent consultation to surgical service
Aug 9'40 murphy's drip ... Saline 400cc
Aug 10'40 murphy's ...

1940年，孙鸿泉和姜泗长在存仁医院管理的下咽食道癌病人的病历

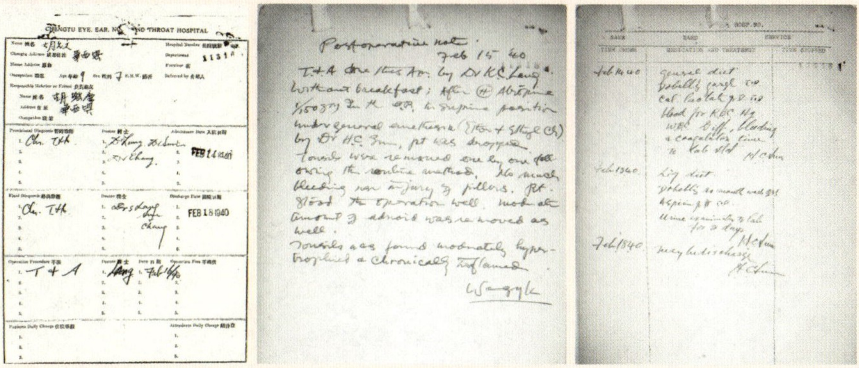

1940年，孙鸿泉担任胡懋廉女儿手术的主刀。图为胡懋廉女儿的入院证、手术记录及病程记录

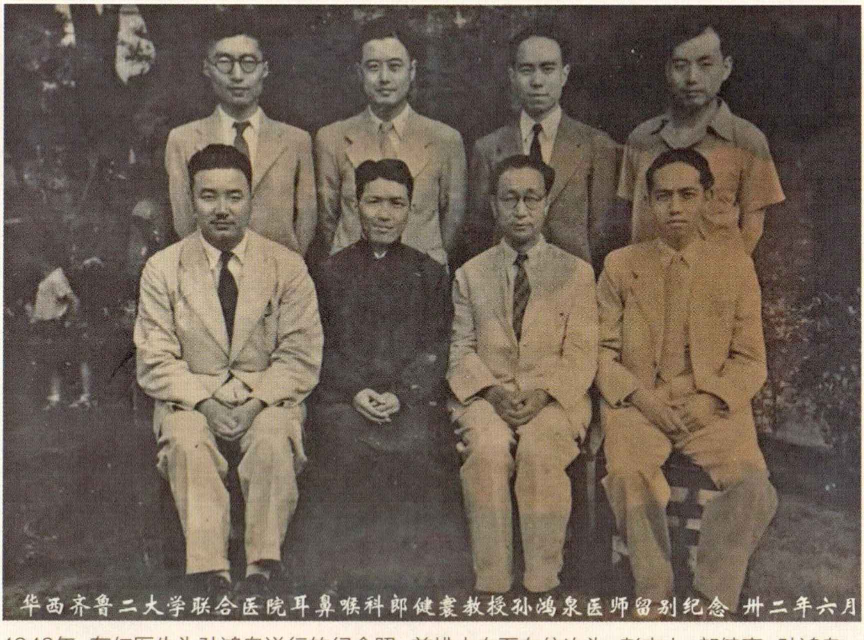

1943年，存仁医生为孙鸿泉送行的纪念照。前排由右至左依次为：彭吉人、郎健寰、孙鸿泉。后排右一为郑中立，右三为王世勋（照片由郎锦义提供）

八

战时医案一：强震耳聋

1938年10月，经历了惨烈的武汉保卫战之后，日军占领了武汉，控制了华中。1938年11月8日，警报声尖锐地响起，日寇军机首次空袭成都。医生护士们首先安排病员撤离，在就近的防空洞躲避，然后才“跑警报”。

据成都的地方志统计，至1944年12月18日，日寇先后对成都进行了31次大轰炸。其间共出动飞机921架次，投弹2 455枚，造成5 337人死伤（其中死1 762人，伤3 575人），炸毁房屋15 208间。城内的盐市口一

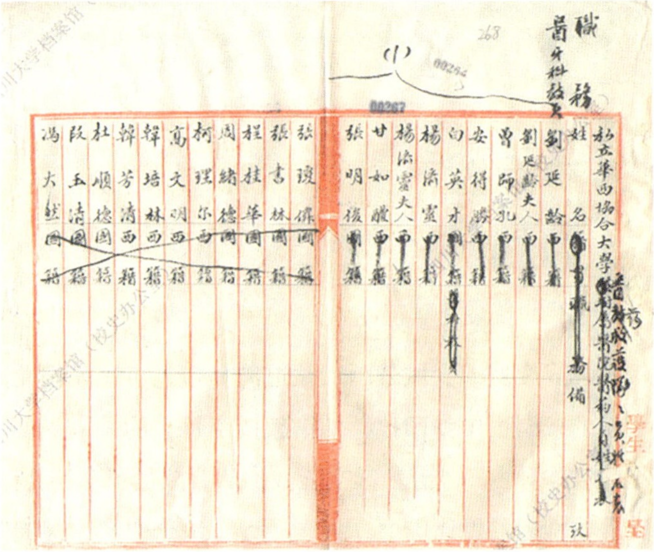

华西协合大学全宗中保存的医药救护队名单（四川大学档案馆提供）

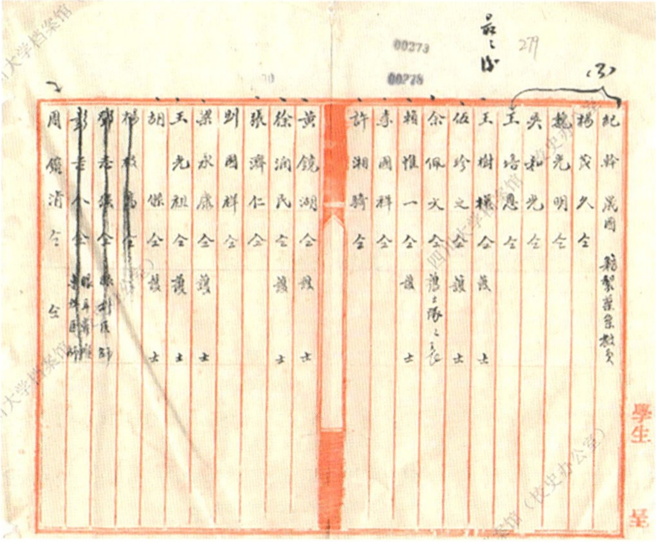

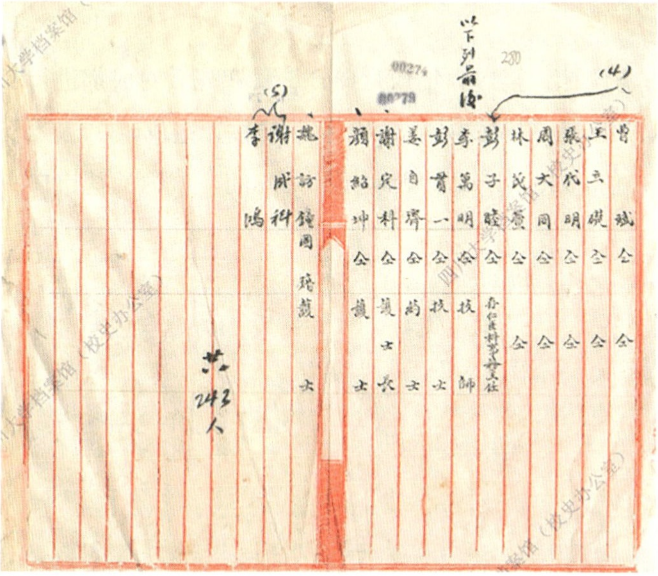

华西协合大学全宗中保存的医药救护队名单（四川大学档案馆提供）

带，几成废墟，少城公园、猛追湾一带，市民死伤尤其惨重。华西协合大学的校园也中弹四枚，外籍教授李哲士的夫人受伤，校友徐载熙在复兴门被炸身亡，“五大学空袭救护队”队员黄孝逵为国捐躯。

在剧烈的爆炸声中，火光冲天，浓烟四起，毫无防范意识的市民有的眼睛被炸伤，有的耳朵被震聋，有的口鼻咽喉被浓烟废气呛伤……空袭之后，眼耳鼻喉受伤者激增。中央、华西、齐鲁三大联合医院的医生们开始投入没日没夜的抢救之中。仔细辨认当年的原始档案，泛黄的医药救护队名单上记录着的存仁医院的队员名字，彭吉人、王立础、彭子睦、周镕清和外籍医生韩培林等中外名医赫然在列。

大轰炸之后，由于剧烈的爆炸声让许多市民耳膜损伤。有的人甚至永远失聪。有的人耳内总是响起轰鸣声，或如草虫蝉鸣吱吱吱吱的叫声。无论你做什么，那轰鸣声或虫鸣声，日日夜夜，分分秒秒，都永无休止地刺激着你！让你烦躁不安。

有一天，存仁医院迎来了几位特别的患者。他们张大嘴巴，你看着我，我看着你，手指耳朵，一边摆手，一边大声向对方吼道："你说大声点，我听不到，听不到！"

他们是一家日夜加班、生产武器弹药的军工厂的工人。剧烈的爆炸声，伤害了他们的听觉，医生们立即施救。由此，存仁医生们认为，民众迫切需要了解一些自我保护知识。他们不厌其烦地向民众宣传如何在爆炸中张嘴减压，保护听力。成都眼耳鼻喉科学会还研发了一批耳罩，戴上它，可以过滤噪声，保护听力。在百忙之中，他们亲手把耳罩送到军工厂的工人们的手中，让成都市民们非常感动。

在存仁医院的病历中，保存着一位参加过娘子关战役、听力受损的王连长在绝望之中写给医院的求救信。

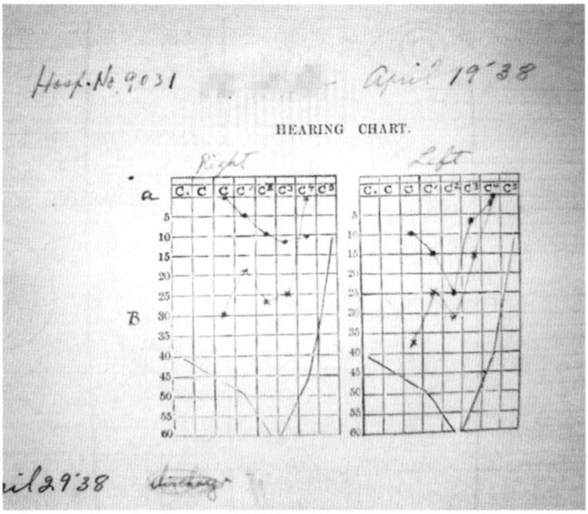

存仁医院1938年病历里的电测听报告

1937年10月11日打响的娘子关战役，是抗战初期中国军队为保卫太原，在晋东娘子关地区进行的一次抗击日军的阻击战，是太原会战中的重要战役之一。仓促上阵的川军邓锡侯部队，利用娘子关一带的复杂地形，严防死守，完成了太原会战的我方预定目标，迫使日寇动用了更多的兵力，付出了沉重代价才拿下娘子关。

这一位从娘子关战役中幸存的王连长，躺在存仁医院的病床上，艰难地写下一封信：

我之不幸遭此之耳病，实在难过得极点！

我之耳病之起始系民二十六年①十月十六号夜晚，在山西娘子关，因增援乘卡车。我站在车前，车快风大，走了一百三十里□到达目的地。待下车，排长和我谈话，我才发觉双耳不通。但我为了中华民族之生存和自由，不顾耳被风吹坏，即与敌人拼。我仍然在前带队，指挥本连作战。待至天亮，因为全师伤亡惨重，奉命后移，途中与部队失去联络。

我于二十七年②投武昌同仁医院诊治。本处医师说是慢性中耳炎。曾由鼻孔打药。先用药棉上红色的药水在鼻孔内，经过约二十分钟，又由耳打气。诊治约月余及快有痊愈希望时，不幸经济来不及，而武汉又轰炸过繁，我乃随了后方医院转移湘省平江。后方医院无法医耳病。我此次由湘来川，系先接在蓉之友人□□云，贵院确有对耳疾有把握诊治。我耳起因就有声音，蝉鸣，还有像蟋蟀声音，脑中有轰轰的声音，到至今还如此的响。……我没有家了,家早已失了。父、兄早死，母在宜昌，27年被敌弹震死。没有姐，只有两个妹妹，大妹身体很健康，小妹身体亦很好，只是患沙眼。我并没有妻子，我有痔疮，耳朵同人谈话声音听得见，但分不清楚。今天稍微感觉好一点。

我最后希望诸位大医师，能将我耳治愈，那真是我之身生（生身）之

① 指民国二十六年（1937年）。
② 指民国二十七年（1938年）。

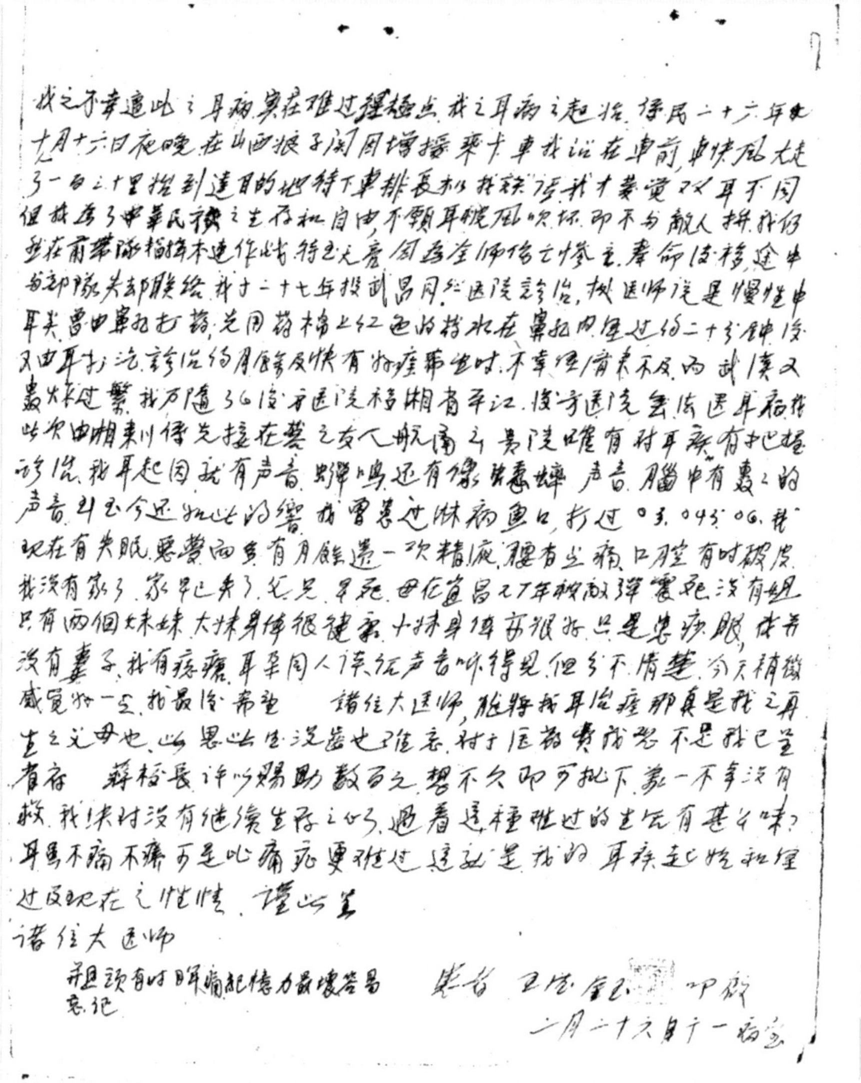

我之不幸遭此之耳病，实在难过。经过起止，我之耳病之起始，係民二十六年十
月十六日夜晚，在山西娘子关同增援来的十車，我们在車前，車快風大，走
了一百二十里始到達目的地，待下車排長和我說話，我才發覺双耳不聞。
但為了中華民族之生存和自由，不顧耳被風吹壞，即不分敵人拼。我们
在前帶隊指揮不達作戰，待至大原同為全师傷亡慘重，奉命後移，途中
与部隊失去聯絡。於二十七年投武昌同仁医院診治，據医师說是慢性中
耳炎，曾由鼻孔打藥，先用藥棉上紅色的药水在鼻孔内经过約二十分鐘後
又由耳打洗診治約月餘，及快有好轉時，不幸[illegible]來不及，因武漢又
轟炸过繁，我方隨56後方医院移湘省平江，後方医院無医耳病者，
此次由湘來渝，[illegible]之友人[illegible]之貴院唯有對耳疾有把握
診治。我耳起因就有声音，蟬鳴，還有像[illegible]声音，腦中有轟轟的
声音，到至今還如此的響。我曾患过淋病，魚口，打过03.045.06。我
現在有失眠，惡夢，每月能遺一次精液，腰有些痛，口腔有时破皮。
我没有家了，家早已炸了，父兄早死，母在宜昌[illegible]年被敵弹震死，没有姐
只有兩個妹妹，大妹身体很健康，小妹身体亦很好，只是患沙眼，我并
没有妻子。我有痔瘡。耳朵同人談話声音听得見，但多不清楚，今天稍微
感覺好一些。我最後希望　諸位大医师，能將我耳治癒，那真是我之再
生之父母也。此恩此德，没齿也难忘。对于医药费我恐不足，我已呈
請存　薛校長許以賜助数百元，想不久即可批下。萬一不幸没有
救，我絕对没有继續生存之心了。过着這種难过的生活有甚么味？
耳雖不痛不癢，可是比痛症更难过。這就是我的耳疾起始和經
过及現在之性情。謹此呈
諸位大医师
并且頭有时晕痛，記憶力最壞，容易忘記　　患者 王[illegible] 叩啟
二月二十六日于一病室

娘子关战役老兵王连长致存仁医生的信

父母也。此恩此德，没齿也难忘！……万一不幸没有救，我绝对没有继续生存之心了。过着这种难过的生活有甚（什）么味？耳虽不痛不痒，可是比痛症更难过。

这就是我的耳疾起始和经过及现在之性情，仅此，呈诸位大医师。

经存仁医院的医生们全力以赴救治，王连长病情略有好转。之后，王连长再写信致谢，言辞诚恳。如今，有丰富经验的医生再翻阅那发黄的病历，仍感到王连长的耳疾难以完全治愈。谁也无法知道，这位英勇抗战的勇士，是否安度残生？

九
战时医案二：多种眼疾

第二次世界大战开始，致盲弹（又称为“闪光弹”，英文为flash bang）已经投入战争。这是一种以强光阻碍目标视力，以噪声阻碍目标听力的一种轻型非致命武器。闪光弹被投掷后，会于数秒内产生刺眼强光，可以致使被攻击目标短暂失明。同时还会产生170~200分贝的巨大噪声，使目标暂时失去听力。

对于参与空中激战的飞行员来说，爆炸、强光，都是难以避免的伤害。强光刺激，会导致人的眼睛失明。这些在教科书上记载的病例，在全民族抗战爆发之后，大量出现。

还有爆炸物，哪怕是一块小碎片，对眼睛的伤害也是严重的。

当时，中国空军没有自己的专业医院，不断有受伤的飞行员抬到存仁医院。身强力壮的小伙子哭喊着：“医生，我什么都看不见！”“医生，我不能成瞎子，我还要上天，跟日本鬼子拼命。”

无论是什么时候，每当存仁医院通知眼科陈耀真主任：“又有一名眼睛受伤的空军飞行员送到了医院。”陈耀真都会立即赶赴病房，尽快地对伤员进行诊治。

给中国空军医治眼疾，让陈耀真和全院医护人员深感欣慰。

从1938年到1941年秋天，四川的天空几乎“沦陷”，变成了日寇飞机可以横行霸道，肆意狂轰滥炸的通道。从杭州笕桥中央航空学校[①]毕业的中国飞行员，已经拼掉了一多半。他们一个个视死如归，无一人被俘，更无一人投降，牺牲者的平均年龄只有23岁。1941年秋天，飞虎队[②]入驻云南，空战的天平开始倾斜。中国空军迅猛发展，投入空战的人数变多，存仁医院不断收到了伤员。

1943年出版的第3卷第2期《军医杂志》，存仁医院的一篇医学统计论文隐现着中国空军血战到底的英勇事迹。

这篇文章是时任存仁医院眼科主任的陈耀真和沈祖寔共同撰写的，题名《存仁医院眼科治疗航委会人员眼疾之统计》。文章记录了1940年至1942年接诊的来自航空委员会的61名病人。其中飞行人员21人、机械人员19人、其他地面工作人员21人。这61人中有的同时存在多个病症，即一双眼睛有多个疾患，所以病例共有104例。其中结膜疾病最多，占总病例的28.8%。医学统计虽严谨而理性，但透过字里行间的医学分析，也足可见出抗战军人所承受的战斗之苦，想象得出他们在空中或地面艰苦卓绝的战斗英姿。

由于飞行战士的兵种特殊性，在空中，他们的身体躯干虽然可以受到机舱保护，但头、面部则完全暴露在外。战斗中，他们随时会受到子弹、碎玻璃、弹片击中或划伤的威胁。一场激烈空战下来，当千疮百孔的战机返回基地后，地面机械工作人员要立即行动，在停机坪里加班加点为受伤战机实施“外科手术”。在撬、拉、钉、敲零部件的修复过程中，突然飞溅、弹出的残片，也很容易伤到地面维修人员。

---

① 1931年春创办。1948年冬迁往台湾。笕桥中央航空学校是当时中国规模最大，直属国民政府军事委员会的空军培训基地，被誉为“中国空军的摇篮”。

② 抗日战争时期美国飞行员志愿援华抗日的航空部队——美国援华志愿航空队的俗称。该部队成立于1941年，指挥官陈纳德。1942年7月，编入盟军第十航空队中国战区空军特遣队（美国志愿援华航空队撤销）。1943年，改编为美国第十四航空队。

论文显示，来到存仁医院接受治疗的病人，完全治愈者45例，有进步者26例，稍有进步者8例，无进步者19例。有3位眼球负伤的战士，因不可治愈，而不得不接受眼球摘除手术。

这是一串有点令人沮丧的数字，因为治愈率不到一半。要知道，伤员们就诊的这家医院，是当时全国最大最好的眼耳鼻喉专科医院，拥有当时中国顶尖的眼科医生。是存仁医院的医生无力回天吗？否！真实原因是，因为战事紧迫，急需伤员们尽快返回战斗岗位，他们没有足够的疗养时间。陈耀真和沈祖寔也在统计分析中说道：

“如果能够接受住院治疗，他们的治愈率可在70%以上。”

战争的残酷，真是令人唏嘘。

十

战时医案三：喉中取物

食道异物在现在看来，是耳鼻喉科经常处理的疾病，但是放在80多年前，却是一旦发生，患者就性命堪忧的危急重症。在现在看来很平常的食道异物取出术，在缺医少药的烽火岁月，是一个了不起的手术。

这件事情发生在1940年11月。自贡私立培德女子中学[①]的校长汉正礼（Laura Hambley）在从成都返回自贡的路途上吃枣子。由于道路坑洼，汉正礼于颠簸中一不小心吞咽了一块枣核。枣核有一英寸[②]长，两

① 1952年底，由自贡市人民政府接管，改名“四川省自贡市第一初级中学”，次年合并入四川省自贡市第一中学。

② 1英寸约等于2.54厘米。

头很尖，凑巧就卡住了她的喉咙。她后来说：“我以前从来没有真正注意到中国的枣核是什么样子的，它斜插在我的喉咙里，尖头直接刺进食道里。”起初，汉正礼有些马大哈，没有把它当回事，也羞于启齿，不想让任何人知道，害怕引起不必要的关注。

第二天，那喉咙里的异物愈发让她难受了，她不得不去了荣县的教会医院，指望一位叫詹纳（Jenner）的医生手到病除。让她失望的是，医生所有的努力都失败了，而且引起她喉咙发炎，体温升高，病情愈发严重起来。

怎么办？只有成都存仁医院才有专门的仪器——食道镜，有它的帮助，枣核才有望取出来。然而，荣县离成都有200余公里呢，无奈之下，詹纳医生只好拍电报向成都的韩培林医生求助。接到电报之后，韩培林立即带了一个五人医疗小组，风尘仆仆地赶往荣县。

作为患者，汉正礼真是幸运，前来救援的，是四川乃至全国顶尖的专科医生。之后的事情便毫无悬念，卡在喉咙里面的枣核顺利地被医生取出来了。

汉正礼是一位终身未婚的传奇女性，阅历丰富，见识非凡，对一生中的这一小插曲，还是记得比较清楚的。她曾在一封信中写道：

有五个人来做这台手术，其中有一名在多伦多接受过训练的中国医生，龙（Long）医生，他来帮助操作一个可以照亮喉咙的设备，还带着他的专业护士。露露认出这个女孩子是她在荣县传教的信徒，她的母亲和妹妹积极地在做教会工作。谁来当医生助手，当然是我的老朋友威尔福德（Wilford）医生了。约翰·基钦（John Kitchen）开车，他也顺便出来郊游，因为他整个夏天都没有离开成都。感染控制后，第三天，詹纳医生用一根管子插入我的喉咙拔出了那颗讨厌的枣核。我在手术台上躺了两个小时（我记得非常痛苦），又过了一两天，体温也降下来了。好吧，就是这件事情！

信中提到的“龙医生”应该是误写，实际应是“郎医生”，即齐鲁大学的郎健寰医生。郎医生在手术中操作的那个“一个可以照亮喉咙的设备”就是当年那个稀罕的医学设备——硬质食道镜。

十一
战火中传承、成长、壮大

存仁医院，中国第一家眼耳鼻喉科专科医院，在八年全民族抗战中，经历了日寇飞机的狂轰滥炸，经历了民生凋敝，医药物资匮乏，抢救大轰炸造成的伤病员，以及空战伤员等各种复杂局面，医疗水平迅速提高。每天挂500至600个号，每一位坐诊医生必须完成为数十名病人看诊的门诊量。

在存仁医院的档案里，留下一些名人看病的记录：

1938年4月3日刘文辉陪女儿刘元剀（17岁）扁桃体加腺样体切除手术，陕西街81号刘公馆。

1940年张大千陪同儿子张心亮（18岁）扁桃体加腺样体切除手术，成都德胜上街47号。

1940年3月31日宋希濂本人鼻窦炎鼻息肉鼻中隔矫正手术，夫人冷兰琴陪同，文庙前街75号。

1940年4月30日程天放[①]陪同女儿程瑗（9岁）扁桃体加腺样体切除手术，东胜街沙利文。

…………

① 1939年至1943年，任国立四川大学校长，后任国民党中央政治学校教育长，兼新闻系主任。

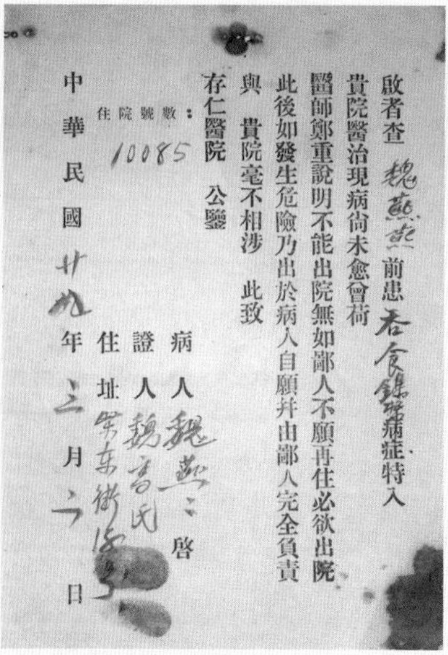
啟者查 魏燕心 前患吞食錢幣病症特入
貴院醫治現病尚未愈曾荷
醫師鄭重說明不能出院無如鄙人不願再住必欲出院
此後如發生危險乃出於病人自願并由鄙人完全負責
與 貴院毫不相涉 此致
存仁醫院 公鑒

住院號數：10085

病人 魏燕心 啓
證人 魏香氏
住址 [illegible]

中華民國廿九年三月六日

1939年3月存仁医院的食道异物患者手术同意书

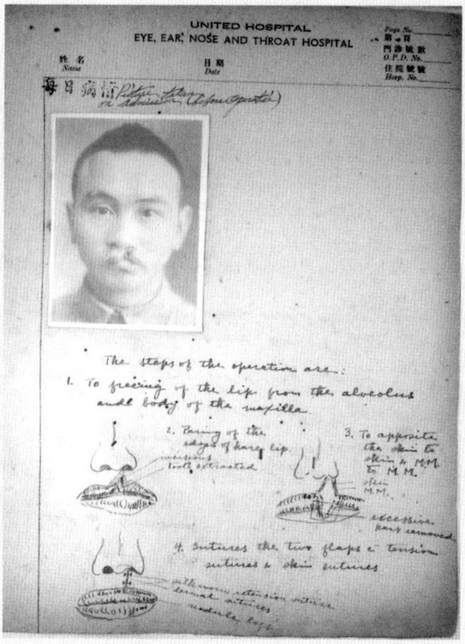
UNITED HOSPITAL
EYE, EAR, NOSE AND THROAT HOSPITAL

姓名 Name
日期 Date
門診號數 O.P.D. No.
住院號數 Hosp. No.

The steps of the operation are:
1. To freeing of the lip from the alveolus and body of the maxilla
2. Paring of the edges of hare lip.
3. To approximate the skin to skin & M.M. to M.M.
4. Sutures the two flaps c̄ tension sutures & skin sutures

存仁医院关于战伤颌面整形手术的病历

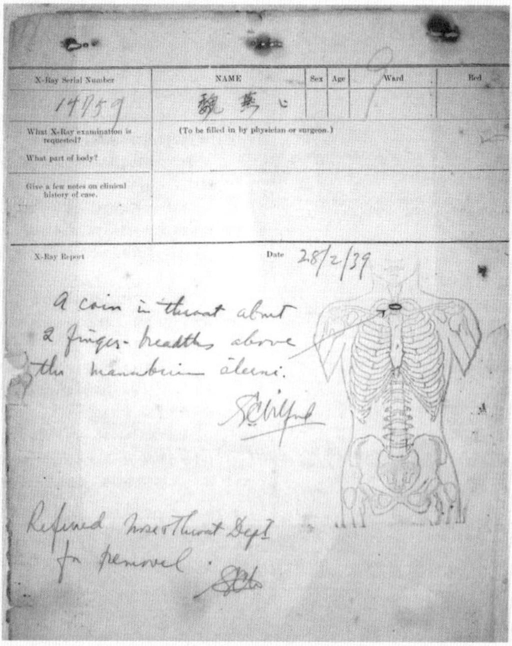
X-Ray Serial Number	NAME	Sex	Age	Ward	Bed
14759	魏燕心				

What X-Ray examination is requested? (To be filled in by physician or surgeon.)
What part of body?
Give a few notes on clinical history of case.

X-Ray Report Date 28/2/39

a coin in throat about 2 finger-breadths above the manubrium sterni.
S. C. Wilford

Referred Nose & Throat Dept. for removal.

1939年存仁医院报告食道异物的X线胸片

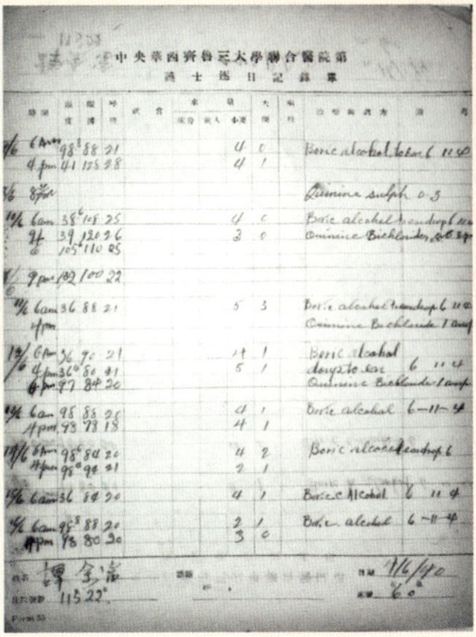
中央華西齊魯三大學聯合醫院第
護士逐日記錄單

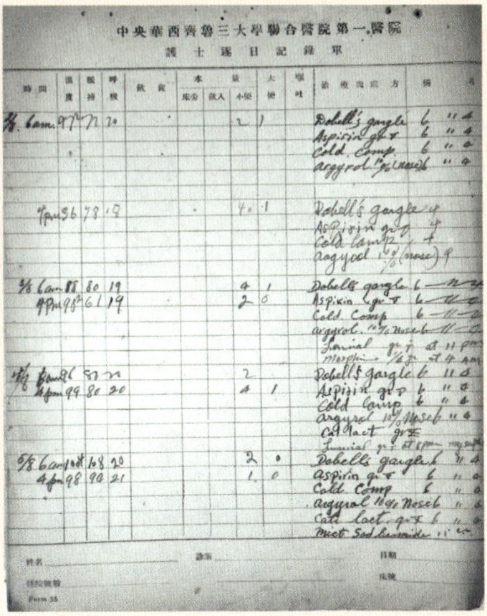
中央華西齊魯三大學聯合醫院第一醫院
護士逐日記錄單

存仁医院在1940年的部分护理记录单

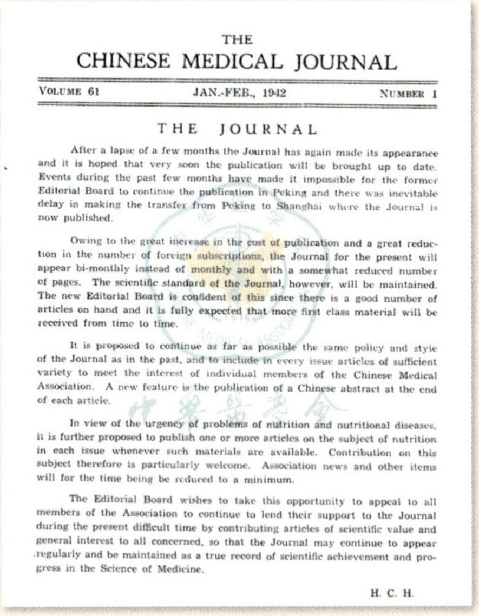
THE
CHINESE MEDICAL JOURNAL

VOLUME 61 | JAN.-FEB., 1942 | NUMBER 1

THE JOURNAL

After a lapse of a few months the Journal has again made its appearance and it is hoped that very soon the publication will be brought up to date. Events during the past few months have made it impossible for the former Editorial Board to continue the publication in Peking and there was inevitable delay in making the transfer from Peking to Shanghai where the Journal is now published.

Owing to the great increase in the cost of publication and a great reduction in the number of foreign subscriptions, the Journal for the present will appear bi-monthly instead of monthly and with a somewhat reduced number of pages. The scientific standard of the Journal, however, will be maintained. The new Editorial Board is confident of this since there is a good number of articles on hand and it is fully expected that more first class material will be received from time to time.

It is proposed to continue as far as possible the same policy and style of the Journal as in the past, and to include in every issue articles of sufficient variety to meet the interest of individual members of the Chinese Medical Association. A new feature is the publication of a Chinese abstract at the end of each article.

In view of the urgency of problems of nutrition and nutritional diseases, it is further proposed to publish one or more articles on the subject of nutrition in each issue whenever such materials are available. Contribution on this subject therefore is particularly welcome. Association news and other items will for the time being be reduced to a minimum.

The Editorial Board wishes to take this opportunity to appeal to all members of the Association to continue to lend their support to the Journal during the present difficult time by contributing articles of scientific value and general interest to all concerned, so that the Journal may continue to appear regularly and be maintained as a true record of scientific achievement and progress in the Science of Medicine.

H. C. H.

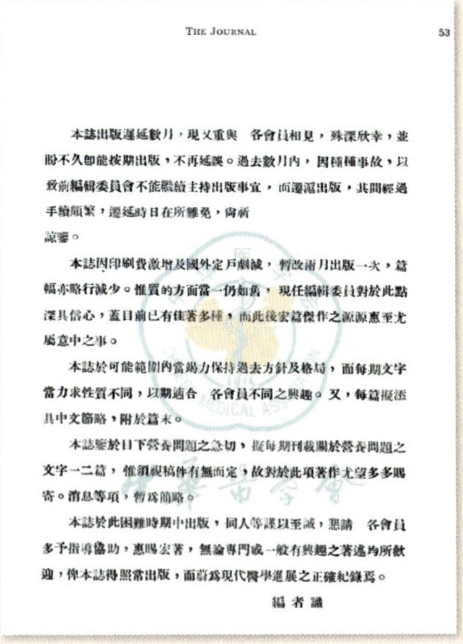
THE JOURNAL 53

本誌出版遲延數月，現又重與　各會員相見，殊深欣幸，並盼不久卽能按期出版，不再延誤。過去數月內，因種種事故，以致前編輯委員會不能繼續主持出版事宜，而遷滬出版，其間經過手續頗繁，遲延時日在所難免，尚祈
諒審。

本誌因印刷費激增及國外定戶劇減，暫改兩月出版一次，篇幅亦略行減少。惟質的方面當一仍如舊，現任編輯委員對於此點深具信心，蓋目前已有佳著多種，而此後宏篇傑作之源源惠至尤屬意中之事。

本誌於可能範圍內當竭力保持過去方針及格局，而每期文字當力求性質不同，以期適合　各會員不同之興趣。又，每篇擬添具中文節略，附於篇末。

本誌鑒於目下營養問題之急切，擬每期刊載關於營養問題之文字一二篇，惟須視稿件有無而定，故對於此項著作尤望多多賜寄。消息等項，暫爲簡略。

本誌於此困難時期中出版，同人等謹以至誠，懇請　各會員多予指導協助，惠賜宏著，無論專門或一般有興趣之著述均所歡迎，俾本誌得照常出版，而蔚爲現代醫學進展之正確紀錄焉。

編者識

在成都存仁医院发行的1942年61卷第1期《中华医学杂志》（英文版）

学术交流的依托平台，除了专业学会，学术杂志也是不可或缺。因北平邮局拒绝向重庆方面递送杂志，聚集华西坝的知名医学专家，在陈耀真等人的力促下，在1942年，在成都存仁医院发行全国性医学杂志《中华医学杂志》的英文版。这个杂志每年出刊4期，到1945年10月共发行13期。它的出版，推动了当时医学界的科学研究。杂志发表的论文中，有关眼耳鼻喉的文章占比不低，为我国眼耳鼻喉科的人才培养做了极其重要的贡献。

当年的医科学生不乏多才多艺的画家、歌唱家、发明家、教具制作专家。抗战期间，由于物资严重匮乏，促使医生们自己动手，制作医疗器械。

能工巧匠彭吉人，1935年毕业于华西协合大学医学系，又考入本校眼耳鼻喉科研究班，经过两年的学习毕业，受聘于成都存仁医院。在存仁医院，彭吉人与胡懋廉、郎健寰等耳鼻喉科专家精诚合作，设计并制作了观察眼球震颤的双目放大镜、上颌窦透照灯、喉模型教具、内腔镜异物剪等。他还建立了专科实验室，成功开展了耳、鼻血管纤维瘤切除术等。此外，他是国内最早开展支气管镜检查和异物取出的中国医师之一。小孩的气管、支气管异物是当年发生率很高且死亡率非常高的急病，彭吉人开展的取出误呛入气管、支气管异物的技术，挽救了不少小孩的生命。

胡懋廉心灵手巧，做过多种教具。他利用滴鼻玻璃瓶做的模拟声门拍击声，只要在瓶内放一粒黑瓜子，便会听到异样有摩擦声。他利用这个教具反复培训学生。胡懋廉的弟子们不用听诊器，只听咳嗽声就能判断有无异物在气管里。

姜泗长学恩师的样，制作了一把用于诊断眩晕病的铁转椅，非常实用。他曾带着这一把铁转椅走南闯北，成都、南京、西安、北京等地都去过，可以说，这把铁转椅伴随他走过大半生的从医生涯。自己动手可以创造一切，这是他在抗战的艰苦岁月悟出的真理。

成都的华西坝，原本就是东西方文化交汇与碰撞之地。校长毕启、医生启尔德和莫尔思，是创办华西协合大学的三根顶梁柱。抗战期间，全国医学人才纷纷入川，产生倍增效应。特别是华西、齐鲁、金大、金女大、燕大五大学联合办学，有了70多个专业，全是名教授大专家授课，让莘莘学子可以充分选读自己喜欢的课程。医学生们可以选修文史大师的课程，接受西方音乐艺术的熏陶，得到更全面的发展。一时间，华西坝钟声里，都伴随着匆匆来去的青春脚步。

早在1922年，华西协合大学就富于想象力地创办了华西边疆研究学会，他们对中国西部的人类学、考古学、语言学、宗教学、生物学等学科的发展，起到了开创性的历史作用。三星堆的考古大发现，就是学会成员葛维汉率先做出的开拓性工作。

抗战期间，云集华西坝的中国顶尖学者们，如两栖爬行动物学家刘承钊、眼科专家陈耀真、生化学家郑集、病理学家侯宝璋等也积极参与了华西边疆研究学会活动。刘承钊、侯宝璋还发表过多篇论文。陈耀真在百忙之中，应邀向中外学者做了题目为“中国古代的眼科医学”的著名演讲。可以想见，美髯飘洒的陈耀真，如何旁征博引，话语滔滔，向中外学者们讲述我们伟大祖先在眼科医学方面的勇敢探索，以及传之后世的成果。他铿锵有力的语言，充满了民族自信心，他向世界展示出在日寇侵占大片国土之后，亿万中国人民仍然坚持抗战、决不屈服的形象。

一代优秀的中国知识分子，正是民族的脊梁！

第五章
CHAPTER FIVE

渐渐远去的存仁

一 抗战胜利，四所大学“复员”

日本鬼子投降了！

我们中国胜利了！

传单，像雪片一样漫天飞舞。1945年8月15日，日本天皇的投降诏书传遍全世界。成都万众欢腾。通宵达旦的鞭炮声，震耳欲聋的锣鼓声也难以表达人们欣喜若狂的心情。大小酒馆，宾客爆满，古老的成都，在熏天酒气中沉醉了。

华西坝的数千名外省学子，庆祝胜利之后，喊出了共同的心声：我们要回家！我们要见爹妈！我们要回北平！回南京！回济南！

离乡背井八年，此时归心似箭。

华西、燕大、齐鲁、金大、金女大五大学的校长，经过紧急磋商后决定：于1945年下学期执行新校历，缩短本学年，以便迁返。新校历规定，本学期至明年1月5日结束，第二学期预定1946年2月14日开学，5月初即可结束，便开始大搬迁——按当时的说法叫“复员”。

为什么不在胜利之后立即“复员”呢？因为燕大、齐鲁、金大、金女大都被日寇占据过，有的遭到严重破坏，有的已经改作他用，必须投资金，花时间整修一番才能重新作为教学之用。

1946年4月21日至27日，燕大考试结束后，师生们分水、陆两路开始北归。走水路的是从成都坐车到重庆，从重庆坐船到上海转天津，再乘车去北平，约12 000里；走陆路的是从成都乘车经广元到宝鸡，坐火车到西安，然后坐汽车到山西太原，再坐火车到北平，约8 000里。

无论是金大师生回南京，还是齐鲁师生回济南，都与燕大师生回北平有一段相同的路。无论是走水路还是走陆路，都是漫长而辛苦的路。

最后告别华西坝的是齐鲁大学。几经商议，鉴于交通困难，不易同时全部“复员”，齐鲁决定一年级新生在济南招收，当年10月1日正式行课。

1946年5月13日，华西、齐鲁联合举行的毕业典礼在体育馆举行，两校校长张凌高、吴克明分别致辞。这一年，华西毕业生有196人，齐鲁毕业生有72人。当年9月，齐鲁大学大部分行政人员及一部分教授、医师等开始分批回济南；二年级以上的学生267人暂留华西寄读，授课教员21人也留在成都。1947年6月26日，齐鲁校友会毕业同学在华西学生饭厅举行联合欢宴，这是他们在华西的最后一次聚会。之后，留在成都的齐鲁大学师生全部回到了济南。

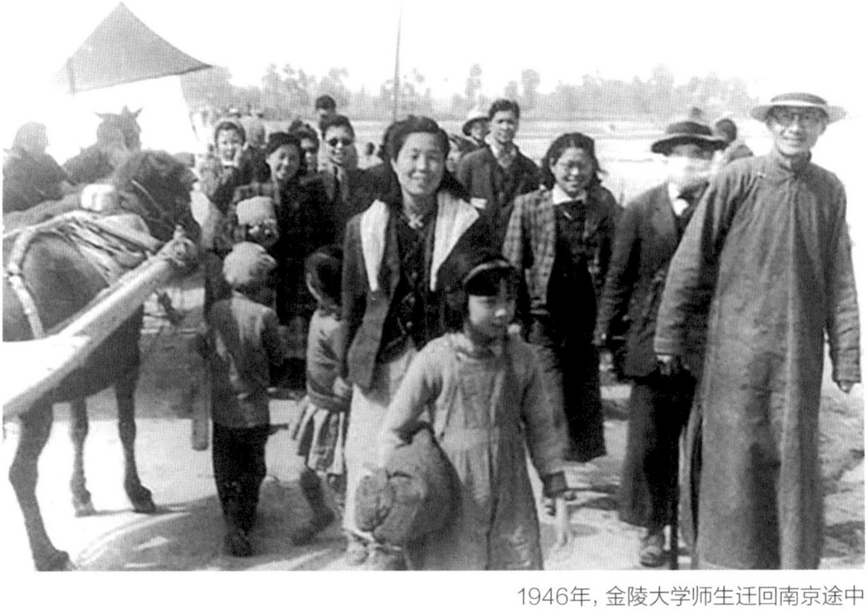

1946年，金陵大学师生迁回南京途中

1947年9月3日，齐鲁大学开学，才算是真正的“复员”。

后来，在金陵女子文理学院的校史中，记录下四所大学的学生离开成都、离开华西坝时的心情：

尽管逃难生活充满艰辛，尽管人们普遍存在遭受放逐和动荡不定的感觉，但华西坝对于每个人来说那的确是一个难忘的避难所，在离开时都有一种发自内心的留念，一种永久的感激之情。

1940—1944年就读于齐鲁大学政治经济系的学生王大空，在1981年写了一篇《齐鲁四年》，刊于《山东文献》。他说：

也许是上帝无私的爱，也许只有在患难中才能显露的真情，华西大学慷慨地让我们分享她的美丽校园，堂皇校舍，舒适的宿舍和良好的师资与设备。大家和睦相处，亲爱精诚，彼此间没有一丝房东与房客的对立心态。

……

华西坝被称为“天堂”，校园的整洁，校舍的宽敞，林木的茂盛，景色的宜人和人物的优雅……等等都是因素。在这样的环境里读书，说是置身天堂，一点也不过分。很多人总以为新的比旧的好，嫩的比老的强，在科技的发明上可能如此，但在人文地理上可能就不一定。华西坝的美不光是外在，主要是那些渊博的教授、勤奋的学生，使得这块土地盈满灵秀，充满生机。

……

抗日战争时代的特点是物质匮乏、精神饱满、生活清苦、斗志旺盛，没有虚娇的心态，没有浮华的想法，实实在在、牢牢靠靠。那时候，每个人的脉搏和时代同一节拍，生活和战争结合在一起，器识恢宏了大家的豪情壮志，我们从没有一天读死书、死读书。前方的战事一紧，一定就有一批人不是投笔从戎就是卷起袖子捐血。最不济事的也要上街演一出“放下你的鞭子”的街头短剧，才算稍稍尽了点对时代的责

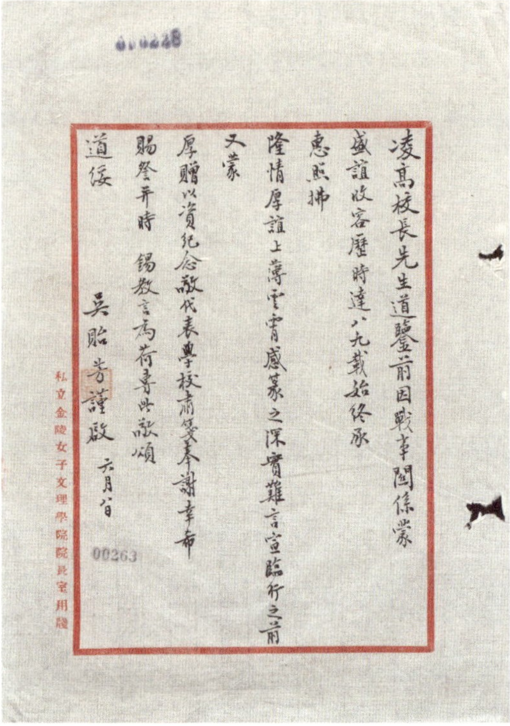
凌高校長先生道鑒前因戰事關係蒙
盛誼收容歷時達八九載始終承
惠照拂
隆情厚誼上薄雲霄感篆之深實難言宣臨行之前
又蒙
厚贈以資紀念敬代表學校肅箋奉謝韋布
賜登并時 錫教言為荷專此敬頌
道綏
吳貽芳謹啟 六月八日
私立金陵女子文理學院院長室用箋
00263

金陵女子文理学院吴贻芳院长致函华西协合大学张凌高校长的感谢信

任，对得起自己的良心。

1946年6月8日，金陵女子文理学院吴贻芳院长致函张凌高校长表达感激之情。她写道：

> 前因战事关系，蒙盛谊收容，历时达八九载，始终承惠照拂，隆情厚谊，上薄云霄，感篆之深，实难言宣。临行之前，又蒙厚赠，以资纪念，谨代表学校肃笺奉谢，……

临别之际，四大学商议，为表达“感激欣慰之意”，要树立一座“铸之吉金以垂不朽”的纪念碑，赞扬华西协合大学。纪念碑的碑文，情文并茂，已经敲定，但可惜的是，或许由于忙于返迁和校内外时局的变化，并未在华西协合大学的校园立上这个纪念碑，随着时间的推移这件事也被淡忘了。

1995年，全中国纪念抗战胜利50周年之际，在全国热烈庆祝的氛围下，原华西坝五大学的部分校友倡议在华西医科大学校园竖立抗日战争时期联合办学纪念碑。此倡议，得到了华西医科大学校方的支持。

设计方案经五大学部分校友讨论，最后敲定为：碑体为五块硕大的红色花岗石镶嵌在一段长城上，寓意五大学师生与四亿五千万同胞筑成一段新的长城，抵御外侮，坚如磐石。“长城”前面放置着一块花岗石，石上镌刻如下碑文：

抗日战争时期联合办学碑文

一九三七年秋，抗日战事起。齐鲁大学、金陵大学、金陵女子文理学院、燕京大学、中央大学医学院等校，先后迁蓉。依托华西协合大学校舍设备，联合办学。华西坝上，钟楼荷池，绿荫老柳，风景如画。学者名流云集，四方学子咸至。虽许国难深重，而弦歌不绝，成一时之盛。八年中各校破畛域，克困难，合作无间。为国育人，业绩卓著，师生枵腹从公，发愤求学，并开展爱国救亡与爱国民主活动，影响深远，特立此碑，以为纪念。

一九九五年十月六日立

抗日战争期中华西协合大学学生刘国武书

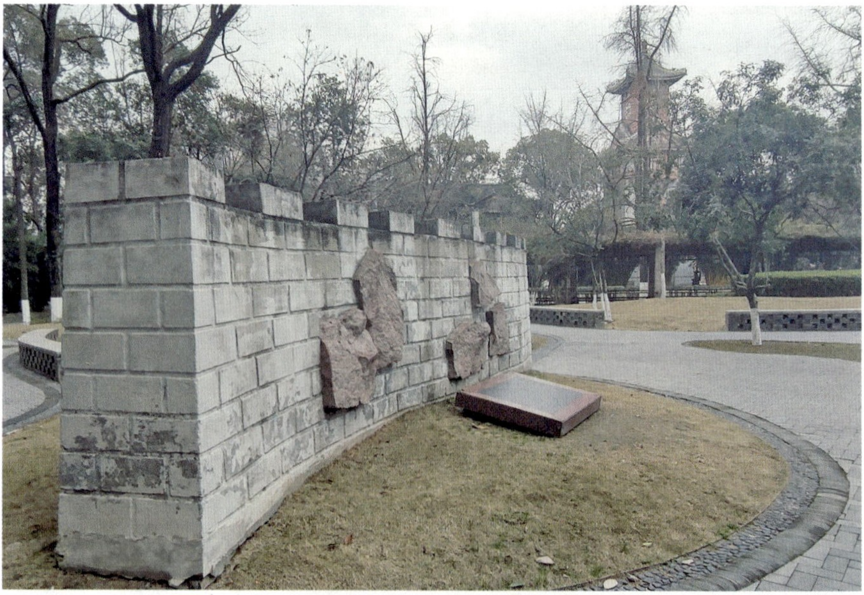

抗日战争时期联合办学纪念碑在今四川大学华西临床医学院钟楼下的荷花池畔的小树林中（照片由邓长春拍摄）

1995年10月6日下午，华西医科大学党委书记吕重九和校长张肇达，各校校友代表100多人，以及远道而来的加拿大的苏维廉先生参与了揭幕式。吕重九在会上讲了话，他高度赞扬了五大学培养的一代大学生，号召青年一代向他们学习，振兴中华，奉献青春。

二

告别存仁，南国树丰碑

随着四所大学“复员”，齐鲁大学医学院多次邀请陈耀真回到济南。陈耀真考虑到已经在成都安家，且存仁是眼耳鼻喉科的专科医院，经一番深思熟虑，决定留在成都发展他的眼科事业。

1940年，陈耀真和毛文书结为夫妻；1941年，42岁的陈耀真欢天喜地当上了爸爸。到了1947年，他们先后有了四个女儿。因为陈耀真崇敬汉代才女班昭，大女儿就起名“陈班昭”，二女儿起名“陈又昭”，三女儿起名“陈之昭”，小女儿起名“陈一昭”。

尽管因繁忙的医务工作累了一天，但是夫妇回到家里，也一定要花时间与孩子们亲近。每天晚上，安排好班昭，带又昭玩耍，读一些儿童读物之后，两个小姐姐就睡下来了。这时，陈耀真和毛文书，一个抱之昭，一个抱一昭，开始坐在灯下阅读专业书籍。几乎天天如此。

对此，多数同事表示敬佩，少数同事表示不理解。有人背地里问毛文书：“毛医生，你天天晚上，一手抱着娃娃，一手端着书本，累不累啊？”

毛文书笑而不答。她是一个胸怀大志的医生。这几年，在陈耀真的指导下，她进步很快。她读到那些最新的眼科学资料时，深感中国之落后，希望有机会去欧美深造。陈耀真因自己的经历也认识到，是否有出国学习的经历，对毛文书来说，大不一样。

机会终于来了。

1947年，华西协合大学医学院得到了三名去加拿大留学的名额，毛文书成为被选定的三人之一。

37岁，四个女儿的妈妈，最小的一昭只有半岁，她能放下这个家，远渡重洋去读书吗？陈耀真态度非常坚决："别离，是暂时的；学业，是一生的。你放心去吧，孩子，有我来照顾。"

1947年7月20日上午，成都东门长途汽车站。

车已开动。毛文书泪眼蒙眬，望着车窗外，陈耀真怀抱着半岁的一昭，和三个女儿一齐挥手，呼喊："文书，一路平安！""妈妈，再见！""妈妈，再见！"

毛文书乘长途汽车到重庆，再换江轮到上海，在上海登上海轮横渡太平洋，到达旧金山之后乘火车穿过北美大陆到多伦多。这一路走了足足两个月。

多伦多大学与华西协合大学，有着很深的历史渊源。1910年以来，创办华西协合大学的加拿大、美国和英国教会，共派出193名以医学为主的各学科传教士，其中93名来自加拿大。93名加拿大人中，大多数毕业于多伦多大学医学院。毛文书在多伦多大学医学院近于严苛的医学环境中学习，取得优异成绩，又到美国芝加哥大学医学院学习。

在毛文书海外求学期间，一张大床，陈耀真睡在中间，四个女儿分睡四角：左脚和右脚旁边分别睡的是班昭、又昭；枕头两边，睡的是之昭和一昭。想一想，这一位可爱的、有高度责任心的爸爸，睡在女儿中间，得何等的小心翼翼……毛文书的同学、就读于华西协合大学医学院的李凤鸣，曾经看到陈耀真尽心尽力地带孩子。

毛文书不习惯吃西餐。她心中的美食是川菜，是辣椒、泡菜、豆芽、豆腐和白米饭。她只好自己买米煮稀饭。在毛文书出国留学期间，有两件事给朋友们留下深刻印象。一是她患上了营养不良症；二是她一边阅读，一边飞快地给四个女儿织衣服。隔着大陆，隔着太平洋，她准确估算着女儿们的身材，最后女儿们穿上那些在海外织就的衣服，件件合体，非常漂亮!

在加拿大和美国期间，在学业非常紧张的情况下，毛文书心中牵挂着丈夫、女儿、家乡、祖国。这种牵挂，也是一股强大动力——为了孩子、为了祖国美好的明天，必须努力，再努力，尽可能地学到世界最先进的医学知识和技术。

1949年年底，毛文书回到成都，她的魔法箱一打开，每一个小玩具、每一件小毛衣、每一颗小糖果，都赢得了女儿们的欢呼声。在陈耀真眼中，妻子仍然是那么漂亮。毛文书教授在攀登眼科医学高峰的过程中，又站上了新的高度。

1950年10月，陈耀真和毛文书带着全家人移居广州。一方面，陈耀真的母亲更习惯广东的生活，要求回故乡；另一方面，广州是比较发达的南方临海城市，对发展眼科专业更为有利。

陈耀真和毛文书双双任教于岭南大学医学院，开始了新的创业历程。

岭南大学的前身是创办于1888年的格致书院，历经变更，在1918年定名“岭南大学”。岭南大学医学院前身是成立于1866年的博济医学堂，医学堂采取欧美医院办学校的模式，是传教士在中国创办的第一所西医学校。孙中山先生早期曾在这里学医并从事革命活动。1930年，博济医院并入岭南大学医学院。1953年8月，中山大学医学院与岭南大学医学院合并为华南医学院。1957年，华南医学院改名为“中山医学院”。1985年6月，中山医学院改名为“中山医科大学”①。

1951年广州眼科学会成立，陈耀真被选为会长。当时岭南大学医学院所属的博济医院仅有4名眼科医生，他承担了大量的日常诊疗工作，有

① 2001年，原中山大学和中山医科大学合并为新中山大学，并成立了中山大学中山医学院。

时还亲自为病人打针、抽血；仅有的两张病床远远不够使用，他因陋就简，利用库房开设专科门诊，让病床增加到70张。

陈耀真、毛文书以极大的热情投入眼科医学、教学和科研之中。为给眼科学生提供高水平教材，陈耀真夜以继日，翻译出版了新中国第一部眼科教材——《梅氏眼科学》，解了燃眉之急。

不仅有国家领导人，还有外国领导人请毛文书会诊。

同时，除了两广的各界人士，还有港、澳、台的知名人士纷纷请毛文书诊治眼疾。他们都知道，毛教授水平高，她背后站立着的陈耀真教授，更是“中国眼科泰斗”“眼科学活词典”。

就算有这样高的学术地位，但陈耀真、毛文书夫妇对待病人不分亲疏贵贱，完全一视同仁。他们的医案中写满了有关医者仁心的故事。

学生们都记得，在抗战中，一次大轰炸之后，急促的拍门声伴着呼喊声，让存仁医院打开了大门。一位被炸伤大腿的重伤员，被抬了进来。陈耀真一看，情况危急，伤员已经昏迷，必须立即手术。眼耳鼻喉科专科医院没有相关手术器械怎么办？陈耀真找来木工锯，用消毒后的木工锯代替了手术电锯。毛文书当上了助手。残腿被锯去了，血也止住了，重伤员得救了！

学生们都注意到，在冬天，若是给患者测量眼压，毛文书总是把一双手搓了又搓。她说：“如果不把手搓热，冒失地把冰凉的手伸去摸病人的眼睛，会把病人吓一跳。”一个小动作，给所有的学生做了榜样——对病人要体贴入微，丝毫不能马虎。

20世纪50年代，麻风病在广东的一些地区流行，人们谈“麻”色变，人心惶惶。有的病人除了身体畸形还可能累及眼睛致盲。

麻风病的防治重点应是阻断传播、治疗麻风，本与眼科关系不大，但陈耀真想到麻风病人的眼睛病变在我国眼研究上还是空白，便积极参加到群防群治工作中去了。他们选定了新会县（今广东省江门市新会区）做防盲治盲基地，走村串户，深入基层，搭建简易医院，为病人做手术。有的病人重见光明，有的病人那混沌不清的世界变得清晰了。随着保护眼睛的知识普及开来，新会县眼睛方面的疾病得到有效控制。坚持多年后，新会县已成为国际防盲基地。

1955年8月始，陈耀真开始招收、培养中华人民共和国的第一批眼科学研究生。1979年，在成都召开全国第二届眼科大会时，他的学生及学生的学生，共有五代七十多人，欢聚一堂。他们重返存仁医院旧址，抚今追昔，感慨万千。

当年，陈耀真老师从举办眼科医师培训班开始，手把手带出来的一批学生已成大器。中国眼科界赫赫有名的孙葵书、李凤鸣、纪秀香、胡铮、徐尚贤、孙桂毓、徐志章、沈祖寔、方谦逊等，说起陈耀真呕心沥血、诲人不倦的教学精神，真感到恩重如山！

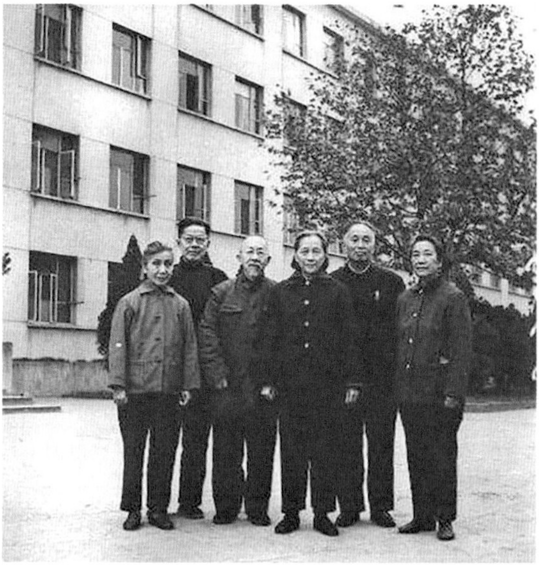

1979年，毛文书（右三）、陈耀真（右四）夫妇返回四川医学院，在附属口腔医院（今四川大学华西口腔医院）的合影（照片由陈又昭提供）

1960年，陈耀真受卫生部[①]的委托，主编中国第一部高等医学院校教科书《眼科学》。20世纪60年代初，他继续研究中国眼科史，写出了《我国古代有关眼科预防医学思想简述》等10多篇论著。他的研

① 中华人民共和国卫生部、人口和计划生育委员会，2013年3月整合组建为中华人民共和国国家卫生和计划生育委员会 。2018年3月，根据第十三届全国人民代表大会第一次会议批准的国务院机构改革方案，将国家卫生和计划生育委员会的职责整合，组建中华人民共和国国家卫生健康委员会，不再保留国家卫生和计划生育委员会。

究证明，眼科在宋代已被列为独立医学科目，还证明中国假眼配置术比其他国家早开展600多年。1964年，他将撰写的《中国眼科史概况》，编入第二版《眼科学》教材，成为首章。1964年，陈耀真和毛文书在中山医学院建立了眼科研究室。1965年，他们建立了中国高等医学院校中最大的一所眼科医院——中山医学院眼科医院。他极富远见地把生物物理学、化学专业人才引进到眼病和视觉研究中，以培养交叉学科人才。1982年，在中山医学院建立眼科研究所后，这种人才培养方式已形成了一个体系，先后培养出光学物理—眼科、生物化学—眼科、生物学—眼科、生物力学—视觉、无线电工程学—视觉、化工—眼科等复合型人才。1983年，在此基础上建立了中国第一个集眼科教育、医疗、科学研究和防盲等任务于一身的新型眼科综合体——中山医学院中山眼科中心。

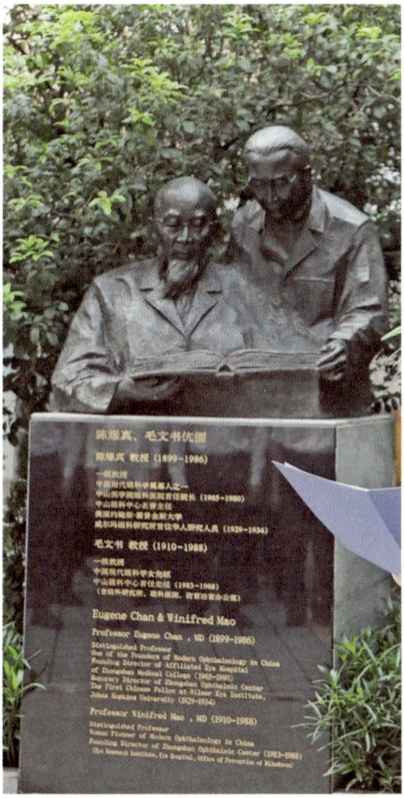

陈耀真、毛文书伉俪铜像

1980年，陈耀真应邀出席了第39届美国威尔玛眼科年会，并在会上发言。1981年11月，他和夫人毛文书接受美国眼科学会的邀请，作为贵宾，出席在佐治亚州亚特兰大召开的美国眼科学会年会，这是该会成立85周年来，第一次邀请中国眼科专家莅会。

1985年，为庆贺陈耀真回国执教51周年和中山医学院眼科医院建院20周年，召开了第一次在中国举行的国际眼科大会。来自世界22个国家、759名眼科专家和医生在广州共聚一堂，热烈交流。到会者中有国际眼科学会和多国眼科学会的领导人、众多国际知名眼科学家，会上还有先进医疗设备和新药物等展示。这次大会标志着中国眼科学界走向世界，也迎来了世界。在这次会议上，还设立了“陈耀真眼科奖学金”，发布了《陈耀真教授论文集》。陈耀真回国51年所构筑的梦变成了现实，中国现代眼科学已融入世界眼科之林。

在大会上，主持人宣读了时任全国政协主席邓颖超亲笔撰写的慰问信，信中高度评价了陈耀真的一生。

1986年4月，为表彰陈耀真在眼科学所做的贡献，在美国召开的国际视觉及眼科研究会议授予他“特殊贡献奖”。

如今，在广州先烈南路与执信南路交会点右侧，有一座乳白色的17层大楼，它就是中山大学眼科中心。它是标志着陈耀真和毛文书夫妇一生努力奋斗、梦想成真的眼科医学大楼，是我国名列榜首的眼科医院，是全世界20大眼科医学中心之一。大楼的第三层是陈耀真教授、毛文书教授纪念图书馆。如果说这17层大楼，是耸立在南国的中国眼科医学的不朽丰碑，那么图书馆就是为世界打开的一本大书。这是陈耀真、毛文书用生命书写的关于医学，关于医德，关于给人间带来大爱与光明的皇皇巨著。

三

姜泗长的大师之路

抗战时期，在成都的8年，是姜泗长和恩师胡懋廉一起栉风沐雨、筚路蓝缕创业的8年，也是他的医学知识、医疗技术大踏步前进的8年。

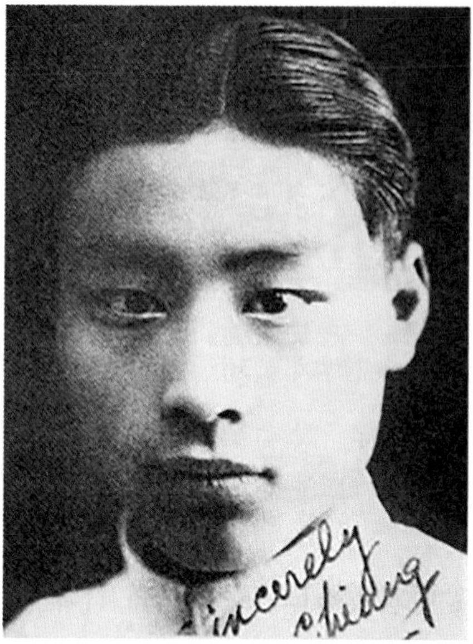
青年时代的姜泗长

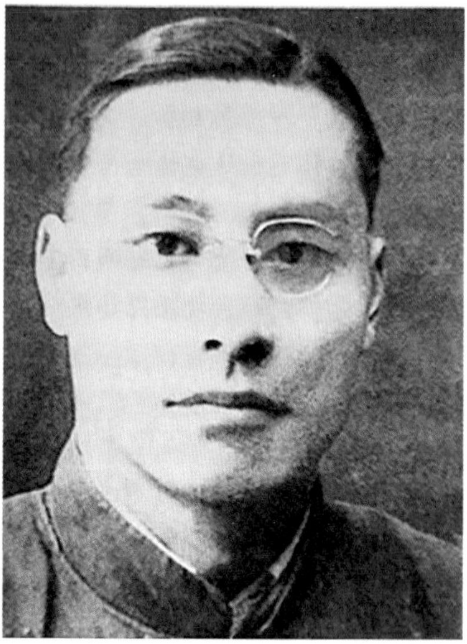
住院医师姜泗长

8年时间里，姜泗长一直追随恩师，两人情胜父子。开初，姜泗长患有肺结核，这个病在那个时代被当作绝症，病人无不经受精神和肉体双重折磨。胡懋廉亲自安排姜泗长休养三个月，三个月后病灶钙化，姜泗长的身体明显好转。之后，胡懋廉看门诊，姜泗长在旁边记录病历；胡懋廉做手术，姜泗长在旁边当助手。胡懋廉要求摘除一个扁桃体只准用5～6个棉球，遇到重要的病人总要叫姜泗长先诊断，还要求他要经常查阅文献，提交读书报告。胡懋廉批评人亦非常含蓄。抗战胜利后，已回到中央大学的姜泗长获得赴美留学的机会，却因无人为学生上课而无法成行。胡懋廉知道后，深知此举关乎学生前途，当即向南京的中央大学医学院表示："让姜泗长出国深造，我回来代课。"姜泗长传记回忆录《师道》里写道："与其说姜泗长选择了耳鼻咽喉科事业，倒不如说他选择了胡懋廉这样一位为人厚道、学识渊博的老师。"

在中央、华西、齐鲁三校联合开办医院时期，尽管曾发生过令他感到不愉快和委屈的事，但他对存仁医院宽厚踏实、学识丰厚的彭吉人还

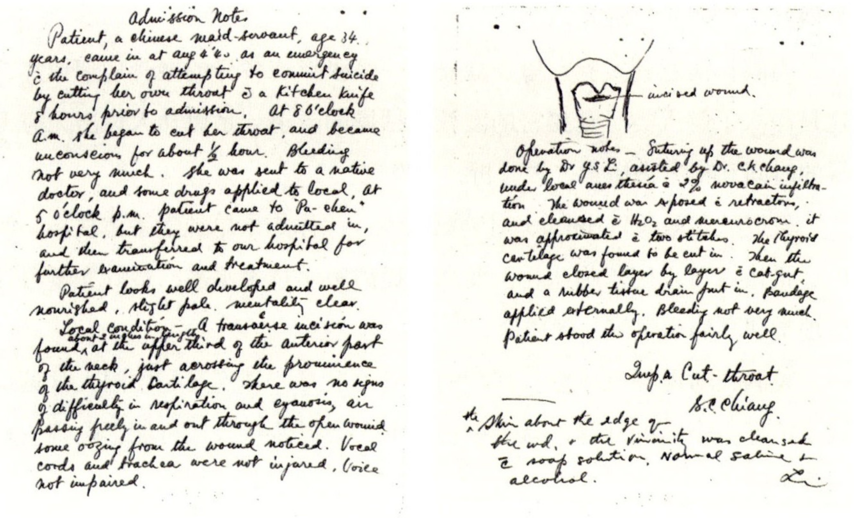
Admission Note.
Patient, a chinese maid-servant, age 34 years, came in at aug 4 '40 as an emergency ē the complain of attempting to commit suicide by cutting her own throat ē a Kitchen knife 8 hours prior to admission. At 8 o'clock a.m. she began to cut her throat, and became unconscious for about ½ hour. Bleeding not very much. She was sent to a native doctor, and some drugs applied to local, at 5 o'clock p.m. patient came to "Pa-chen" hospital, but they were not admitted in, and then transferred to our hospital for further examination and treatment.
Patient looks well developed and well nourished, slight pale. mentality clear.
Local condition — A transverse incision about 2 inches in length was found, at the upper third of the anterior part of the neck, just acrossing the prominence of the thyroid cartilage. There was no signs of difficulty in respiration and cyanosis, air passing freely in and out through the open wound. some oozing from the wound noticed. Vocal cords and trachea were not injured. Voice not impaired.

incised wound.
Operation notes — Suturing up the wound was done by Dr Y.S.L., assisted by Dr. C.K. Chang, under local anesthesia ē 2% novacain infiltration. The wound was exposed ē retractors, and cleansed ē H_2O_2 and mercurocrom. it was approximated ē two stitches. The thyroid cartilage was found to be cut in. Then the wound closed layer by layer ē cat-gut, and a rubber tissue drain put in. Bandage applied externally. Bleeding not very much. Patient stood the operation fairly well.
Imp. a Cut-throat
S.C. Chiang.
The skin about the edge of the wd. & the vicinity was cleansed ē soap solution, Normal saline & alcohol.
Li

1940年，姜泗长在存仁医院写的入院记录

是留下深刻的印象。多年后姜泗长提及彭吉人教授，仍然感激他当年的地主之谊。

抗战胜利后，姜泗长随中央大学医学院“复员”到南京，并提升为副教授。前之所述，在恩师胡懋廉的全力支持下，他得以踏上赴美深造之路。

1947年7月，姜泗长抵达美国芝加哥大学医学院，他的导师林赛（John Rolston Lindsay）是芝加哥大学医学院著名的耳鼻喉科教授。

芝加哥大学医学院耳鼻喉科住院总医师苏格莱希特（Harold F. Schuknecht）带着姜泗长在医院参观时，姜泗长惊奇地发现，一个科就有两个实验室，一个是耳病理实验室，另一个是耳生理实验室。美国医生已经可以用仪器和设备为病人做客观的听力测试，这一客观检查为临床诊治提供了可靠依据。

姜泗长这才明白胡懋廉老师为什么要努力建立实验室。在成都，他们建立的实验室非常简陋，但它表达了胡老师的愿景：要攀登高峰，必

须做好扎实的基础研究。

姜泗长注意到实验室里一盒盒、一张张形态各异的颞骨病理切片，这是深入了解人类听觉秘密的漫长而枯燥的隧道，足以让人付出无穷无尽的时间和精力去探索，去分析，去发现。

教授波尔曼（Perlmsn）对姜泗长说："你如果单纯学手艺技巧，回国后很快就可以用于临床；但要真正提高医学技术水平，最好先学习耳生理学和耳病理学等基础理论。"

姜泗长对此深有体会，耳聋的人成千上万，耳疾又是中国人常见疾病，治好一个人的耳聋，就可以让一个人获得希望，还可能影响到一家人的生活。

他决定把重点放在学习和研究颞骨组织病理学方面。因为人的听觉中心在颞部，只有在这一重点下足功夫，才能在耳科学方面有所发展。

姜泗长在静静的实验室里制作颞骨切片，观察了上万张颞骨切片并记下笔记。这枯燥乏味的研究姜泗长做得津津有味，表现出僧入定般的定力，让林赛大为赞叹。

当林赛请姜泗长做他的手术助手，为他递钳子、做吸引时，姜泗长做得非常好。仿佛有一种心灵感应，林赛不用开口，钳子就会准时递到他手上。后来，林赛就离不开姜泗长了，他让姜泗长成了他的专用助手。

住院总医师苏格莱希特悄悄问姜泗长："递钳子、吸引，如此单调的工作，你不觉得很烦吗？"

姜泗长回答说："这可是学习的大好机会啊。"

让姜泗长惊讶的是，在林赛灵巧的双手下，当时在中国被认为禁区的内耳由他轻轻地打开了！在小小的听骨壁上开了一个窗户，一个聋人就听到了声音，真是很神奇的手术。这就是治疗因耳硬化症致聋病人的内耳开窗术。后来，姜泗长成功地在中国开展了内耳开窗术，在耳鼻喉科界产生了极大影响，并奠定了他的学术地位。

20世纪以来，相比大外科，耳鼻喉科只是小分支。随着医学飞速发展，耳鼻喉科以它特有的检查、诊断、治疗方法在外科领域自成体系。如今，在世界范围内，耳鼻喉科已发展成独立二级学科的“大科”，它的手术范围扩展到颅内，成为新型的耳鼻咽喉头颈外科。在芝加哥大学医学院，姜泗长已经感觉到“小科”向“大科”突飞猛进的成长过程。

一次，波尔曼教授在给一病人做摘除鼻腔咽部纤维血管瘤手术时，遇到了麻烦，正当他焦头烂额时，姜泗长顶了上去，帮他顺利完成了手术。为感谢姜泗长，他请姜泗长到自己家中吃饭。在家宴上，波尔曼夫人听姜泗长讲到了中国，讲到南京大屠杀，夫人听得目瞪口呆。她无法想象日本军国主义的刽子手如此残忍，当即写文章，刊登在学院的学报上。

正在芝加哥大学进修的吴阶平看到了文章后，迅速找来。在异国他乡，他们一见如故，成为一辈子的好朋友。

一年多的进修，让姜泗长收获满满。林赛多次表达出希望姜泗长留在美国发展的意愿，均被他婉拒。

1948年12月底，姜泗长回到了上海。

1949年初，姜泗长回到了南京的中央大学医学院。这时，淮海战役已经结束，解放军挥师南下，向南京进发。在极度混乱中，中央大学医学院附属医院工会出面，组织了一次选举，年富力强、声望很高的姜泗长被选为院长。他一再表明：“我是临时受命，只干三个月。”

1949年4月23日，人民解放军解放了南京城。1949年8月，中央大学更名为“国立南京大学”。很快，中国人民解放军南京市军事管制委员会任命蔡翘为国立南京大学医学院院长，姜泗长为附属医院院长。

在十分繁忙的行政工作的夹缝中，姜泗长仍然坚持上门诊和做临床。一个悬念一直悬在他的脑海中：按国外文献记载，耳硬化致聋的情况多发于白种人，在其他人种中罕见。他收集了大量病历后推测：中国人不仅有耳硬化症，而且，发病率不低于白种人。

1950年7月，姜泗长成功地完成了国内首例内耳开窗术。病人听到清晰的声音后感到异常惊喜，流下了激动的热泪。

1952年12月，南京大学附属医院改编为中国人民解放军第五军医大学。1954年4月，中国共产党中央军事委员会宣布，原有的七所军医大学整编为四所，中国人民解放军第五军医大学与西安的中国人民解放军第四军医大学合并为中国人民解放军第四军医大学（今中国人民解放军空军军医大学）。1954年8月，姜泗长被任命为该校副校长。

合并后，原中国人民解放军第五军医大学整体搬迁西安。姜泗长率队来到杂草丛生、一片荒芜、夜晚有野狼嚎叫的西安郊区，顿觉任务艰巨，肩膀上担子沉重。

如果说，1941年，中央大学医学院从三大学联合医院独立出来，在成都正府街一间破旧学校创办新的医院，是姜泗长跟随恩师参与的第一次创业，那么，1954年，姜泗长到西安建立中国人民解放军第四军医大学就是他的第二次创业。1959年，正当中国人民解放军第四军医大学发展壮大、实力增强之日，姜泗长奉命调到中国人民解放军总医院（简称“解放军总医院”，“301”医院），开始了他一生中的第三次创业。这个代号“301”的医院，是在中央军委直属机关医院的基础上重新组建的，内科、外科虽有两栋楼，但几乎没有像样的设备，医生、护士都是在简陋的条件下维持医疗诊治工作。

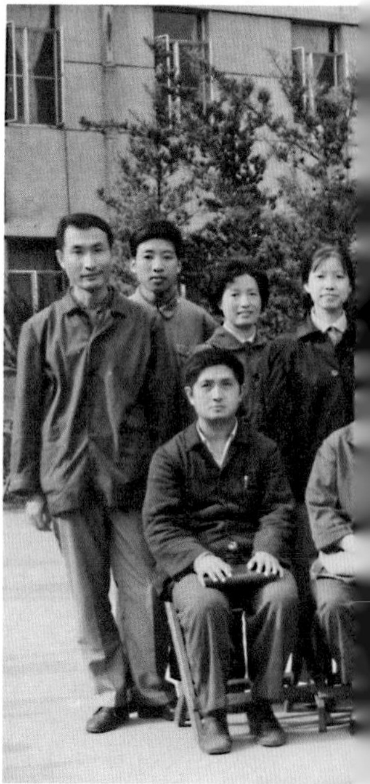

上班第一天，姜泗长就听见护士喊：“姜主任，请你快到手术室！”原来，主刀医生给一位患者做扁桃体摘除术，出现了大出血。姜泗长立即发现了问题所在，迅速缝合了出血口，制止了大出血。

胡懋廉曾对学生们说：看一个耳鼻喉科医生

的手术，首先看他的扁桃体摘除术做得如何。这一最简单的手术，却是检验一个医生手术技巧的试金石。

做这样的小手术，为什么还会出现大出血呢？姜泗长明白，其中有一个重要原因：术前没有仔细了解患者的病史。如果患者一直在服用阿司匹林，会导致凝血功能降低，在这种情况下动手术就有可能会引起大出血……姜泗长再次感到在这里一切要从基础做起，基础知识、基本功加上基本建设，一样都不能落下。人生的第三次创业，是要将解放军总医院建成全军医院的一根标杆，任重而道远！

20世纪50年代，北京的姜泗长、山东的孙鸿泉、浙江的魏能润、四川的凌昌华四位教授都能施行内耳开窗术。随着接受手术人数的增加，姜泗长发现，这个术式的临床效果不理想，特别是远期疗效不理想，还有一些后遗症。姜泗长决定探索新的手术方法。

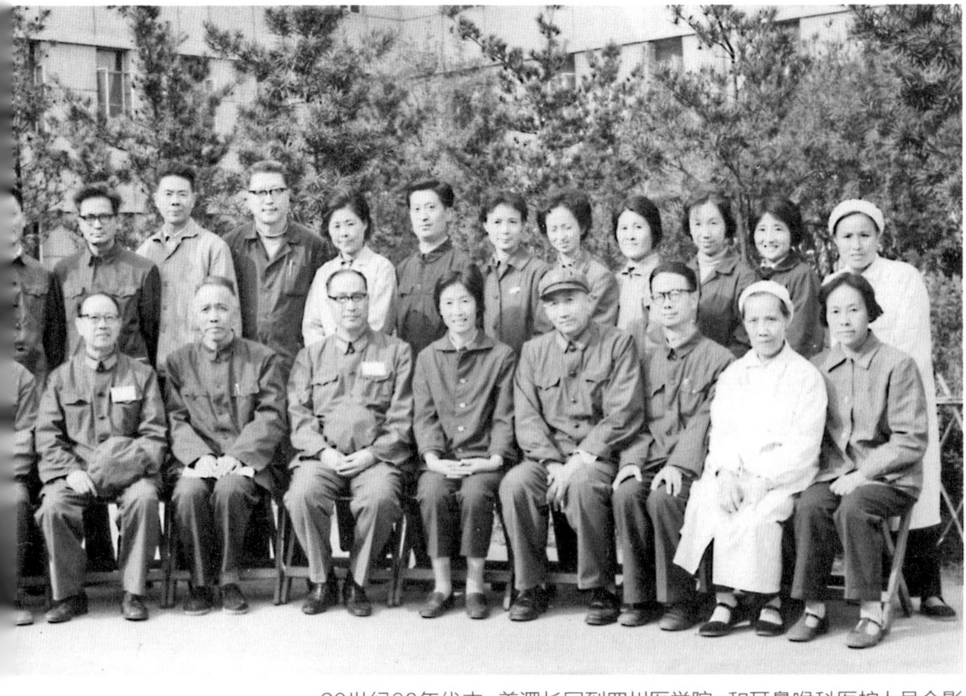

20世纪60年代末，姜泗长回到四川医学院，和耳鼻喉科医护人员合影

1962年1月13日，从解放军总医院耳鼻喉科传来的喜讯，迅速传遍全中国医学界：姜泗长和他的助手田钟瑞，对耳硬化症患者成功地实施了镫骨底板切除术，疗效远远高于单纯的内耳开窗术。

手术在显微镜下做了三个多小时，重要的工具是他们精心自制的。在密布神经的绿豆大的内耳空间，需要极为小心地操作，0.1毫米级的误差都将导致失败，真是惊险！

一时间，姜泗长和他的解放总医院耳鼻喉科声名大振，全国各地的专科医生慕名来进修。姜泗长创办的实验室，成为各地耳鼻喉科进修生的培训基地。

接着，姜泗长的团队又针对中国发病率最高的、引起耳聋的头号“杀手”慢性化脓性中耳炎进行攻关。他们从鸟类的听觉器官得到启示，终于研究成功，发明了高柱状听骨重建手术法。这一手术解决了该类型中耳炎导致的听骨链缺损的问题，使听骨受到破坏、听力下降的病人恢复了听力。

经过数十次动物实验，他们还找到了修补耳鼓膜的新材料、新方法。

十年“文革”结束，科学的春天终于来临。之后的20多年，是姜泗长更加忙碌、更加充实、更有成就的二十多年。

1978年，姜泗长被任命为中国人民解放军总医院副院长。

1990年，姜泗长一生梦寐以求的耳鼻喉研究所建成。他置身于隆重的祝贺场面，含泪讲道：“由1959年的13张床，5平方米的办公室发展到今天这样有850平方米的科研基地，37张专科床位及5个专科检查室的耳鼻喉研究所，包含了几代人付出的心血！我经历了变幻的、坎坷的一生，很难有什么事情让我再激动。但是，此时此刻，确实让我心潮激荡！”

姜泗长总结说，一生做了三件事：一、开展了一些疑难手术，为中国的颞骨病理学、耳外科学奠定了基础；二、创建了全军耳鼻喉科研究所；三、培养了许多值得骄傲的学生。

他像他的恩师胡懋廉那样，甘为人梯。从1978年招收硕士生，1985年招收博士生以来，培养了20名硕士、8名博士；至于在解放军总医院举办的，面向全军和全国招收的各种专项培训的学生，更是数以千计。

他传授专业知识时，非常细致，点点滴滴，一丝不苟。他讲自己的辉煌业绩时，非常概略。每每讲到自己的手术失误，给患者及其家人带来了悲剧，他总是感到非常内疚。他反复告诫学生：“病人是医生的教科书，病人为医生做出了贡献。”

凡是听过他的课的学生，向他请教的同行，都从心里佩服他，佩服他博大精深的学问，谦和热情的态度。这才是真正的大师！

1993年9月10日，中央军委授予中国人民解放军总医院耳鼻喉科主任医师、教授姜泗长“模范医学教授”荣誉称号。

1994年，姜泗长当选中国工程院院士，他也是中国耳鼻喉科界的第一位院士。

2001年，姜泗长逝世。

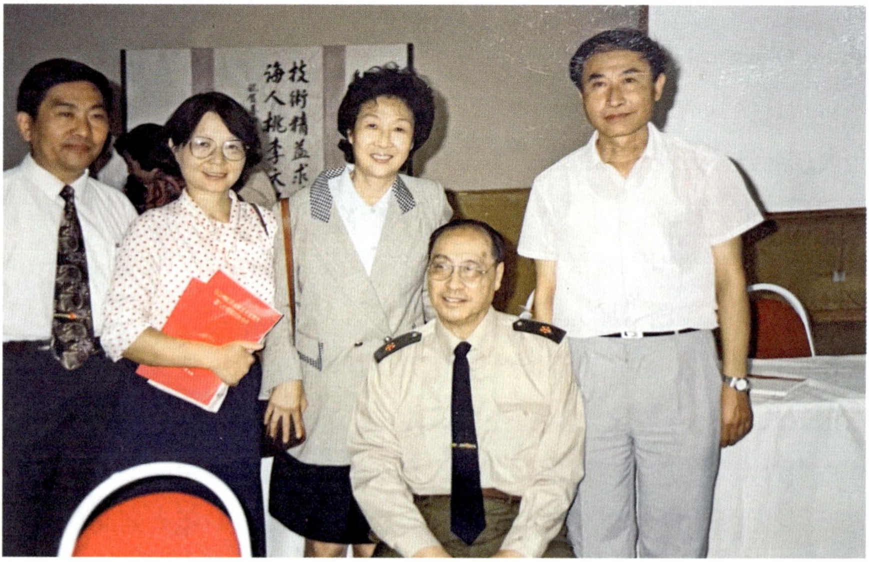

1993年，徐丽蓉、张世杰、秦学玲、林尚泽赴北京看望姜泗长教授，并为其庆祝80寿辰

2013年，在姜泗长诞生100周年的日子，中华医学会耳鼻咽喉头颈外科学分会和中国人民解放军总医院举行了隆重的学术报告会，遍布海内外的同仁、学生一起，深切缅怀姜泗长教授。

在一次国际学术会上，会议主席、法国一位著名的耳鼻喉科医生介绍姜泗长时说："这是十几亿中国人的耳鼻喉医生！"

四

院长李哲士和卓伟

从1943年的秋天开始，到1954年岁末，在11年的时间内，存仁医院的院长更换比较频繁，除了韩培林，先后有两位外籍教授和三位本土医生担任院长之职。令后人疑惑的是，其中两位外籍教授并非五官科专家，其中的李哲士是华西妇产科学的先驱，也是人类学家；而卓伟（Foster Olin Stockwell，1900—1992）则是一名传教士，并不是医生。他们两位担任院长的时间也比较短暂，李哲士任职半年，卓伟任职也仅有半年时间。这不是正常的现象，个中缘由需要进一步探寻。两位外籍院长的简历如下。

李哲士是美国人，医学博士，1888年出生于美国纽约州金斯县一个瑞典籍家庭，美国雪城大学医学院毕业，哲学学士、医学博士。毕业后曾在母校雪城大学工作，后转至其他大学任职。此后，他又去到英国，在伦敦大学工作。

李哲士来华的具体时间目前还没有查阅到，比较确定的是，他来华之后，在北京协和医院工作过一段时间。之后，于1917年来到成都，在华西协合大学教授过生物化学、治疗学、药理学及儿科学，其间兼任妇产科学主任及产科医师。李哲士的医学素养和管理才能得到了认可，他在1927—1929年继任华西医学院院长。

与华西一些早期外籍教授一样，李哲士的学识不仅仅限于医学，他涉猎甚广，中文水平较高，曾用中文写过一篇生物化学方面的著作。他还是一位人类学家，1922年，加入了影响至今的学术组织——华西边疆研究学会，还于1933—1934年、1947—1948年两度担任研究会会长。其间，李哲士先后在华西边疆研究学会中做了10次演讲，内容不只涉及医学，也涉及文化人类学、地质学、地理学、气象学和艺术学。内容之丰富，从他演讲的题目即可窥一斑，诸如：《边疆的诱惑》《Livtard博士探险遇难报告》《从地质学、民族学及气象环境方面调查金川地区甲状腺肿瘤在这一地方流行的状况》《有关气候和健康的中药》《岷江上游黄土之堆积》《中国艺术中动物的象征手法》等。

史料显示，李哲士担任存仁医院院长的时间是1943年秋，1944年春即卸任，只有半年时间。从他经常外出做田野调查的情况分析，他也许实在没有时间来对存仁医院进行严格的科学管理。

李哲士的妻子（Barbara Louise Mills Liljestrand）也服务于华西，在华西文学院教书。李哲士在华西工作了30余年，妻子也有近30年的华西教龄。夫妻俩有共同的事业，也有一个幸福的家庭，共养育了6个孩子。1950年，他们结束了在华西33年的生活，回到家乡。一年之后的6月6日，李哲士在美国加利福尼亚州洛杉矶莱蒙特去世。

李哲士的继任者卓伟是华西协合大学神学院的教士，出生于美国俄克拉何马州，早年在家乡俄克拉何马州担任牧师。

1929年，他与妻子埃丝丽（Stockwell,E.B）作为美以美会传教士前往中国福州，来成都的时间可能在1937年。此后，他长期在成都和重庆两地工作，妻子则在华西传授西方音乐，教授钢琴和管风琴。

李哲士辞职后，1944年的春天，卓伟被教会方面任命为存仁医院的代理院长，在任仅半年。现在已经难以了解他在存仁管理医院的事

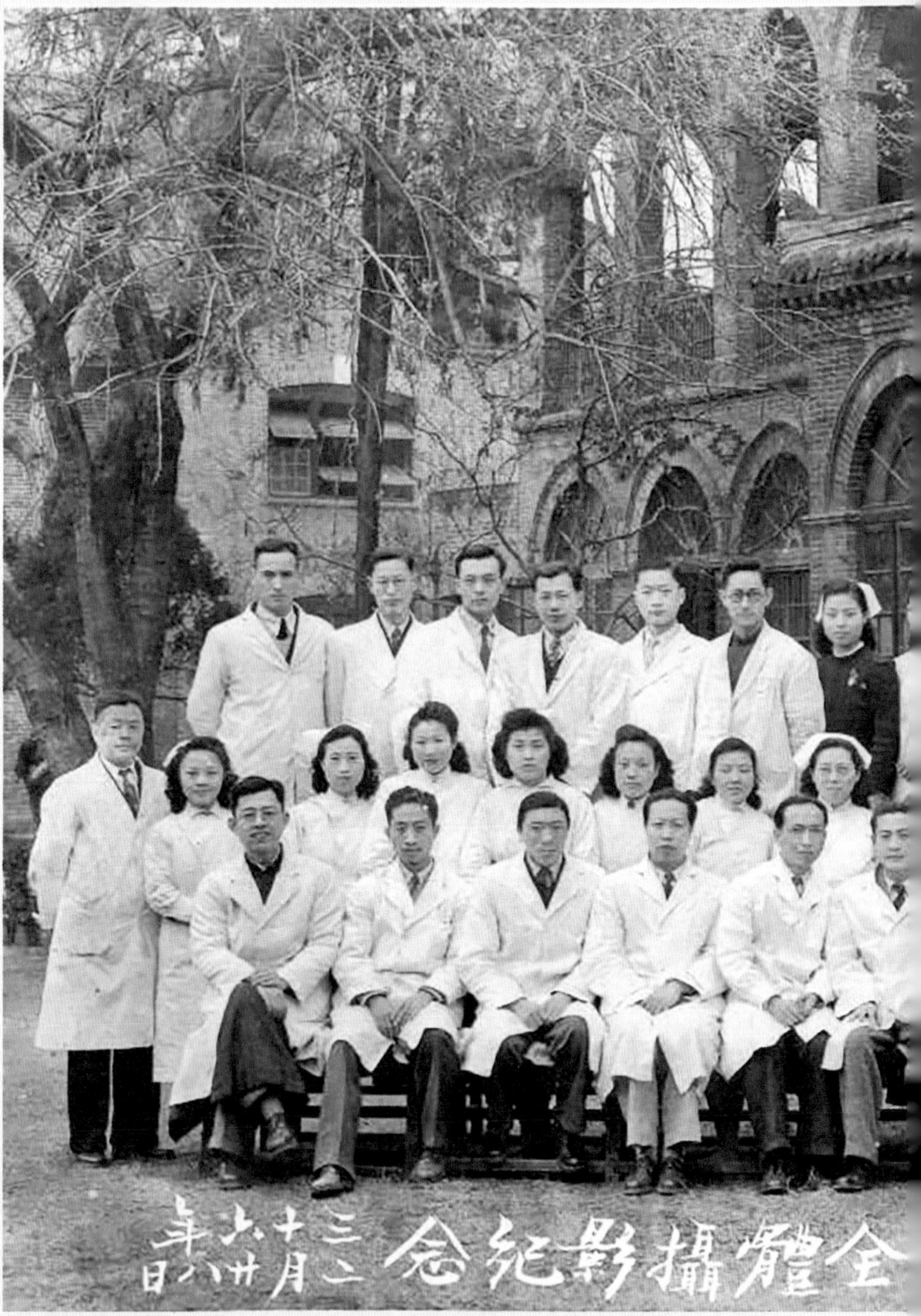

1947年2月，存仁医院为迎送新旧院长进行全体摄影纪念。前排右5毛文书，右6陈耀真，右7韩培林，右8彭吉人，右9沈祖宦，右10凌昌华，右11张曦昜，右12肖涤余（照片由沈珏提供）

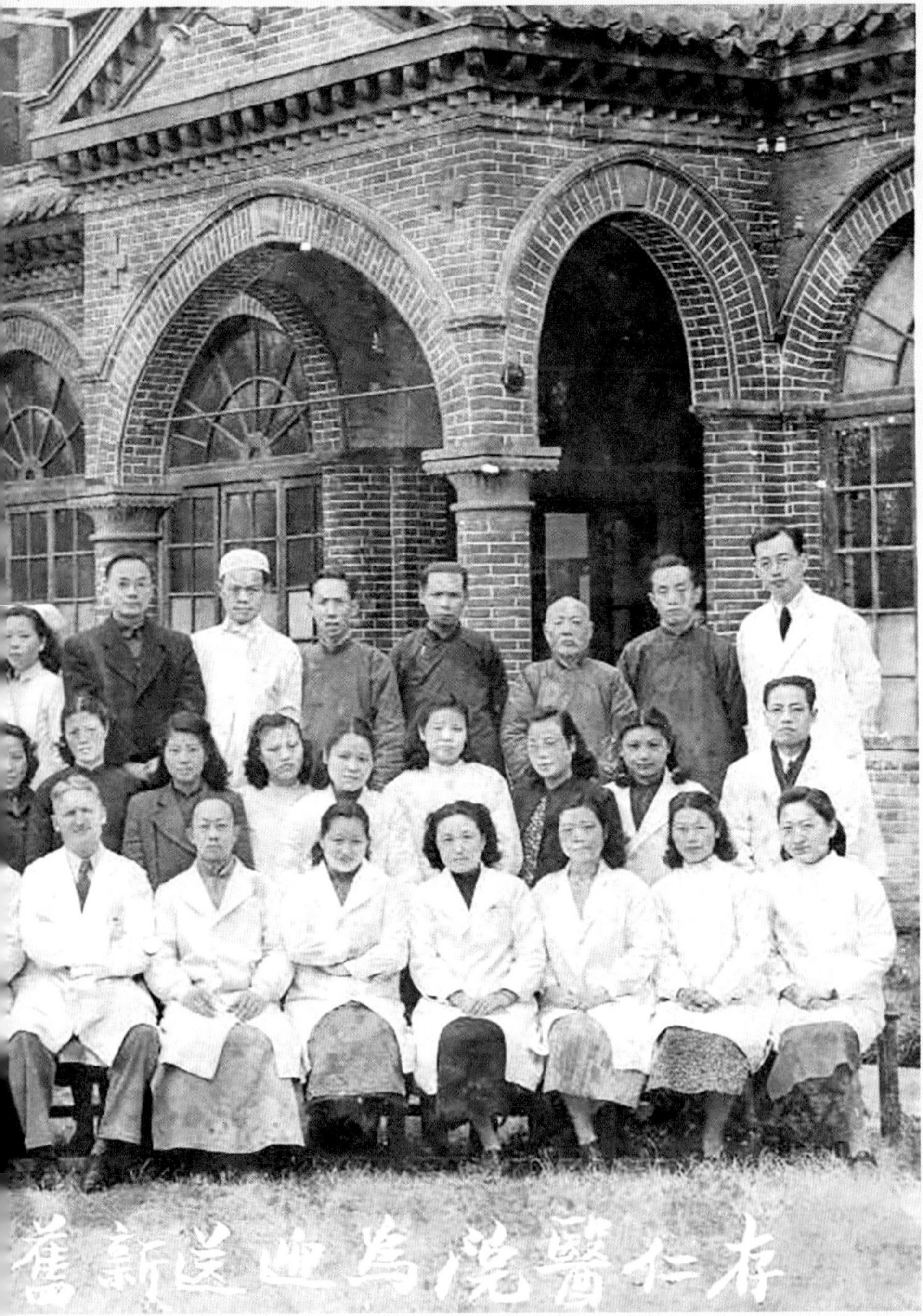
存仁醫院為迎送新舊

迹，只知道他是一位视成都华西坝为故乡，并对华西坝怀着无比深情的美国人。

1952年，华西协合大学的所有外籍教师及其家属，全部离境，其中也包括卓伟一家。岁月流逝也没有消解他的绵绵中国情。他在晚年遗嘱中，请求将骨灰的一部分撒在他梦魂牵绕的华西坝荷花池。20世纪90年代的一天，中国人为他在荷花池边举行了极其简朴的仪式。

华西坝历史，承载了太多的中西文化交流碰撞的故事，存仁医院这两位外籍院长的短暂经历、他们以非眼耳鼻喉科专家的身份管理眼耳鼻喉科专科医院的故事，其中的原因也许仅仅是当时找不到合适的专业人选了。令人欣慰的是，江山代有人才出，华西协合大学医学院培养的本土医生在迅速成才，彭吉人、沈祖寔、凌昌华三位杰出的华西毕业生先后成为存仁医院的院长。

五

第九任院长彭吉人

彭吉人，1909年出生于重庆巴县一个传统的中医世家。小学和中学都是在故乡度过的。他的父亲彭届揆是一位知名中医。在这样的家庭中，他闻着中草药味长大，受到良医的熏陶，却没有继承父亲衣钵，走上中医之路，是因为这个善于思考的少年对西医产生了兴趣。

1927年，彭吉人从巴县来到了成都，他如愿考入华西协合大学医科，1935年毕业（八年制医学专业），获理科学士和医学博士学位，同时获美国纽约州立大学医学博士学位。毕业不久，他果断选择了并不热门的耳鼻喉科作为职业追求，投入了存仁医院院长毕德生门下，继续在存仁医院举办的中国第一个耳鼻喉专科研究班学习，1937年以优异成绩修完学业，获专科医师学衔。毕业后，性情诚毅、性格朴茂的他得到导师的欣赏，得以留校任教，受聘于华西协合大学的教学医院存仁医院工作，担任主治医师，后升为耳鼻喉科主任。1944年岁末，彭吉人被任命为存仁医院院长。

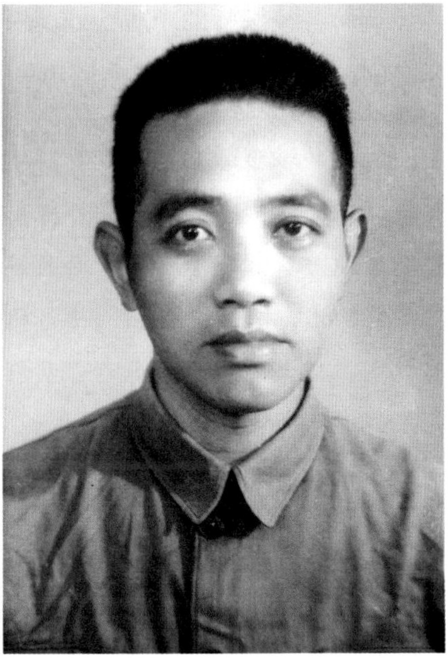
彭吉人

在彭吉人的医学生涯中，抗战期间的往事是最让人难以忘怀的。

抗战时期，华北、华东、华中等地眼耳鼻喉科医师纷纷迁来成都，存仁医院成为华西、齐鲁、中央三所大学医学院的眼耳鼻喉科的教学医院。彭吉人作为东道主，主动热情，团结各地来蓉同道合作共事，与之建立了良好的友谊和学术交流氛围，使当时的存仁医院成为全国眼耳鼻喉科的学术中心之一。各路精英，以存仁为舞台，亮出了绝活。

胡懋廉、孙鸿泉先后在存仁医院完成了中国第一例和第二例全喉切除术。郎健寰、孙鸿泉还在国内开创了全喉切除术后指导病人利用食道发声的先河。彭吉人自有绝活，完成了一例当年的高难手术——小儿气管异物取出，手术完美，一时间成为轰动各界的社会新闻。在当年医疗设备落后的情况下，他还成功开展了鼻咽血管纤维瘤切除术。

彭吉人作为耳鼻喉科主任，谦和宽容，善于凝聚同仁。当三所风格迥异的医学院合办之时，既带来了经验和文化的交流融合，也不可避免地产生了矛盾和互斥，加之中国医生和外国医生的不同理念，工作和学术中产生一些冲突也在所难免。彭吉人运用其高超的智慧和包容的心态，调解各校医师的矛盾，处理纷繁的医学行政事务，他在管理学和医学之间闪转腾挪。如今，查阅历史文献，有人叙说道：

抗战的艰难时期，在医疗器械极度缺乏的条件下，彭吉人在存仁医院成立专科实验室，成功设计并制作了观察眼球震颤的双目放大镜、上颌窦透照灯、喉模型教具、内腔镜异物钳。他还带领开展了鼻咽血管纤维瘤切除术。直到60年代，他与林代诚等率先开展的全麻小儿气管异物取出术，极大降低了手术死亡率与并发症。重视医学基础理论研究，贯穿了彭吉人的医学生涯。

1947年，已经升任教授两年、功成名就的彭吉人没有停止求知之路，他选择了远赴大洋彼岸继续深造。那一年，他获得了加拿大红十字会奖学金，去多伦多大学医学院耳鼻喉科进修。一年之后，又以公派留学生身份到美国费城伯尔大学深造，在世界顶级的耳鼻喉科内腔镜专家Jakson门下进修内腔镜和喉外科，后来又在汉米尔顿结核病医院做临床

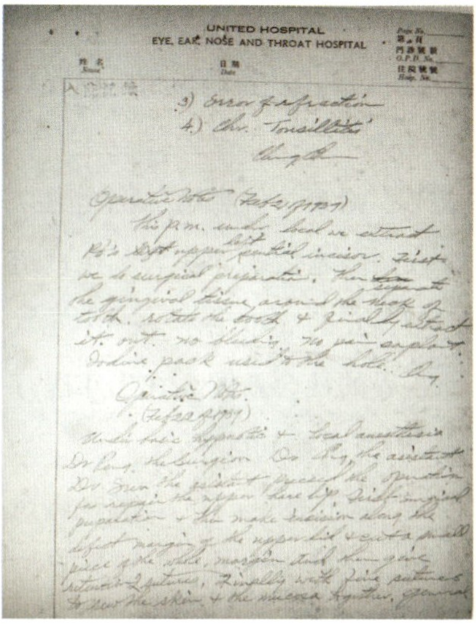
UNITED HOSPITAL
EYE, EAR, NOSE AND THROAT HOSPITAL
姓名 Name　　日期 Date
3) Error of refraction
4) Chr. Tonsillitis
Operative Note

1939年3月4日，彭吉人主刀的上唇成形术的手术记录

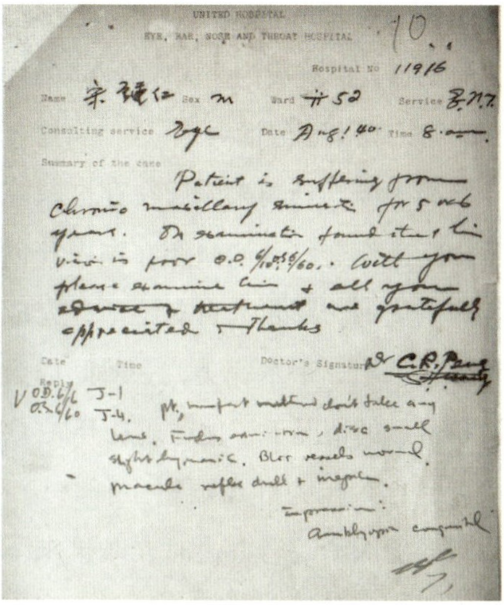
UNITED HOSPITAL
EYE, EAR, NOSE AND THROAT HOSPITAL
Hospital No 11916
Name 宋鍾仁 Sex M Ward #52
Consulting service　Date　Time
Summary of the case
Patient is suffering from chronic maxillary sinusitis for 5 odd years. On examination found that his vision is poor. Will you please examine him & all your advice of treatment are gratefully appreciated. Thanks
Date　Time　Doctor's Signature Dr C.R. Pang
Reply
V OD. 6/6 J-1
OS. 6/60 J-4.
Impression:
Amblyopia congenital

1940年8月18日，彭吉人书写的病历

医师，做内镜检查工作。

留学归来不久，成都解放，取得真经的他渴望着大显身手。除了继续在华西工作，他曾一度在川西军区卫生学校教学医院兼五官科主任，主办了三期五官科专业培训班，为全国输送了一批急需的五官科人才，之后他又专注于对噪声性耳聋和职业性喉病的研究。

行医半个多世纪，他在大量医疗实践和科研调查的基础上完成了学术论文数十篇，并参加了权威的《耳鼻咽喉科全书》《中国医学百科全书》中耳鼻咽喉科学部分条目的撰写工作。作为中国本土第一代耳鼻咽喉科学家，他在全国学术界有着极高名望。1992年编纂的《中国耳鼻咽喉科学史》载录中国著名耳鼻咽喉科学家共计32人，彭吉人赫然在列。他的学养和医技深得业内人士敬佩，曾被推举为中华医学会副会长、中华医学会耳鼻咽喉科分会常委、《中华耳鼻咽喉科杂志》（今《中华耳鼻咽喉头颈外科杂志》）编委、中华医学会四川成都耳鼻咽喉科分会主任委员、中华医学会成都分会总负责人。

专业上的彭吉人声名卓著，生活中的彭吉人却低调沉稳，他在抗战时期，用各种方式帮助了不少流亡学生，但却从不向任何人提及，对此有人评价道：

这些受助于彭老的同仁们，为他雪里送炭的善举深深感动，几十年来对彭老十分尊重，并在很多具体事情上予以支持。业内有人笑称：彭老在华西的名气不如在全国耳鼻喉界大，正所谓“墙内开花墙外香”啊。彭老一生为人低调，很少谈及往事，而受助于他的同仁们，又大多仙逝，所以具体受帮助和接纳的人，再也无法一一查清，这是一大遗憾啊。

1993年，他和乐以成、吴和光等华西名宿是华西坝上最早一批享受国务院政府特殊津贴专家。但他完全没有当回事，直到特殊津贴发放时，家人才知晓老爷子已享有了这项荣誉，此事传为家中笑谈。

彭吉人家中挂有四幅榜书大字，分别书写着“诚实”“俭朴”“认

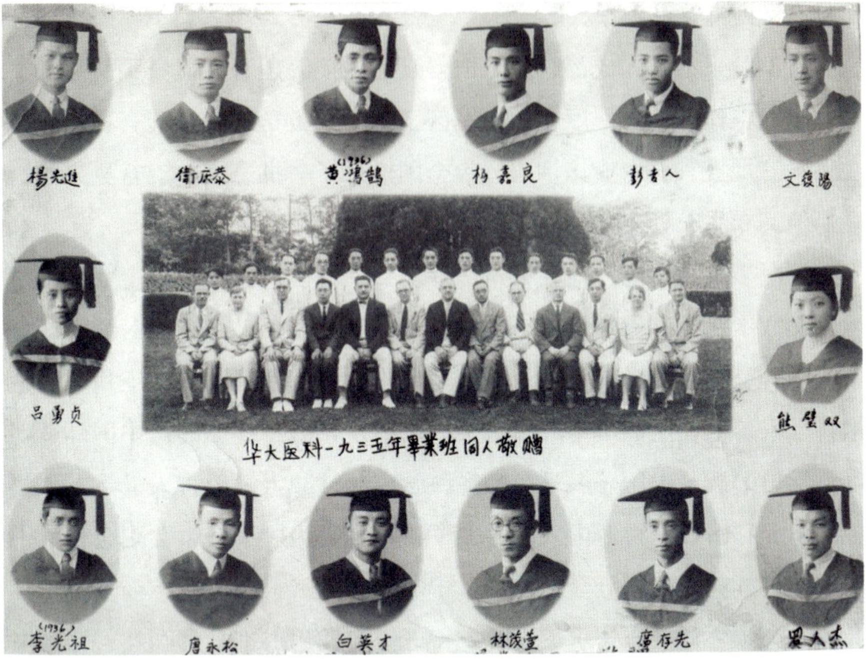

华西协合大学医科1935年毕业纪念照，上右二为彭吉人

真”“负责”。这是他教育子女的座右铭，也是他一生为人为学的写照。

2002年5月，已是93岁高龄的彭吉人，做出一个专业之外的惊人之举——加入中国共产党。2005年10月29日，中共优秀党员、中国杰出的耳鼻咽喉科教授彭吉人病逝，享年96岁。

六

第十任院长沈祖寔

沈祖寔是中国第二代现代眼科学家，存仁医院的第十任院长。

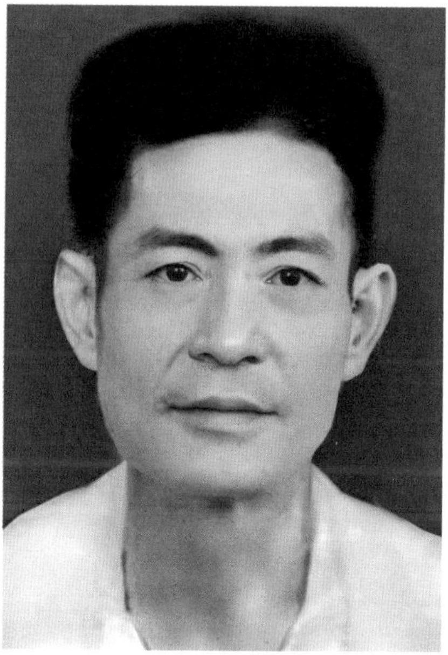
沈祖寔（照片由沈珏提供）

1912年10月，沈祖寔出生于成都老玉沙街桎园别墅。他祖上几代均在清廷为官，且以诗书传家。收藏是沈氏族人的共同爱好，他们常不惜血本，斥巨资求购文物书画。后家道中落，父母早亡，少年沈祖寔辗转寄居于叔伯家、兄嫂家，最终被长房兄收养，由年长他二十多岁的长房侄媳照管他这个幺房老辈子的生活起居。大家庭的森严礼教，繁文缛节，让沈祖寔孤苦的幼童生活十分压抑。

幸得益于祖上几代价值不菲的文物收藏，侄媳靠着不断变卖属于沈祖寔的古董字画，得以将他供养到1932年。此时，沈祖寔从华西协合大学附属高中毕业。

迫于生计，他曾一度被亲戚安排去邮局谋差。好在主考官是一位心地良善的爱才之人，面对这位俊朗而聪明的少年，只觉得邮差一职真是屈了才，叹道："这么白净文雅的少爷来干邮差这一行太可惜，继续深造，应大有作为。"

这一次偶然发生的劝退故事，让沈祖寔改变了人生轨迹，他后来考入华西协合大学医科，从此铸就了他杰出的医学事业。

他是华西协合大学这一所教会大学中不多的穷学生。生活难以为继，于是他只好利用寒暑假到城里的医院、诊所打工，当助理小医生积攒学费。自知学习机会来之不易，他特别勤奋努力，获得大学银等奖学金，并在27岁那年（1940年）以优异成绩毕业，并同时获美国纽约州立大学医学博士学位，留本校附属眼耳鼻喉医院（存仁医院）任助教，得到了陈耀真等名师的耳提面命，不久之后升任为讲师。

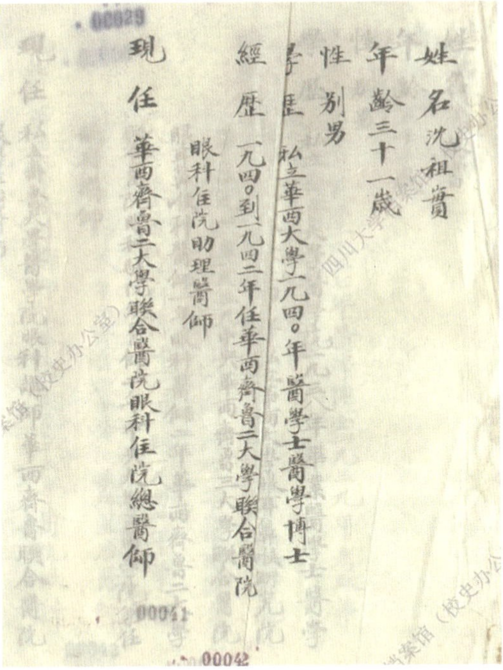
姓名 沈祖寔
年齡 三十一歲
性別 男
學歷 私立華西大學一九四〇年醫學士醫學博士
經歷 一九四〇到一九四二年任華西齊魯二大學聯合醫院眼科住院助理醫師
現任 華西齊魯二大學聯合醫院眼科住院總醫師

四川大学档案馆华西协合大学全宗保存的沈祖寔简历

作为眼科医生的沈祖寔，对盲民的痛苦具有很深的同情心。他与华西的同仁一起组建中国盲民幸福促进会。沈祖寔和存仁的医生们经常在陈耀真的率领下，为贫苦的搬运工人、人力车夫、孤儿院孤儿免费治病。他们还深入川西北涉藏地区做艰苦考察，并对当地病患进行治疗。他们尤其注重对沙眼致盲的原因进行分析，积累了大量资料，为我国防盲治盲工作开了先河。1945年，沈祖寔的科研论文《华西致盲原因之统计》发表于《华西医讯》2卷2期。

1942年之后，沈祖寔曾短暂担任过迁至重庆的国民政府中央医院（今重庆市人民医院的前身之一）的眼科主任，该院的医疗水平可与存仁医院比肩，能被该医院聘任为科主任，可见那时候他已经是一位成熟且医术不凡的医师，其才干足以让人信任。

1947年，他接替赴加拿大留学的彭吉人被任命为存仁医院院长。

1950—1953年，沈祖寔一度兼任中国人民解放军川西军区卫生学校教学医院的眼科主任。其间，他的能力在不断增长。1951年，他担任四川医学院眼科学副教授、眼科教研室主任。1958年任四川医学院副教务长，院务委员会常委。他还担任过四川医学院工会副主席、四川省教育工会工作委员会委员；中华医学会成都市眼科学分会主任委员；《中华眼科杂志》编委会委员；中国人民政治协商会议四川省委员会第一届、第二届、第三届委员。

出生于书香之家的沈祖寔好学不倦，兴趣广泛，对中外文学艺术有极高的素养，但作为医生和医学管理者，他毕生致力的，还是眼科医疗技术研究、青年教师培养和医学教育管理工作。

20世纪50年代初，他在西南地区开展对角膜疾病致盲原因的分析，深入探讨治疗青光眼、白内障的手段；对中医中药应用于现代眼科学进行了科学而严谨的研究；他曾率先在中国西南地区成功施行了角膜移植复明术。凭着出色的工作业绩，1956年，他当选为成都市先进工作者。当年5月，他出席了在北京召开的全国劳动模范和先进工作者表彰大会。

在学术论著方面，沈祖寔先后发表《沙眼的病因》《沙眼及其损坏之发热疗法》《沙眼致盲原因分析》《结膜结核》《角膜移植病例初步报告》《青光眼病案分析》等论文。20世纪60年代，他组织华西眼科的同事编写的《眼科学》被卫生部审定为全国高等医学院校通用教材。他还是1963年人民卫生出版社出版的专著《急症手册》的主编之一。他还翻译过*Duke-Elder System of Ophthalmology*（《系统眼科学》），该书翻译量之大，以至于译稿和摘抄卡片需要用麻袋来装。他还曾完成卫生部组织编撰的专著《中国眼科大全》中指定由他撰写的部分章节。1964年，他开始着手撰写《泪器病》一节，写至9万余字时，“文革”开始，成果付之东流。

1958年，沈祖寔任四川医学院副教务长，因正职阙如，他实际承担着教务处全部工作。他负责管理全校各系、部教学科研和教学改革。为了了解全局，掌握第一手资料，他深入到教研室的业务讨论和各专业的课堂教学，从解剖、生理、医学生物学、病原学、病理、药理……各基础课新老教师的课堂试讲到内科、外科、妇科、儿科、传染科、神经科、精神科、眼耳鼻喉科、放射科、皮肤科各科的临床病例、手术方案都有涉猎，并一一写出教评。这类会议和讨论常持续到夜间十一点半。

有了对全局的深入了解，让他在制定教学大纲、课程设置、教案修改、教材审批、科研选题、经费划拨、设备购置、仪器选择上有了发言权并作出决定。他负责本科和研究生的招生计划及毕业分配方案、留（苏）学生选送、轮训生和进修生的接收和安排、学生实习基地的选址，他还管理着中医突击班、药剂师学习班、护理医技班……要审核和甄别图书馆订购的682种期刊及各国使领馆赠阅的70种期刊，要与全国各医学院校沟通校际协作，争取最大限度地信息共享。与此同时还关照着医疗、口腔、卫生三系各开的一个药厂，以及小球藻厂、电信器材厂……工作千头万绪，大到学院建制，小到学生班级报刊发送，乃至贫困生的冬衣冬鞋床垫被褥，大事小事，事必躬亲，他怎么能不累?

1961年，他担任卫生部派遣的中国医学代表团团长，到越南进行医学访问和考察，并在越南河内、海防等市的医院做医学和眼病防治指导及短期讲学。其间，正是他胃病加剧的时候，他靠着顽强的毅力坚持了下来，圆满完成了任务，获得各方赞誉。

沈祖寔每晚熬到深夜，甚至通宵达旦。作为《中华眼科杂志》的编委，他不仅自己要为杂志撰文，还要修改审订各方来稿。他患有严重的十二指肠球部溃疡，冬季最易复发胃痛，他经常强忍疼痛，坚持工作。最忙的时候，沈祖寔可以在书房里连轴转30多小时。长期熬夜毁了他的健康，让他没有了吃饭的胃口，保姆周大娘很伤心地说：“饭菜做得再用心，先生都吃‘猫饮食’。”

1966年的一场大叶肺炎将沈祖寔彻底摧垮。那场肺炎是由小感冒引起的。沈祖寔原本以为会很快痊愈，但却持续高烧月余。抗生素换来换去，接连升级，不仅无效，病势还越发沉重。

沈祖寔作为副教务长，只“卡”过一个人，他的夫人何凤仪。

何凤仪毕业于仁济护士校。中华人民共和国成立后，何凤仪和她仁济的同班都担任华西医院各科室护士长，定级73元。但沈祖寔首先摘掉夫人头上的“长”字，把她“打”成普通护士，每遇调资，便动员夫人放弃升级，把机会让给别人。直到退休，何凤仪的工资仍停滞在73元。沈祖寔去世之后六年，何凤仪退休。全国第一次普调工资，让何凤仪很兴奋，她拿到第一次上调的工资。

沈珏曾回忆父亲生命最后时刻的情境：

老父向我交代后事，从枕下掏出办公室钥匙，嘱交还教务处，再费力喘息着说："我要捐献眼角膜。"说完，双眼逼视我，等待我应命的回答。为顺他意，我涕泣点头。我知老父推广角膜移植情结——为盲人复明，为珍贵的角膜，为角膜移植在大西南的普及，他一生念兹在兹，至死不能释怀。用他的话说，人生一世，生生死死都要"有用"，才不枉在世间走一遭。角膜于他是身外之物，于盲人却是光明的希望，他不能将他的角膜带走浪费。

医者仁心，大哉沈祖寔！

1969年2月17日，带着未竟之志，年仅57岁的沈祖寔长逝。

七 最后的院长凌昌华

1949年岁末，中国人民解放军以摧枯拉朽之势逼近成都，在新旧交替、天翻地覆的鼎革前夕，城市的空气骤然紧张起来。为防止散兵游勇、流氓地痞趁乱抢掠，华西协合大学的各家属区都垒墙作隔离，并组织师生成立了护校队，保护学校财产与安全。队员们一人紧握一根大棒，入夜后的华西坝，不时会出现巡逻于月下灯影里的护校队员的身影。

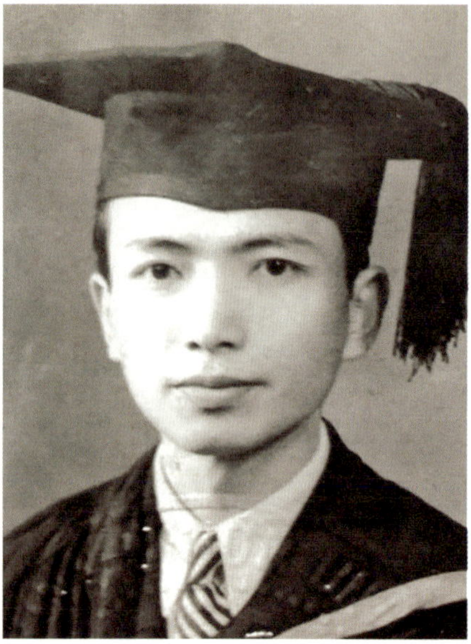
凌昌华

存仁医院耳鼻喉科医生凌昌华也参加了护校工作。1949年12月27日，成都解放，护校任务圆满完成。一年半之后，1951年6月，凌昌华被任命为存仁医院院长，成为存仁医院第11任，也是最后一任院长。

中国第二代耳鼻喉科学家凌昌华，1913生于成都一个小商人家庭。父亲曾经营过药店生意，这可能是他最早对医学产生兴趣的原因。1934年，学业优异的凌昌华考入华西医学院，在大学二年级时，坝上迎来了中大医学院和齐鲁医学院的大内迁，名师汇集的医学讲堂让他眼界开阔，受益匪浅。1941年，他成为华西协合大学医科第27届毕业生，同时获得纽约州立大学博士学位。大学毕业后，因抗战所需，他被政府征调，任四川阆中县（今四川省阆中市）卫生院医师兼川陕鄂边区绥靖公署军医处医务课长。1943年8月回到母校，历任助教兼存仁医院住院医师、讲师兼主治医师。1951年被任命为存仁医院院长。1955年存仁医院与四川医学院附属医院合并后，任耳鼻喉科副主任。1956年被聘为副教授。

刚解放之时，政府为了应对全国缺医少药的局面，加强了对医生的培训，存仁医院承办了眼耳鼻喉科医学专修科、医学本科班及医科、牙科和卫生系等五年制本科的讲课及临床实习课。当时耳鼻喉科仅有凌昌华、林代诚等五位老师，凌昌华和林代诚分担鼻科的讲授任务。当时没有中文书籍，只得自编讲义。凌昌华治学严谨，在编写讲义时一丝不苟，参阅大量专业外文书籍及杂志，结合自身经验，逐字考虑，反复修改始成文。

临床实习，难点颇多！鼻科要治疗的器官孔小而洞深，要光线照明，单目视力、光线及器械操作均要在同一线上，在操作时还要求远近视角十分准确，才能完成诊治任务。老师讲解检查法及手术操作过程时，要观察同学的操作方法。凌昌华教学时要求同学间彼此检查，细看并对照图表、石膏模型及尸头等，他在一旁悉心指导。这样做让学生很快就熟悉了检查法。凌昌华特别主张学以致用，不仅要求学生懂理论，而且要求学生学了就能用。

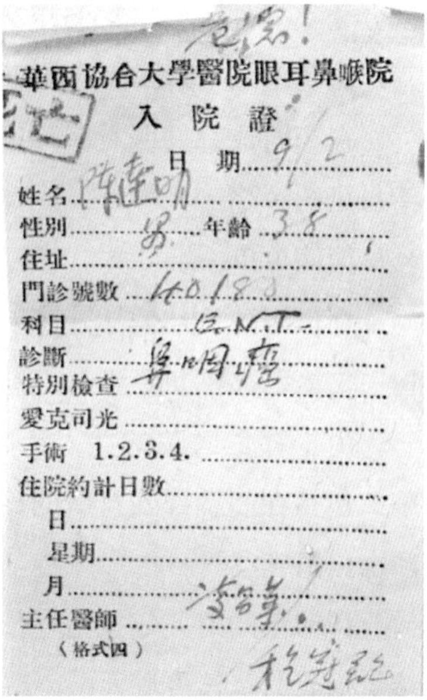
華西協合大學醫院眼耳鼻喉院
入院證
日期 9/2
姓名
性別 年齡 38
住址
門診號數
科目 E.N.T.
診斷 鼻咽癌
特別檢查
愛克司光
手術 1.2.3.4.
住院約計日數
日
星期
月
主任醫師 凌昌華
（格式四）

凌昌华在1952年开的入院证

从华西眼耳鼻喉科医学专修班先后毕业的100多人，被分配到全国各地。由于专科理论扎实，掌握了治疗常见病的手术操作技能，他们经分配进入所在单位后，能立即开展工作，受到全国兄弟院校的好评。凌昌华在临床上也很有建树：1958年开展了内耳开窗术，达到国内先进水平。

他深知，作为学科的带头人，既要让医务工作平稳前进，更要保持对领先技术和学术前沿的关注。在国家的困难时期，他多次向上汇报，不断争取，终于得到支持，先后购置了耳科显微镜、电测听机支气管镜及手术电钻等当时的先进设备，以提高诊治手段。然而天不假年，1973年春，年仅60岁的凌昌华去世。

对于凌昌华而言，一生之中最重要的事，是他作为存仁医院的最后一任院长，参与了存仁医院并入四川医学院附属医院的全过程。

华西协合大学被人民政府接管后，先是于1951年更名为“华西大学”，经过1952年的全国院系调整，原华西协合大学仅保留医学院及其附属医院，于1953年更名为“四川医学院”。1955年1月14日，四川医学院办公室文件表明：1955年2月1日起，存仁医院与附属医院财务合并，存仁医院人事与附属医院磋商后统一调配。

在当时成都的所有医院里，存仁医院是唯一一家能在财务上实现自给自足的医院。

简简单单一纸公文，背后是大大小小具体事务。

存仁医院从1894年建院以来的所有财产，从手术器械到每一张纸、每一支笔，都要彻底清点，造册登记。

由于存仁医院的并入，四川医学院附属医院的布局必须做全面调整，包括在门诊部安排新的诊断室，增辟三间手术室和外科示教室，重新定位供应室等。

1954年的财务年报是存仁医院历经60年发展后，最后一年的财务总结。报表的院长盖章人：凌昌华 四川医学院附属眼耳鼻喉科医院院长，张泛舟 四川医学院附属医院副院长。

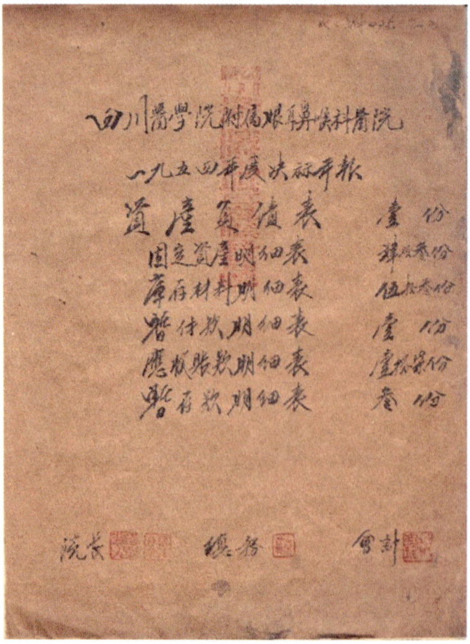

存仁医院最后的财务年报

从财产目录表里面可见当时登记得非常详细。从显微镜、血球计、天平、冰箱、手术器械到工作服、自行车、桌椅板凳，包罗万象，登记了43页1 000余项，固定资产价值换算成1955年后新人民币，就是10.79万元。当然，这不包括医院建筑和地皮资产的价值。

存仁医院1955年合并到四川医学院附属医院后，原址和医院大楼由原位于学道街的四川省教育厅搬至使用。20世纪80年代初，教育厅建新

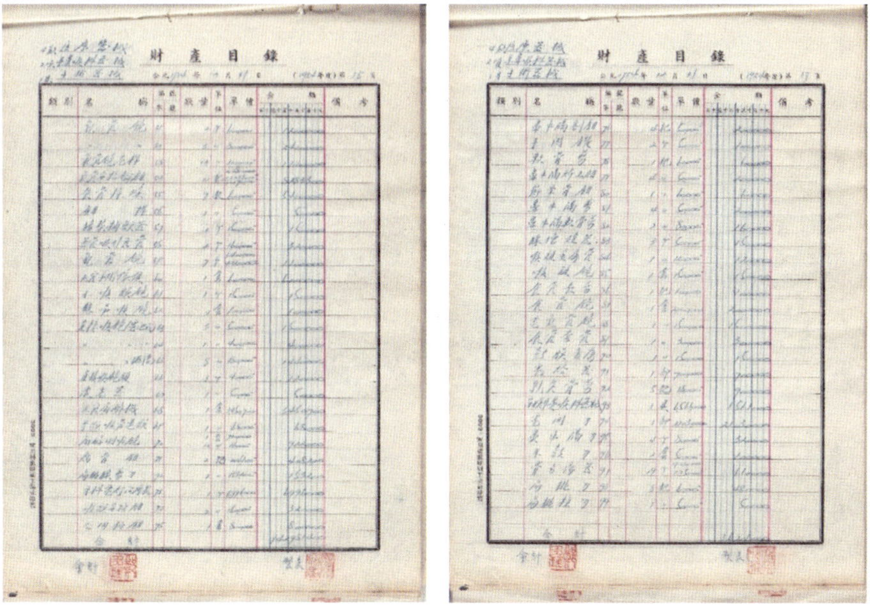

财产目录表中关于固定资产、医疗器械的内容

办公楼，将存仁医院旧大楼全部拆除。

1955年2月，成都陕西街存仁医院人去楼空，被贴上了封条。

曾经是中国和东南亚最大的眼耳鼻喉科专业医院——存仁医院，经历了它的辉煌，完成了它的使命。

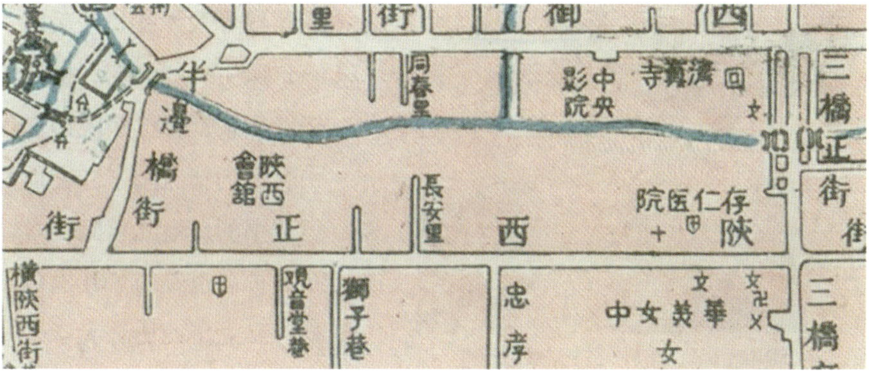

1949年成都陕西街地图（图片由徐紫威提供）

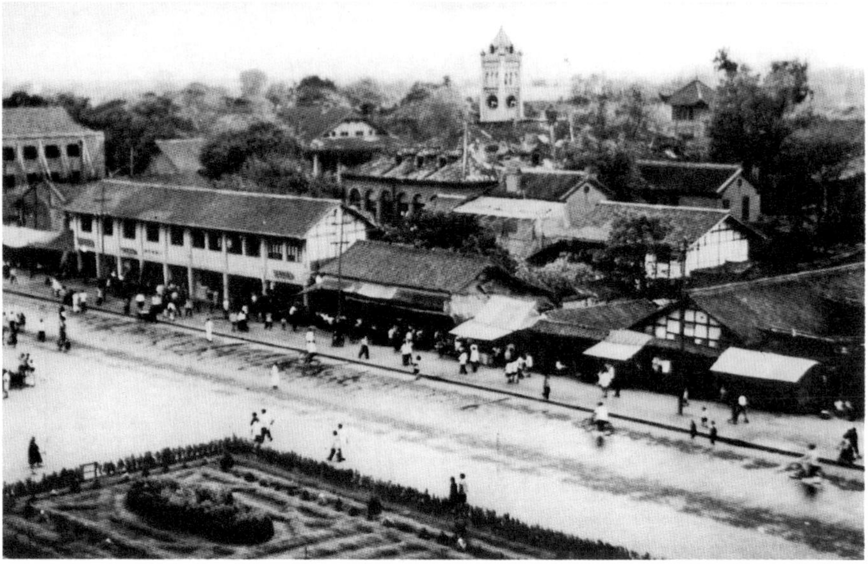

20世纪50年代，从人民南路眺望所见的存仁医院塔楼

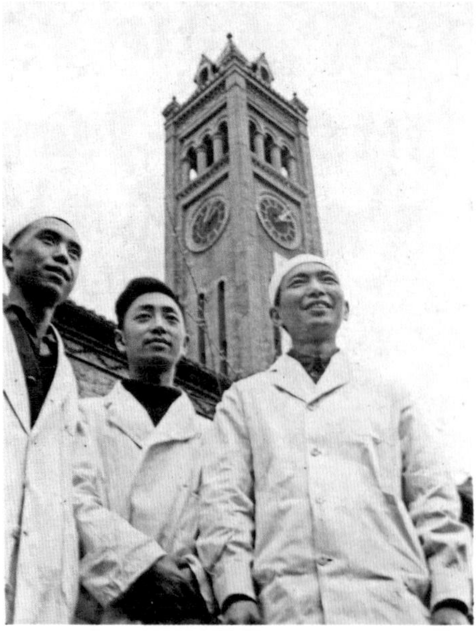

20世纪50年代初，凌昌华（右）、林代诚（中）和张幼凌（左）在存仁医院（照片由刘世喜提供）

历史，翻开了崭新的篇章。

追溯存仁专科医学的历史路径，徐丽蓉、林尚泽、李永懋、龙如章、周葆根等人无疑是最后的存仁医生。1954年，他们毕业不久，存仁医院即撤销合并到新医院了。在他们读书的短短几年间，学校的校名也经历了几次更换：私立华西协合大学、华西大学、四川医学院。

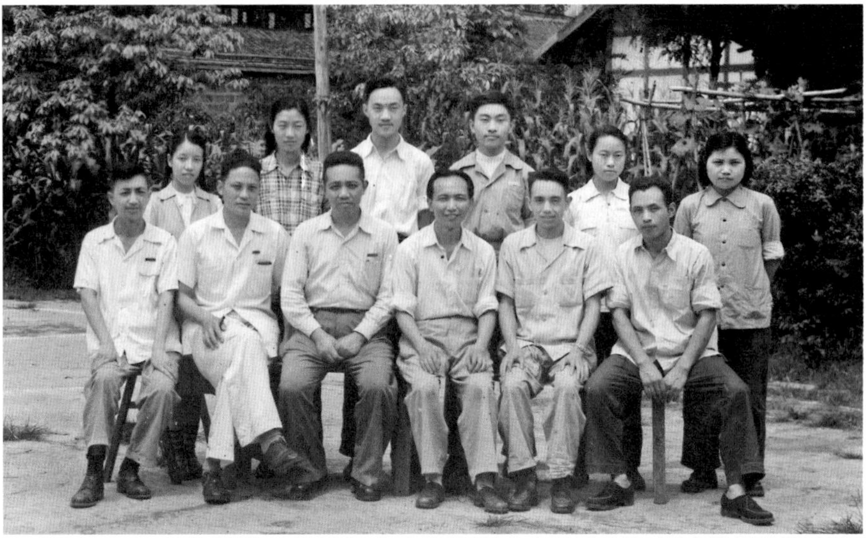

1953年，耳鼻喉科本科班师生在存仁医院的合影。前排由左及右分别是：林代诚、程子超、彭吉人、凌昌华，张幼凌、黄某。后排由左及右分别是：秦晶如、徐丽蓉、周葆根、林尚泽、龙如章、张延龄

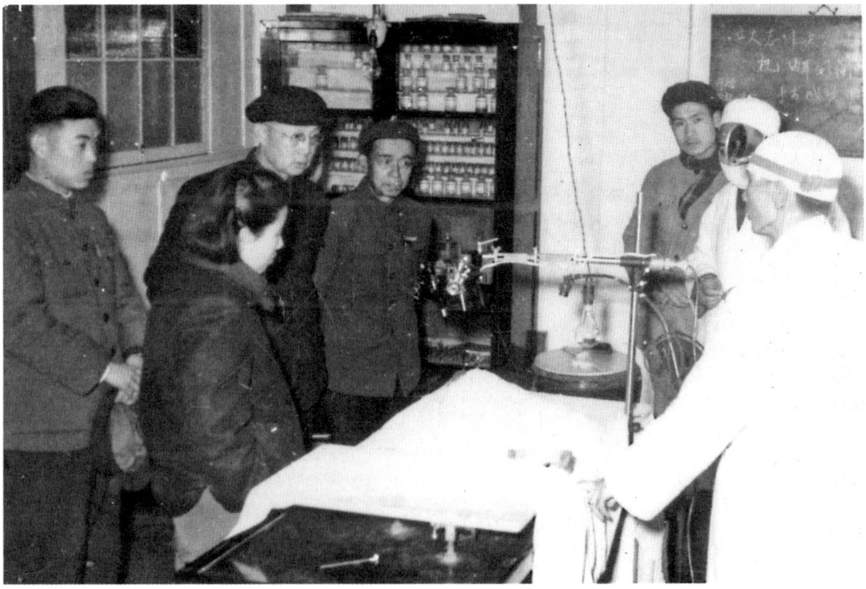

凌昌华于1958年开始开展内耳开窗术。图为1961年，他向四川医学院院长刘承钊和书记马俊之汇报镫骨切除术

大医存仁
华西眼耳鼻喉科学百年史话

第六章
CHAPTER SIX

中国现代医学版图中的存仁医生

一 奔赴四海的存仁医生

存仁医院作为中国现代医学史上第一家现代眼耳鼻喉专科医院，虽为这些学科在国内的重要策源地，但在抗战之前，影响力限于中国西部地区。全民族抗战爆发之后，联合医院成立，存仁医院的医技力量得到很大加强，影响力扩大到全国，达到了历史巅峰。根据《中国耳鼻咽喉科学史》记叙："旧中国直至1949年，培养出来的耳鼻咽喉科的医师仅有50人左右。"在抗战期间，耳鼻喉科的名医绝大部分汇集于成都、重庆两地，两地成为战时中国现代耳鼻喉科学的两大中心。这些医生或是开山鼻祖，或后来成为全国及全国各地的领军人物。

在重庆，有王鹏万、张仓祥、吴学愚、林筱周、李宝实、刘乾初、陈世彬、李继孝、董民声、魏能润，还有华西协合大学毕业的李之郁及来自存仁医院的吕钟灵等医师。

在成都存仁医院（联合医院），则有胡懋廉、郎健寰、彭吉人、姜泗长、孙鸿泉、王立础、张羲易、肖涤余、凌昌华等人，后来分别从华西协合大学和齐鲁大学、中央大学毕业的郑中立、卜国铉、王世勋、哈献文、王天铎等也跻身大师名家行列。

他们有些在抗战内迁之前已是声名显赫的耳鼻喉科名医，给存仁医院带来了先进的技术和理念；有些在存仁医院开启事业、快速成长，进入他们事业的成熟期。抗战胜利后，他们持续影响中国耳鼻喉科医学的发展进程。他们的学生，承先启后，在中华人民共和国成立后，继续推

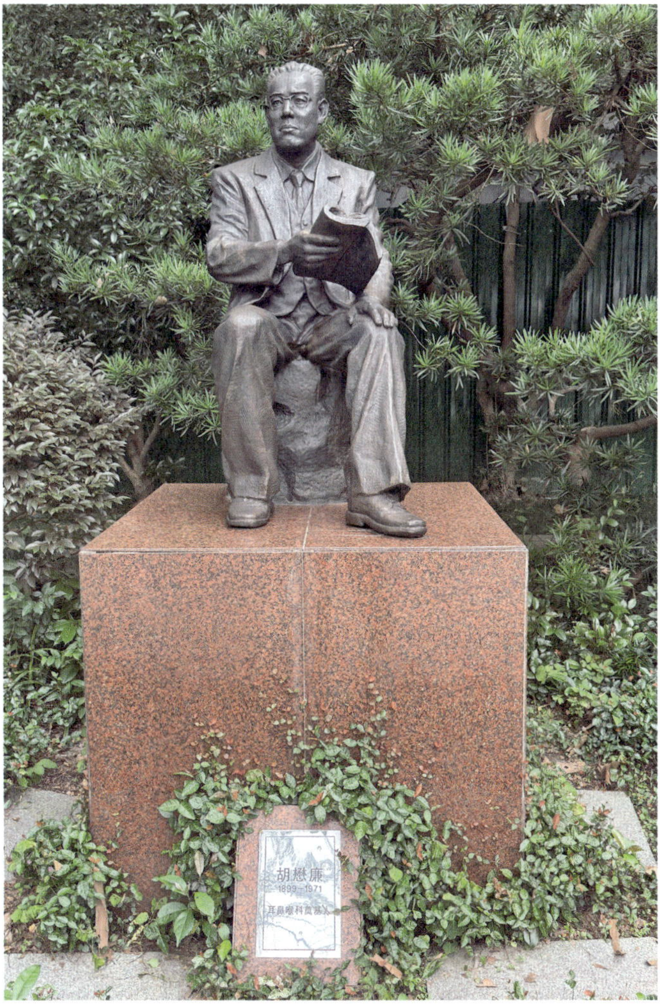

复旦大学附属眼耳鼻喉科医院内胡懋廉的雕塑

进耳鼻喉科向纵深拓展，深刻影响了中国当代耳鼻喉科事业的格局。

在中华人民共和国成立后，胡懋廉任上海公济医院院长。后该医院更名为“上海市第一人民医院”。1951年，由国务院颁发任命书，他调任上海第一医学院（今复旦大学上海医学院）任副院长，筹建耳鼻喉科医院，1957年，建成继存仁医院之后中国第二个，也是中华人民共和国成立后第一个眼耳鼻喉科专科医院。今天的复旦大学附属眼耳鼻喉科医院已是行业领军单位。

离开存仁医院后的姜泗长，从美国学习归国后，先后创建了中国人民解放军第四军医大学和中国人民解放军总医院的耳鼻喉科。他取得的成就非凡，对中国现代耳鼻咽喉头颈外科的发展影响至深至远，他是中国耳鼻喉科界第一位中国工程院院士。

郎健寰放弃了私人执业，在铁路卫生系统发挥着自己的才干，离开存仁医院后，先后在天津铁路中心医院和北京铁路总医院，成了这两家医院耳鼻喉科的开创人。他的后人留在成都，儿子郎恩普在华西医科大学附属第一医院工作，成为著名的心脏内科专家，孙子郎锦义就职于四川省肿瘤医院，成为中国杰出的肿瘤放疗专家。

在山东，孙鸿泉在齐鲁医院不断创新，在国内率先开展众多高难度手术，推动山东省发展成为中国耳鼻喉科学界的高地；毕业于华西坝的齐鲁学子王天铎继承孙鸿泉的衣钵，在头颈部晚期肿瘤外科领域不断创新突破，成为中国头颈肿瘤外科的一面旗帜。

在北京大学第一医院，郑中立在咽喉肿瘤外科做出了原创性贡献，也是中华医学会耳鼻咽喉头颈外科分会和《中华耳鼻咽喉头颈外科杂志》的主要奠基人之一。

在天津，王世勋一手创建了天津医科大学总医院的耳鼻喉科，学术成就卓著。

哈献文在中国医学科学院肿瘤医院，成立我国首个头颈肿瘤外科，他是中国现代肿瘤外科学的奠基人之一。

在军队医界，到西京医院（原为中华人民解放军第四军医大学）的迟汝澄在国内较早开展了鼓室成形显微手术，并改进了乳突根治术。他对瘢痕性喉狭窄提出了四型分类及其处理方法，创用折扇状气管重建术治疗喉气管缺损。1976年，他在国内首次开展“T”形硅橡胶管修复和

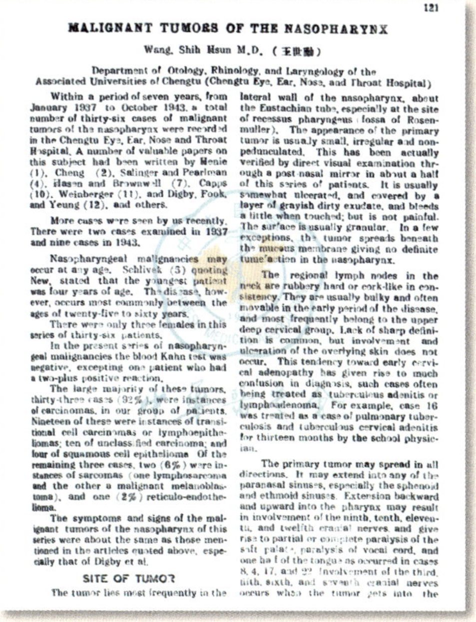

121

MALIGNANT TUMORS OF THE NASOPHARYNX

Wang, Shih Hsun M.D. (王世勛)

Department of Otology, Rhinology, and Laryngology of the Associated Universities of Chengtu (Chengtu Eye, Ear, Nose, and Throat Hospital)

Within a period of seven years, from January 1937 to October 1943, a total number of thirty-six cases of malignant tumors of the nasopharynx were recorded in the Chengtu Eye, Ear, Nose and Throat Hospital. A number of valuable papers on this subject had been written by Henie (1), Cheng (2), Salinger and Pearlman (4), Hasen and Brownwell (7), Capps (10), Weinberger (11), and Digby, Fook, and Yeung (12), and others.

More cases were seen by us recently. There were two cases examined in 1937 and nine cases in 1943.

Nasopharyngeal malignancies may occur at any age. Schlivek (3) quoting New, stated that the youngest patient was four years of age. The disease, however, occurs most commonly between the ages of twenty-five to sixty years.

There were only three females in this series of thirty-six patients.

In the present series of nasopharyngeal malignancies the blood Kahn test was negative, excepting one patient who had a two-plus positive reaction.

The large majority of these tumors, thirty-three cases (92%), were instances of carcinomas, in our group of patients. Nineteen of these were instances of transitional cell carcinomas or lymphoepitheliomas; ten of unclassified carcinoma; and four of squamous cell epithelioma. Of the remaining three cases, two (6%) were instances of sarcomas (one lymphosarcoma and the other a malignant melanoblastoma), and one (2%) reticulo-endothelioma.

The symptoms and signs of the malignant tumors of the nasopharynx of this series were about the same as those mentioned in the articles quoted above, especially that of Digby et al.

SITE OF TUMOR

The tumor lies most frequently in the lateral wall of the nasopharynx, about the Eustachian tube, especially at the site of recessus pharyngeus (fossa of Rosenmuller). The appearance of the primary tumor is usually small, irregular and non-pedunculated. This has been actually verified by direct visual examination through a post-nasal mirror in about a half of this series of patients. It is usually somewhat ulcerated, and covered by a layer of grayish dirty exudate, and bleeds a little when touched; but is not painful. The surface is usually granular. In a few exceptions, the tumor spreads beneath the mucous membrane giving no definite tumefaction in the nasopharynx.

The regional lymph nodes in the neck are rubbery hard or cork-like in consistency. They are usually bulky and often movable in the early period of the disease, and most frequently belong to the upper deep cervical group. Lack of sharp definition is common, but involvement and ulceration of the overlying skin does not occur. This tendency toward early cervical adenopathy has given rise to much confusion in diagnosis, such cases often being treated as tuberculous adenitis or lymphoadenoma. For example, case 16 was treated as a case of pulmonary tuberculosis and tuberculous cervical adenitis for thirteen months by the school physician.

The primary tumor may spread in all directions. It may extend into any of the paranasal sinuses, especially the sphenoid and ethmoid sinuses. Extension backward and upward into the pharynx may result in involvement of the ninth, tenth, eleventh, and twelfth cranial nerves and give rise to partial or complete paralysis of the soft palate, paralysis of vocal cord, and one half of the tongue as occurred in cases 8, 4, 17, and 22. Involvement of the third, fifth, sixth, and seventh cranial nerves occurs when the tumor gets into the

成都存仁医院的王世勋于1942年在《中华医学杂志》(英文版)上发表的关于鼻咽癌的文章

重建气道。

祖籍湖北，出生于上海知识分子家庭的林尚泽，1954年从存仁医院毕业后分配到了贵阳医学院附属医院（今贵州医科大学附属医院）。在那里他建立了独立的耳鼻喉科，创造并推广鼻中隔利氏区黏膜划痕剥离术治疗习惯性鼻出血，改良上颌窦鼻内开窗术等手术，以及使用放射性核素测定鼻黏膜纤毛传输速率等临床检查方法。林尚泽在2016年被中华医学会耳鼻咽喉头颈外科贵州省分会授予终身成就奖，以表彰他对贵州省耳鼻喉事业做出的杰出贡献。

与存仁医院有关的耳鼻喉科医生里，还有一位经历坎坷和传奇的卜国铉。他在1937年以优异的成绩从高中毕业，到北京投考大学。不久“七七事变”爆发，卜国铉与家庭失去联系，只身流浪到了陕西汉中，途中屡遭日机轰炸和疾病折磨，靠演话剧勉强为生。1939年，他在陕西汉中考上了中央大学医学院。但当时中央大学在重庆和成都办学，他身无寸银无法前往两地，只得在陕西的国立西北医学院（今西安交通大学医学部的前身之一）借读一年。1940年5月，他终于到重庆沙坪坝的中央大学报到，但中央大学并不承认他在国立西北医学院的学分，他不得不再从一年级开始学习。中央大学医学院二年级学生到成都华西坝学习的名额十分有限，卜国铉经过极其严苛的考试，终于在第二年来到成都，在著名生理学家蔡翘的指导下学习。1946年，一些医学生合编了一本英文临床手册*Handbook for Clinicians*，他负责编写的是气管切开术部分，由姜泗长审校。1946年，历经9年坎坷，卜国铉终于大学毕业了，并留在华西协合大学药理科任助教。1947年，卜国铉到武汉大学医院任内科住院医师兼麻醉科医师，半年后被聘为眼耳鼻喉科住院医师和助教。1950年，他被调至北京大学医学院（今北京大学医学部）工作。1951年，卜国铉进入北京协和医院耳鼻喉科，跟随张庆松做鼻科工作。1955年，他被调到吉林长春，进入中国人民解放军第一军医大学第一附属医院（今吉林大学白求恩第一医院）。卜国铉一生成就非凡，在耳鼻喉科领域造诣深厚，尤其是在鼻科领域声誉卓著，他和他的很多学生，对整个中国鼻科学的发展影响深远。

眼科学的情况也大体相同。在这些学科精英中，存仁医生几乎占据了半壁江山。

其中陈耀真、毛文书夫妇在南国树起丰碑，他们为之做出重要贡献的中山大学中山眼科中心，成为享誉中外的眼科医学重镇。李凤鸣在北京大学第三医院组织浩大工程——编纂我国第一部560余万字的《眼科全书》，她也是中华人民共和国眼科学与眼科病理学的奠基人之一。1963年，孙桂毓在山东主持分离出沙眼衣原体山东株，这一成果在当时处于全国领先水平，为沙眼病的研究和防治做出了重要贡献。广东的许尚贤撰写了我国第一部眼部整形美容外科专著《眼部成形术》。远赴新疆维吾尔自治区的徐志章成了当地眼科学的奠基人，他首先开展了白内障囊外摘除＋人工晶状体植入显微手术和流控式玻璃体切割术等手术，让新疆维吾尔自治区成为国内率先开展这些手术的省级行政单位之一。1954年毕业后即去西藏自治区的周葆根，把大半生献给了当地眼耳鼻喉科事业，是西藏自治区眼耳鼻喉科的奠基人之一。20世纪80年代，周葆根回到成都后不久就因病去世。胡铮后来担任北京协和医院眼科主任，在他的带领下，中国医学科学院眼科研究中心于1984年建立。

在四川，除了前文已经叙述过的学科领头人彭吉人、沈祖寔、凌昌华外，存仁医院培养的方谦逊、林代诚、徐丽蓉、肖涤余、张羲易、罗文彬、罗成仁等人皆成为医学名家，推动着四川乃至西部地区现代眼耳鼻喉科学的持续发展。

这些存仁医生们，医术精湛，厚德精业，在各自的地区和领域都成为眼耳鼻喉科的领军人物，其贡献彪炳史册。

二 重庆的存仁医生

李之郁（1900—1959）是四川巴县人。1927年，当李之郁与另外4名同学从华西协合大学医科毕业时，存仁医院尚未改办为眼耳鼻喉科专科医院，因此在存仁医院眼耳鼻喉科的历史方阵中，李之郁鲜为人知。他不是严格意义上的存仁医生，因为他在耳鼻喉科学方面的从业经历是在离开华西协合大学之后才开始的。不过，李之郁在大学期间曾在存仁医院实习，这段经历令他和眼耳鼻喉科专业结下了不浅的缘分。

宽仁医院在1892年成立，成为川渝地区开办较早的西医医院之一，它和成都的存仁医院同属美国美以美会系统。从华西协合大学毕业后，李之郁前往重庆宽仁医院就职。在李之郁来到宽仁医院之前，主持医院工作的美国人金初锐（Willard Max Gentry）就意识到，虽然不断有外国医生援助，但考虑到外国医生不能长久在医院工作，所以必须培养中国医生以长期稳定地管理医院。

于是，他先后聘请北京协和医学院和华西协合大学医科毕业的中国医生来院工作，并选派一些医生到北京、成都进修培训。李之郁和后来著名的医学专家贾志钦、李士希、熊学慧均是当时受聘的中国医生。

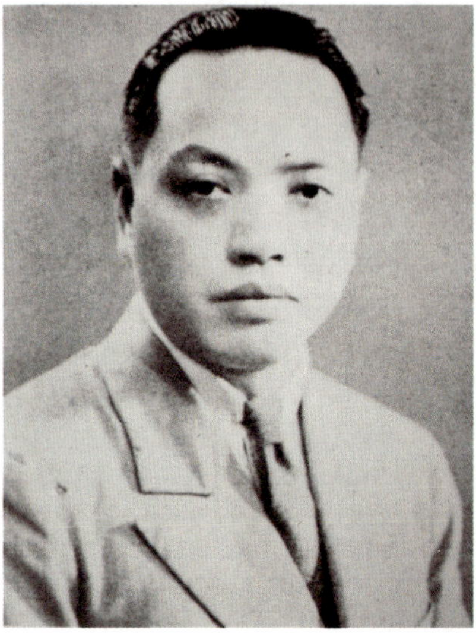
李之郁，1931—1938年任宽仁医院院长

得益于在华西得到的严格学术训练及他的个性特征，李之郁的医学才能和管理才能得到了金初锐的赏识。1927年，金初锐在回国休假前，大胆起用了刚毕业不久的李之郁接任了他的医务主任职务管理全院，这为后面宽仁医院全面由中国人管理奠定了基础。

不过李之郁仍感自己学识不足，于1930年去了当时中国医学界的最高学府北京协和医院进修。他学习一年之后归来，即被正式任命为宽仁医院院长，成为这所医院建院以来第一位担任院长的中国人。在他1931年担任院长后，医院才真正由中国人自己管理，他身体力行地为医院建设和发展努力工作。短短的几年时间，就使医院有了更大的发展。有资料记叙道：

宽仁医院在金初锐医生、李之郁医生带领下，医院的中国医生逐渐增加。1936年，中国医生已发展到8人，医院的年预算达到10.5万美元，年住院病人1 360人次，年门诊52 000人次。此外，随着医院在医务部的管理下，内、外、妇、儿、牙科疾病都治的全科医生也逐渐分科治疗，根据功能分出了内科、外科、妇产科、小儿科、眼科、牙科，更多病人将得到有效救治。

1939年至1940年，李之郁又远涉重洋，在美国哈佛大学医学院附属麻省眼耳医院进修和工作。他的医学造诣得到进一步的提升，社会影响也日益扩大。1946年8月至1949年8月，他被任命为重庆市卫生局局长，掌管全城的医疗卫生工作。

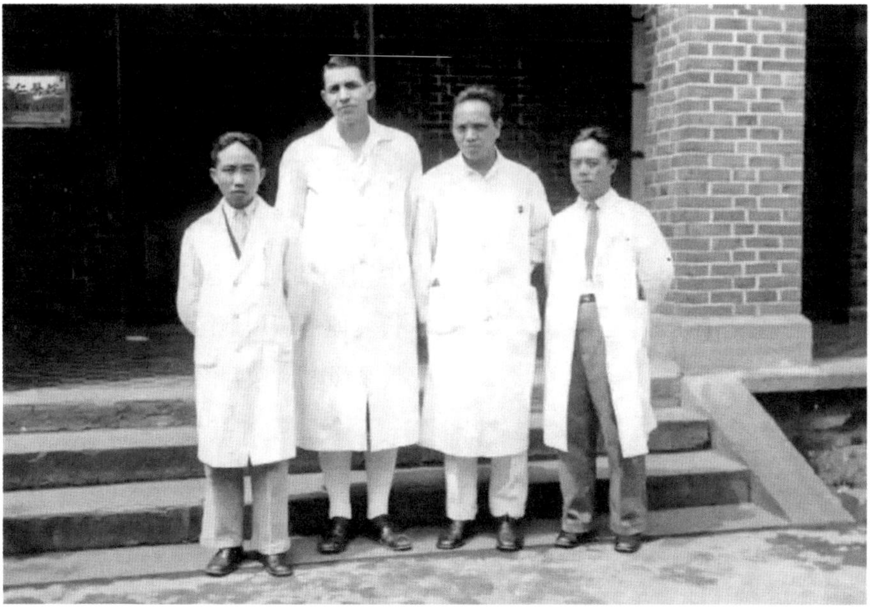

金初锐（左二）、李之郁（左三）与宽仁医生在宽仁医院合影

重庆解放后，李之郁于1951年2月参加了中国人民解放军，任西南军区陆军总医院（今陆军军医大学第一附属医院）五官科主任，被评为一级教授，1956年被授予上校军衔。李之郁还曾任中华医学会重庆市分会理事长。

1959年4月，未及耳顺之年，李之郁与世长辞。

以李之郁在20世纪50年代即被评为一级教授的资历，他一定是一位杰出的医学家，但现在罕见关于李之郁早年生涯的资料，以及他在眼耳鼻喉科学上的学术信息，这可能和他英年早逝有关。

吕钟灵，1902年出生于四川省中江县，1928年毕业于私立华西协合大学医科，获华西协合大学和美国纽约州立大学医学博士学位，毕业后留校工作，担任生理学讲师。

1931年，吕钟灵赴英国伦敦皇家医学院学习眼科，1933年获博士学位，后又到英国利物浦大学学习耳鼻喉科，成为我国罕有的英国皇家医

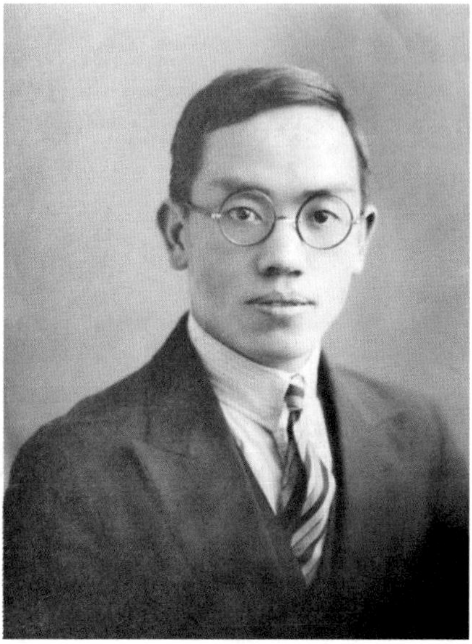
吕钟灵

学会会员。1934年，吕钟灵谢绝多家国外医院之聘回到母校华西协合大学，受聘于刚改为眼耳鼻喉专科医院的存仁医院，令存仁医院的专科实力大增。1935—1936年，毕德生回国期间，他曾任存仁医院院长。他是四川地区最早的中国籍现代耳鼻喉科医师之一。

全民族抗战爆发后，南京迁都重庆，吕钟灵应邀到重庆开设诊所，从事眼耳鼻喉专业的医疗工作，成为重庆当时著名的专科医生。除了普通百姓，许多达官贵人和军政要人也成为他的病人。重庆解放后，他是第一位关闭私人诊所进入到国营医院的医生，从而带动了许多私人医生进入国营医院。

1951年起，先后任重庆市第一人民医院院长，重庆市第四人民医院院长，宽仁医院院长 ，并兼任重庆医学院（今重庆医科大学）教授和第七军医大学（今陆军军医大学）教授等职，也曾任中华医学会耳鼻咽喉科学分会（今中华医学会耳鼻咽喉头颈外科学分会）委员及名誉顾问。

从1928年华西协合大学毕业留校，到至重庆医学院任教，吕钟灵培养了数代眼耳鼻喉科专业人才。他专业造诣深厚，且精通英语。译著有《哈氏生理学》等书，著作有《耳鼻喉科手册》等。中华人民共和国成立初期，他就成功实施高度近视眼晶体刺破术和青光眼造孔术，开展良性声带肿瘤电灼术并对手术器械进行创新，也是较早开展鼻中隔瘢痕形成治疗鼻衄的专家。

1950年，吕钟灵加入九三学社，被选举为四川省第一届、第二届、第三届人民代表大会代表，重庆市第一届人民代表大会委员，重庆市第二届、第三届、第四届人民代表大会主席团成员，中国人民政治协商会议重庆市第六届、第七届、第八届常委，九三学社第一次、第二次全国代表大会代表。

三 四川眼科三杰

在抗战后内迁大学“复员”及高等学校院系调整之后，留在四川的罗文彬、方谦逊、罗成仁无疑是“四川眼科三杰”。

罗文彬是四川省岳池县人，1944年毕业于华西协合大学医学院，同时获纽约州立大学医学博士学位。在存仁医院师从眼科前辈陈耀真，历任住院医师、住院总医师，同时兼任母校助教、讲师及成都市眼科学会秘书。成都解放后，罗文彬被调到四川省人民医院，历任眼科主任医师、眼科主任、技术顾问。

罗文彬的主要论文与著述有：

1948年发表在《美国眼科杂志》的《球后视神经炎的病因及治疗》一文向眼科医疗界提供了治疗球后视神经炎的有效方法和药物。

1953年发表在《中华医学杂志》（英文版）上的《白内障摘除术伤口缝合法》，介绍了一种成功的“隧道”缝合法。

1954年发表在《中华医学杂志》的《成都原发性青光眼》一文，较早地反映出我国青光眼的发病情况。

罗文彬的医学著述不算多，但是20世纪50年代，他的医术和在教学方面的成就已经名重一时了。早在1949年，他就开展了泪囊、鼻腔造孔术，1983年又改进了对眼球内异物的X线定位诊断方法。1991年出版的

《中国当代医学家荟萃》第五卷这样评价他：

罗文彬非常重视培养人才，其教学特点是精心辅导加严格要求。他亲自主持制订了眼科住院医师3—5年的培训计划，对基础理论、基本检查、操作等项目提出了具体要求，明文规定学生必须先在尸体眼、动物眼或骨头上练好基本功后才能上手术台。多年来，凡是经过他培养的眼科医生，绝大多数基本功过硬，检查准确，手术细致，解决重大疑难问题思路广、能力强，他的学生遍布全国各地医院，截至1990年，仅四川省人民医院就有24名高级医师曾师从于他。

从50年代开始，罗文彬经常在农村开展防盲治盲工作，共开办基层眼科医务人员短训班11期，培养出高中级人员数百名。这批人已成为各基层医院的领导或业务骨干。他在华西协合大学医学院和成都医士学校、成都卫生学校授课时，其精辟的理论、深入浅出的讲解艺术，给学生们留下了深刻的印象。

罗成仁，1923年出生于四川省成都市，从石室高中毕业后考入了华西，1950年从华西协合大学医学院毕业，获纽约州立大学医学博士学位。据他晚年回忆："当年与他一起进入医科的新生有一百多人，到了第二学年，按学习成绩逐年淘汰，全班同学在第四学年后才基本稳定在30人左右。"

罗成仁毕业之后躬耕华西坝，一生从事眼科的医学教学与科研工作，从助教一直做到博士生导师，担任四川医学院附属医院眼科副主任、主任长达25年。

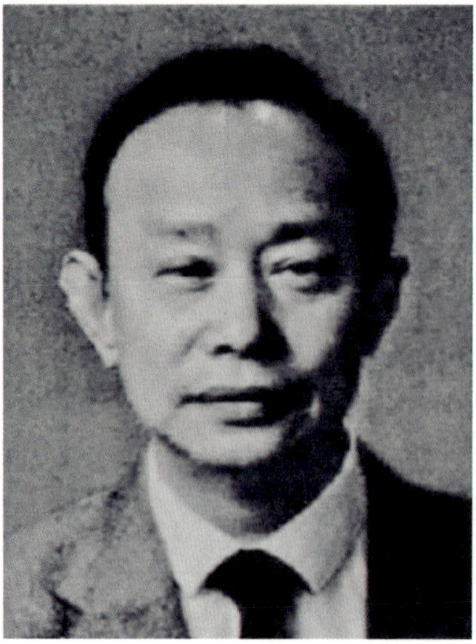

罗成仁

1983年，主持创立中华医学会眼科学分会的眼底病学组；1985年，主持创办《中华眼底病杂志》并任总编辑13年；担任《中华眼科学》分卷主编；1997年，任国家自然科学基金委员会生命科学部申请项目评议专家。主持分子生物学与遗传学等方向研究，以及对眼科肿瘤、代谢疾病、变性疾病的诊治，其科研成就先后9次获省级科技进步奖或国家级科技进步奖。这些成果提升了华西医院眼科专业的学术水平和声誉，促成了华西医院眼科重点学科的建立。历年发表医学论文百余篇。与北京医科大学（今北京大学医学部）李凤鸣教授合编了专著《眼的先天异常》；是我国第一版《眼科全书》的编委和该书第七分卷的主编。1996年，罗成仁获得美中眼科学会授予的“金钥匙奖”学术荣誉。

方谦逊祖籍福建省惠安县，出生在马来西亚霹雳州。他自幼聪慧过人，独立性强。16岁离家踏上漫漫求学路。曾先后在马来西亚的怡保、吉隆坡和中国厦门等地读书。1939年，18岁的方谦逊高中毕业，获英国剑桥中学毕业证书，因学业优异，同时获得了剑桥大学免试入学资格，但因家庭经济条件有限，他选择了回国深造。

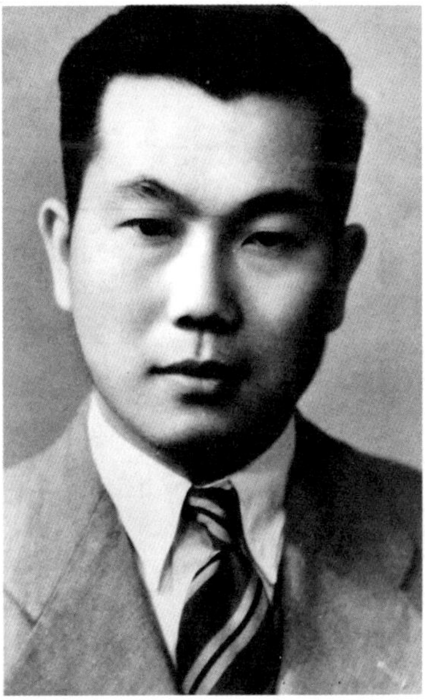
方谦逊（照片由方玲提供）

1940年，方谦逊考上了上海圣约翰大学医学院（现并入上海交通大学医学院）。一年后太平洋战争爆发，上海沦陷，他辗转来到成都，转入华西协合大学医学院就读。1947年毕业，获得美国纽约州立大学医学博士学位，留聘华西协合大学医学院眼科行医执教。

1954年之后，他担任华西眼科教研室副主任、主任20余年。

1973年，他多次接受中央保健局

的指派任务。

1978—1984年，他担任四川医学院附属医院副院长，兼任中华医学会眼科学分会全国委员、全国医用激光学会副主任委员等多项职务。

1984年，他被国务院学位委员会批准为博士生导师。指导、主持有关视光学、眼底病、眼肿瘤、青光眼、眼损伤等项目的研究生的培养和诊治工作。

方谦逊从医执教近半个世纪，1989年退休。他的渊博学识与智慧之光为中国眼科学界树立了榜样。他留给年轻医生的方氏箴言："当医生就不要怕麻烦，怕麻烦就不要当医生。"他曾总结自己的一生"是解决问题的人"。有人对此评价说：他从不坐而论道，空谈务虚，也从不怨天尤人，孤影自怜，他的高超医术即是在解决一个又一个问题中产生的。

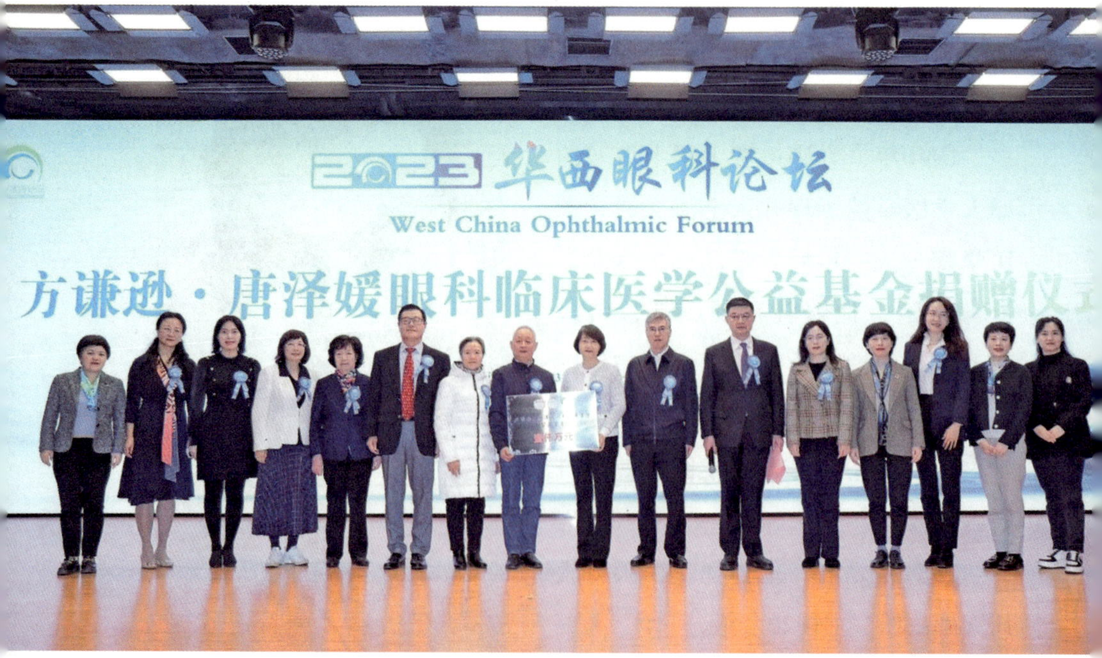

方谦逊·唐泽媛眼科临床医学会公益基金捐赠仪式

据他的儿女回忆，在生命的最后54小时，方谦逊已然在解决他生命中最后一个问题，笑谈病魔和生死。颇为神奇的是，他对自己的预期“留下身后光明，安详闭上眼睛”最终实现了。

2023年12月2日，四川大学华西医院举办方谦逊·唐泽媛眼科临床医学公益基金捐赠仪式。他们的子女向学校捐款1 000万元，用于助力华西眼科发展，并以此向父母致敬，向华西致敬。

四

四川耳鼻喉科双雄

1941年，中央大学医学院从三校联合医院独立出来，在成都正府街一间破旧学校创办新的医院——公立医院。这所医院后来发展为成都市第三人民医院[①]和四川省人民医院[②]，胡懋廉和姜泗长便分别是这两家医院耳鼻喉科的创始人。20世纪50年代初期，在中国高等学校院系调整的背景之下，成都的医学教育和医疗系统也在调整重组，有华西学术背景的医生成为各大医院的争抢对象。存仁医院的张羲易坐镇省医院，肖涤余先去到省医院，旋即又调到三医院重建该院的耳鼻喉科，他们与四川医学院附属医院的凌昌华、林代诚、徐丽蓉，以及蜀中耳鼻喉科的元老彭吉人一道，在中华人民共和国建立后，共同构筑成都耳鼻喉科学的天地。

① 成都市第三人民医院，简称“三医院”。

② 四川省人民医院，简称“省医院”。

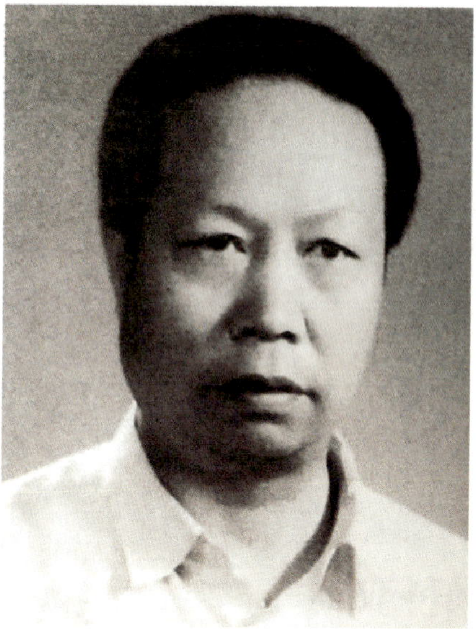
张羲易

张羲易是四川省新都县（今四川省成都市新都区）人，1944年6月毕业于华西协合大学医学院，同时获得纽约州立大学医学博士学位。毕业后即留在母校医学院，任助教、讲师、高级讲师，存仁医院住院医师、住院总医师及主治医师。1950年，转任川西医院主治医师。1952年，川西医院更名为“四川省人民医院”，张羲易调入四川省人民医院，历任该院耳鼻喉科主任、顾问、医院荣誉专家。

后人评价他：对技术精益求精，有强烈的钻研创新精神和丰富的临床经验，对耳鼻喉科疑难危重病例有很高的诊治水平。

早在1954年，他就首创上颌窦鼻腔吻合术并设计手术器械12件，其成果于1958年获卫生部技术革新奖状及奖章。1963年，他追踪观察300多例手术病人，得到新的数据，改进手术方法。同年，他还独创了歌唱者的发音训练及嗓音保护方法，通过40位演员为期4个月的实践，证明此方法有五大优点：第一、可以避免产生歌唱者的职业病，如：声带肥厚、声带小结等；第二，能增宽音域，用此方法训练后，原来不能发的高音或低音能发了；第三，喉部不疲劳；第四，适用于任何剧种；第五，可能治疗声带小结等病症。

这一方法在歌唱家中普遍应用，反响良好。有一位著名演员患声带疾患后，曾慕名专程到成都向张羲易求医。经近半年精心治疗，这位名演员成功登台演唱，并在万人演唱会上和数次电视采访中，对张羲易的医德和精湛技艺表示敬佩和感谢。此法成功之后，为众多歌唱家和歌星采用，张羲易因此在全国嗓音界享有很高的声望。

从医几十年来，他先后改进耳鼻喉科的手术方法及器械检查方法60多种，这些手术方法和器械检查方法的改进，极大提高了医疗数量和质量。在学术方面，他撰著了50万字的《耳鼻咽喉科疾病与治疗》一书，在国内有一定影响力，其中提及的方法广泛应用于临床，他由此荣获卫生部的奖章和奖状。

张羲易一贯注重培养学生，早在华西协合大学任教时，他平均每年培养实习医生50名，之后他领导主持四川省人民医院耳鼻喉科工作，更是悉心培养了一大批能解决疑难病例的业务骨干。他在教学中既严格又方法多变，他的学生大都既有理论高度又有扎实的基本功。

由于有很高的业界声望，张羲易曾担任中华医学会耳鼻喉科学分会常务委员等一系列职务。

肖涤余与张羲易同一年毕业，履历大致相同。

他1944年从华西协合大学医学院毕业后被母校留聘，任耳鼻喉科助教，不久即升任讲师。1948年7月，他转赴重庆大学医学院，任耳鼻喉科讲师兼该医学院附属沙磁医院（今重庆大学附属肿瘤医院）耳鼻喉科主任，一年之后返蓉。1950年1月，任川西医院耳鼻喉科主任，他重建了川西医院的耳鼻喉科，恢复了川西医院对耳鼻喉科常见病的治疗。1954年，四川省人民医院一分为二，一半医护人员留在青龙街的老医院，那里发展为如今的成都市第三人民医院，另一半人则去了位于青羊宫附近的四川省人民医院。

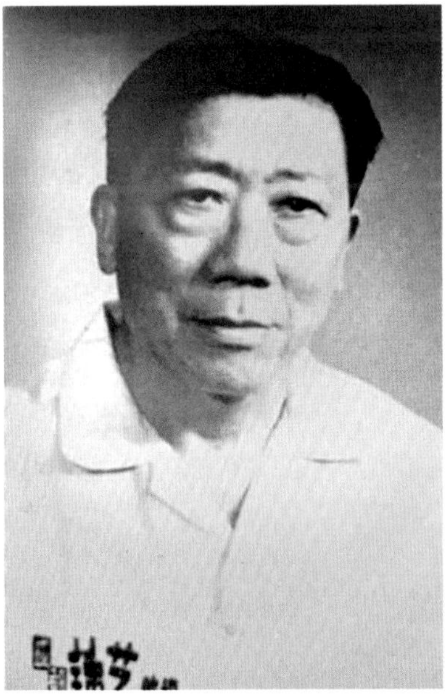

肖涤余

萧涤余留在了青龙街。在这里，他被委以重任，担任了的医务部主任和首任耳鼻喉科主任，成为成都市第三人民医院耳鼻喉科学的创始人和开拓者。

然而，他正欲大展宏图之时，1957年之后，他受到不公正的待遇，直到1978年才得以平反。1980年，他重新当选为三医院副院长，主持全院的医疗工作。

20世纪六七十年代，致死性的耳源性脑脓肿发病率非常高，除了通过神经外科进行开颅手术来治疗这类病症外，有效的治疗方法很少，因此，耳鼻喉科医生迫切需要开拓经耳的路径来治疗这类病症。他顶着巨大的政治压力，带领学生在尸体上反复琢磨解剖，于1964年率先在市级医院开展耳源性脑脓肿经乳突穿刺引流术。

这位存仁医院培养的四川耳鼻喉科学的知名临床专家，在平反之后再次显露出他的才华。1979年，他在成都率先开展了耳廓鳞癌切除及成形术和耳廓及中耳畸形成形术等一系列手术。1979年，他和赵希礼一起率先在全国开展同种异体巩膜移植鼓室成形术，该项技术获得四川省和成都市的科技进步奖，并在1986年的《新闻联播》上被予以报道。

1988年10月，报经成都市卫生局批准，73岁高龄的肖涤余正式退休，但他并没有离开医疗岗位，被成都市第三人民医院返聘后，他一直工作到1994年才告别了他50余年的医学生涯。

五

成长于存仁的四位齐鲁名医

除了前面详细介绍过的郎健寰，他来到存仁医院之前已是有一定影响的医生，曾在存仁医院工作的齐鲁大学医学院的稍年轻些的医生还有：孙鸿泉、王世勋、郑中立、迟汝澄。抗战胜利之后，四位在存仁医院孵化而出的齐鲁学子分别坐镇山东、天津、北京和军队卫生系统，取得的成就光彩夺目。

如前所述，孙鸿泉在中华人民共和国成立前已是声名赫赫的耳鼻喉科医生。1948年，由齐鲁大学保送，用美国医药援华会[①]的经费，孙鸿泉到美国留学。他心无旁骛，埋头苦读，先后在美国圣路易斯华盛顿大学医学院耳鼻喉科研究院和费城天普大学医学院杰克森内镜专科班学习，并以优异成绩毕业。1949年8月，他谢绝朋友的挽留，放弃优越的生活环境和工作条件，急切地踏上了回国的行程，他觉得饱受战争创伤的祖国更需要他。船到香港，“台湾当局”派原南京政府卫生署署长造访，力邀他去台湾。他严词以拒，登上了开回青岛的客轮。船抵青岛时，适逢中华人民共和国成立，孙鸿泉兴奋异常，从此全身心地迈上为建设中华人民共和国贡献一份力的征程。孙鸿泉是在国内最早开展内耳开窗术的专家之一，使患有耳硬化症的病人的听力得到明显改

① 英文名为 American Bureau for Medical Aid to China。该会由在美华侨和美国友好人士组成，以“人道至上”为信条，抗战期间为中国医疗提供了宝贵援助。

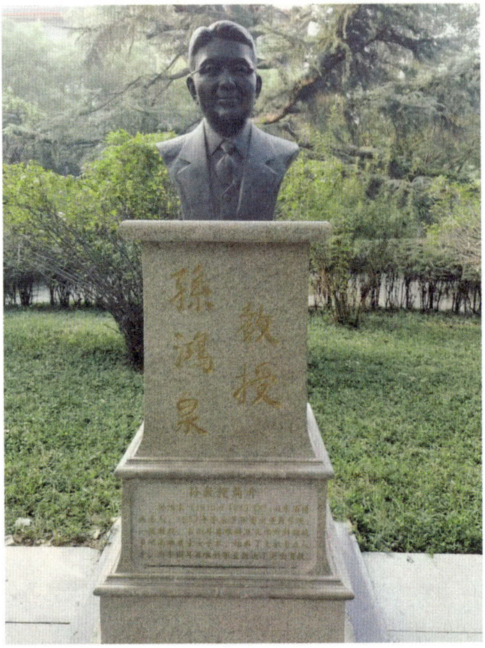

位于山东大学的孙鸿泉教授铜像

善。其后，他又首次将内耳开窗术用于治疗先天性耳畸形，取得一定效果。20世纪50年代后，他开展的手术主要有：经颅中窝行三叉神经感觉根切断术、鼻部脑膜脑膨出手术、舌癌切除术、下咽癌咽喉及颈食道切除一期咽喉颈食道切除裂层皮瓣整复术、中耳癌切除术、鼓室成形术及其改良术式、颈动脉体瘤切除术等手术。这些手术很多都是国内首创的或在国内较早开展的。

孙鸿泉一贯重视尸体解剖，在新技术开展前，他都要在尸体上先进行基本功训练，其娴熟的技术和对耳部解剖的熟练程度让人啧啧称奇。他也很重视对基础理论和应用技术的研究，早在1960年就建立了研究耳蜗解剖和生理的实验室，还首次成功进行了狗喉移植实验。

他不但在学术上倡导独立思考、勇于开拓创新，以至医术精湛，而且其高尚的医德医风也让他成为后辈们的楷模。他常说：“医生的手术刀可以救人，但在庸医手里会变成杀人屠刀，草菅人命。”每次手术他都严密地考虑术中可能发生的意外情况及相关对策，做出最妥善的手术方案，因而手术成功率很高。孙鸿泉性情谦逊，宽厚仁和，“毫不保守，无保留地将经验体会教给同事，将点滴知识技术奉献给社会和人民，为中国耳鼻喉科学事业作出巨大贡献，是这一事业的开创者和奠基人之一”，这是历史对他作出的中肯评价。

王世勋1931年进入齐鲁大学医学院，1938年毕业，获加拿大多伦多大学医学院医学博士学位。1938—1946年，历任联合医院眼耳鼻喉医院（存仁医院）眼耳鼻喉科医师、主治医师兼讲师；齐鲁大学医学院耳鼻喉科代理主任。在耳鼻喉科前辈胡懋廉、郎健寰等教授的严格要求下，他不仅学到了更多的临床知识，也练就了自己严谨、扎实、随机应变治疗病人的能力。他曾回忆道：

抗日战争胜利后，1946年随学校自成都迁返济南，途中受解放战争影响绕道天津，恰逢天津中央医院[①]筹建，在中央医院院长陈崇寿的挽留下我再次放弃了出国和个人开业的打算，全力投入了科主任职务。当时我年富力强，踌躇满志，很快就将耳鼻喉科全面手术业务开展起来，特别是中耳乳突手术、鼻窦手术、气管食道诊查窥镜手术等，使天津中央医院耳鼻喉科在天津，取得了领先地位。

1949年后，王世勋仍任天津中央医院耳鼻喉科主任。1952年，天津医学院成立后，他建立了耳鼻喉科教研室并任主任，二级教授。

医学史如此叙写王世勋的成就：

他善于吸收新知识，在国内首创鼻咽腔置镭，1942—1944年共治疗36例鼻咽部肿瘤，随访观察最长者达25年。1950年创用鸦胆子油治疗喉乳头状瘤，取得良好效果。

他对罕见的疑难绝症一直是知难而进，救

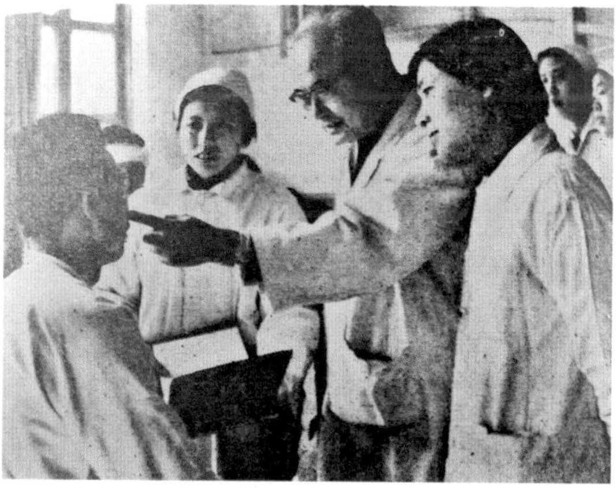

王世勋在教学查房

① 后改名“天津总医院”“天津医学院附属医院”，今名“天津医科大学总医院”。

治了不少已被宣判为不治之症的病人。在他70岁高龄之年，亲自为一女孩的颞部巨大肿瘤作手术，挽救了她的生命。1953年他为一刚出生的男婴成功地切除了咽部、鼻腔内巨大的寄生胎，这在国内为首创。患儿术后恢复发育良好，随访至中学毕业参加工作，这样长期的随访国内也屈指可数。①

迟汝澄1941年毕业于华西坝上的齐鲁大学医学院，获加拿大多伦多大学医学博士学位。毕业后应征于中国红十字会西北第一教导大队，担任外科和骨科医生兼外科进修班解剖生理学教员。

1943年，迟汝澄再次来到华西坝，在存仁医院进修，一年后返陕，任汉中、西安总医院耳鼻喉科主任、教授，后调入中国人民解放军第四军医大学，先后担任该校第一附属医院、第二附属医院耳鼻喉科主任、教授、学术委员会常委，第二附属医院副院长，1989年退休。他曾是中国人民解放军总后勤部②卫生部科技委员会委员、全军科学委员会耳鼻喉科专业组副组长。

迟汝澄的医学成就被有关史书记录：

上世纪50年代初，为了克服耳鼻喉深在腔洞内的细微结构不易示教的困难，他创制了示教额镜、额灯和咽鼓管听诊示教器、大型成套教学模型，制作了大量教学图表和幻灯片。改进了乳突根治术，开展了鼓室成形显微手术，同时在内耳开窗术之外，还开展了镫骨手术和面神经移植和吻合术等。上世纪60年代初，对炮兵、织布工、金属结构厂工人的爆震和噪声性聋的防治和耳塞防护器进行了研究。采用鼓室神经丛切断术治疗耳源性眩晕。为了开展鼓室显微手术，他曾与西北光学仪器厂合作试制了双目放大镜，并自己动手制造了手术显微器械。

上世纪70年代以来，他系统研究了喉气管外伤愈合的基础理论和后

① 赵建国.中国现代医学发展史·天津篇[M].上海：上海科学技术文献出版社，2021：125-126.
② 2016年，中国人民解放军总后勤部改编为中央军委后勤保障部。

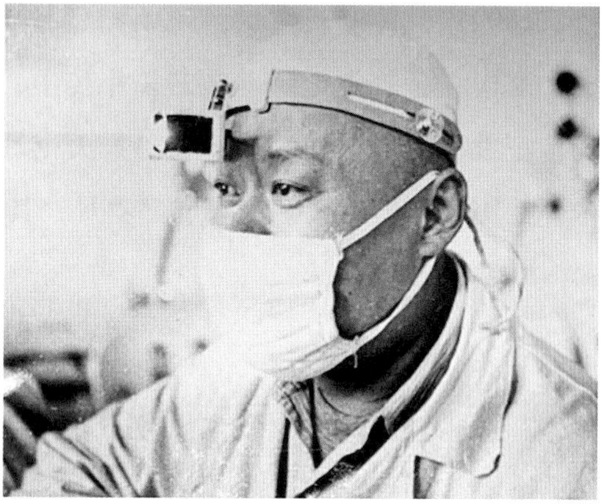
迟汝澄教授为患者诊疗

遗瘢痕性狭窄、食道气管瘘、颈部气管大面积缺损的修复和成形术。在国内首次成功地利用硅橡胶“T”形管修复和重建气道，治愈了200多例国内外患者，经长期随访，疗效巩固可靠。特别是一例华裔新加坡患者郑女士，在新加坡曾六次手术并经美国专家采用最新手术方式治疗均告失败，经迟汝澄教授手术后，解除了她失声18年的痛苦，恢复了说话的功能。在上世纪80年代，他还开展了眼震电图、导抗测听、听性脑干反应等前庭和耳蜗功能等先进检查和诊断方法的研究。

郑中立1934年考入齐鲁大学医学院。1937年11月随校到达成都华西坝与华西学生一起上课。1940年在存仁医院开始临床实习，1941年夏毕业，同时获得加拿大多伦多大学博士学位。毕业后被存仁医院留聘，1944年开始担任耳鼻喉科住院总医师。抗战结束后，他没有随齐鲁大学医学院回迁山东，而是留在了成都继续行医，在中华人民共和国成立前夕，他还曾一度担任存仁医院的副院长。

从1950年起，郑中立受聘于北京大学医学院，从20世纪60年代开始，长期担任该院耳鼻喉科主任，培养了大量耳鼻喉科人才，在专业方面也取得不菲的成就，是学界公认的临床医学家，曾主编权威的《耳鼻咽喉科学诊断学》和《耳鼻咽喉科治疗学》，他在头颈肿瘤和喉气管狭窄诊疗方面有着开创性的研究成果，为保全喉功能的咽喉肿瘤外科的发展做出了原创性的贡献。他是中华医学会耳鼻咽喉头颈外科学分会和《中华耳鼻咽喉头颈外科杂志》的主要奠基人之一。

1992年，姜泗长主编的《中国耳鼻咽喉科学史》为32位医师列传垂史，郑中立是其中之一。在32篇小传中，郑中立的传记比较特别，别人的传记都由他人撰写，他却自己操刀书写他的医学经历。在不长的小传中，他用了一半的文字记录成都岁月，其中叙述道：

我名郑中立，1915年12月生，河北省永清人。1934年考入济南齐鲁大学医学院。1937年夏，卢沟桥事变发生，在“国破山河在”的逆境中，从泰山脚下流亡到岷江之边。我跟随高年级同学和几位老师奔向四川。好不容易经汉口乘船上溯长江，再从重庆乘汽车赴成都，同行38人终于在十一月间到达。

华西大学对我们这批流亡学子倍加慰问，安排与华西的同学一起上课。不久又有一批中央大学医学院的师生到达，于是成立了华西、齐鲁、中央三大学联合医学院。当年在成都的耳鼻咽喉科前辈有胡懋廉、郎健寰、彭吉人、王立础、孙鸿泉、姜泗长、王世勋等，他们的治学精神对我也有很深的影响。

1940年开始临床实习，因为住在医院内，自然是24小时值班，随叫随到，能及时检查病人，对病情的发展变化也能深入了解，并随时得到上级医师的指导，结合书本知识进一步巩固学习成果。形成了我在临床实践中系统观察、认真思考、不断总结的好习惯。

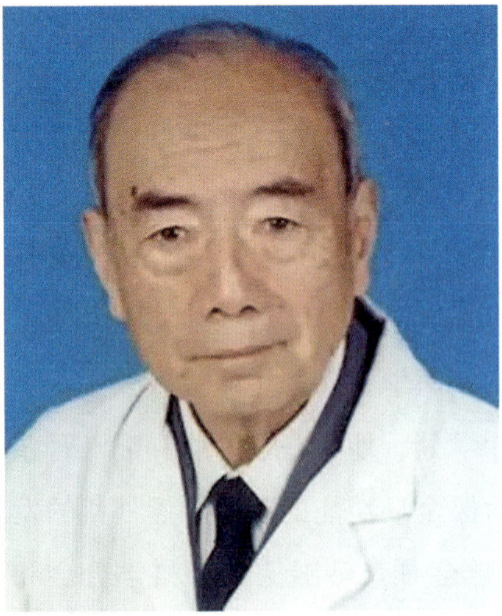
郑中立

值得一叙的是，郑中立在存仁医院与眼科医生、成都妹子李凤鸣擦出了爱情火花，此后他们从成都到北京，从存仁医院到北京大学医学院，伉俪携手，共度一生。大医存仁，“仁者寿”！2019年2月9日，郑中立仙逝。他的夫人，著名的眼科专家李凤鸣也于一个多月后的3月23日逝世。这对传奇的世纪夫妻均以104岁之寿携手见证了中国眼耳鼻喉科一个世纪的发展。

在他的讣告中有这么一句话：“他曾于1982年赴美国芝加哥眼耳鼻咽喉医院参观学习，为我国耳鼻咽喉科专业与国际接轨奠定了基础。”

回顾中国现代医学的历史，耳鼻喉科学从20世纪初期北京协和的邓乐普等外籍医师发轫，到20世纪50年代，几十年间，学科建设无不与国外前沿医学相随相伴，曾经的存仁医生大部分都有国外留学的经历，当时间来到20世纪80年代初，郑中立的美国之行成为重新接轨之行。

在耳鼻喉科学中，杰出的医学家郑中立、迟汝澄、孙鸿泉、王世勋以自己高超的医术惠及大众，使现代医学薪火不灭。

六

中国头颈外科的两面旗帜

与现代科学各学科分支不断细化的发展同步，现代医学的五官科（眼耳鼻喉科）逐渐分化为眼科和耳鼻喉科，又从耳鼻喉科发展到现在的耳鼻咽喉头颈外科。无论学科名字如何变化，头颈外科一直是耳鼻喉学科中重要的内涵之一。哈献文和王天铎就是全国头颈外科的名医圣手。

哈献文和王天铎都是承先启后的医学家，他们的医学生涯有着诸多学科第一。哈献文是中国肿瘤外科学的奠基人之一，王天铎是享誉全国以至有国际声誉的医学家。

哈献文（1921—2022），湖北武汉人，原本是燕京大学理学院医预

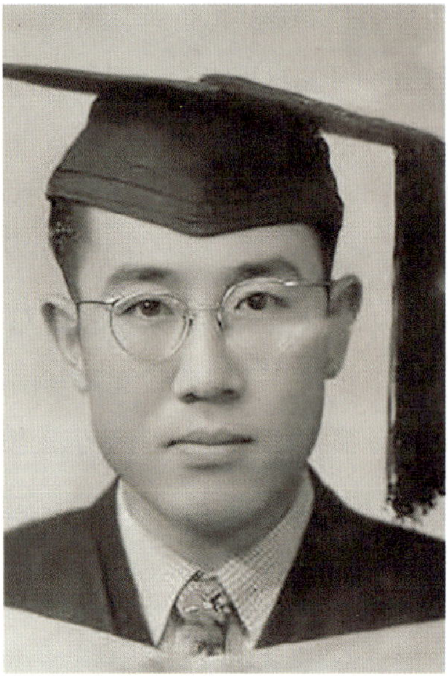
哈献文毕业照（四川大学档案馆提供）

系学生，1944年转入华西就读，是华西协合大学医科1949年第35届毕业生，获医学博士及纽约州立大学博士学位。之后历任北京协和医学院、中国人民解放军总后勤部和平医院①、中国医学科学院②研究员，中国医学科学院/北京协和医学院肿瘤医院肿瘤研究所副所（院）长、头颈外科主任。

哈献文擅长耳鼻喉科、整形外科和头颈外科。1959年，他在中国医学科学院/北京协和医学院肿瘤医院率先创建我国头颈肿瘤外科专业。哈献文在头颈肿瘤外科是传奇般的存在。

坊间流传着他济世救人的医学故事。

一次，一个20来岁、刚订婚的姑娘患腮腺鳞癌入院，但怕手术毁容，不愿手术。他了解情况后，动员男方做出爱心永不变的承诺，手术中又打破切除面部神经的常规方法，根据病变部位和范围，尽量减少创伤，保留面部神经，再辅以术后治疗。治疗非常成功，之后30多年，患者一直过着美满的家庭生活。

他曾冒着风险，率先在国内开展了上下颌骨同时切除，经翼颌窝处理后壁的扩大上颌窦癌根治术；他一贯坚持对癌症晚期病人不轻易放弃的原则，首创颞浅动脉逆行插管化疗，使肿瘤晚期的病人延长了生命。

1963年，一位患晚期颈段食道癌的病人，食道已全梗阻，许多天滴

① 1957年，中国人民解放军总后勤部将总后勤部和平医院与北京协和医院整形外科合并为中国人民解放军整形外科医院。

② 中国医学科学院/北京协和医学院自1957年起实行院校合一的管理体制。

水不能进。他在内窥镜下，把一根塑料管经肿瘤插入胃内，每日滴入牛奶和饭。15天后，病人的身体情况明显好转，他为病人进行了下咽、喉、颈段食道切除及淋巴结清扫术，再用胃代食道与口咽吻合，使这位病人又活了6年。

在摸索光动力学疗法（PDT）的适应证方面，他和金懋林等许多学者均尝试食道癌PDT治疗。在20世纪的80年代和90年代，开展了HpD[①]-PDT治疗食道癌、贲门癌的临床研究工作，使早期食道癌病人可以获得根治，中、晚期癌病人可以解除或缓解梗阻，提高了病人的生存质量，延长了他们的生命，效果显著。该研究成果获1986年卫生部甲级科技进步奖。

20世纪70年代后期，哈献文在西北巡回医疗时脑部受伤，因后遗症不能继续从事手术，他遂转向激光研究。

1980年，他在国内首先引进激光动力，开展激光动力治疗恶性肿瘤的研究，并在全国范围内开展了协作攻关，内容涵盖了光敏剂、激光器、临床应用及基础研究等各个重要方面。短短数年间，就成功研发国产的光敏剂血卟啉衍生物，首创或首先报道了卟啉类新光敏剂PsD-007和血卟啉单甲醚、蚕沙叶绿素衍生物CPD4及竹红菌素等光敏剂，研制成功多种与国际发展同步的激光光源，使我国成为当时世界上收治病例和治疗病种最多的国家。

王天铎的故事同样精彩，有一篇报道叙述说：

1973年，王天铎为一位喉癌病人切除了肿瘤，保留了部分喉头，取得了成功，成为我国做保留喉部分手术的第一人。接着，他又为几位病人做了喉半切除、次全切除，扩大次全切除手术，都获得了成功。1975年3月，他为一位不能保留喉的病人做了气管咽吻合术，将其喉切除后，把气管拉至咽部，吻合成“新喉”。病人在很短时间里，恢复了喉的部

① 一种光敏剂。

分功能。接受过手术的滨州人刘洪喜术后正常生活了很多年。这是我国第一例全喉切除气管咽吻合喉功能重建手术。

1978年3月11日，王天铎又为43岁的东平农民刘志金做了喉咽癌切除喉功能重建手术。因为下咽在喉的后部，因此手术更复杂。这种下咽癌曾被许多国外专家认为应做下咽及喉全切除手术。刘志金是在被多家国内大医院拒绝为其手术后找到王天铎的，王天铎将其喉、下咽全切除，将喉的正常部分保留下来进行了重建。术后，病人喉的大部分功能恢复如常。接下来，王天铎尝试着用更多方法使手术趋于完善。用皮瓣整复咽喉，使喉功能部分恢复或全部恢复，病人出院时都能讲话，吃东西不呛不咳，绝大部分病人能拔掉颈前的气管套管，用鼻子和嘴呼吸。如果病变范围大，喉切掉得多，就用颈部皮瓣和肩胸皮瓣一期整复咽喉，手术一次完成。

王天铎是山东泰安人，在有关他生平文字的公开报道中，他是华西医学历史的“失踪者”，好在原始档案记录了他的华西踪迹。四川大学档案馆保管的华西协合大学全宗C.JX.CJD-401卷和247卷保存了他在华西协合大学读书的信息。1946年度的学生成绩记录表显示：王天铎，学号4181。在学生履历表上，他的名字也赫然在列，登记日期在同年9月。

王天铎是1943年考入齐鲁大学的，后随齐鲁大学内迁就读于华西坝“五大学”，同时为华西协合大学医学院借读生，抗战胜利随母校返回原籍后他还是在读生，直到1950年修完所有课程毕业。

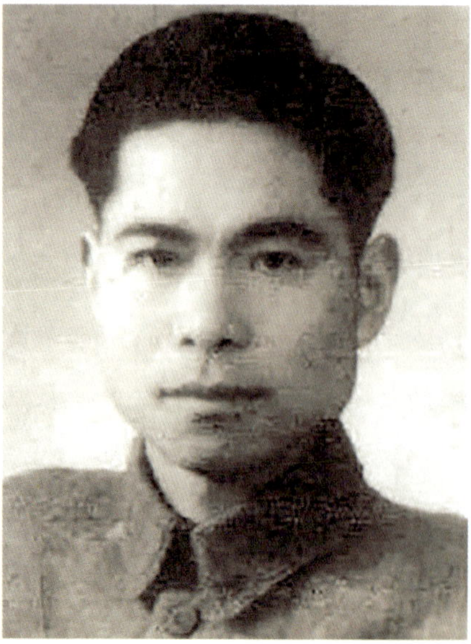
王天铎

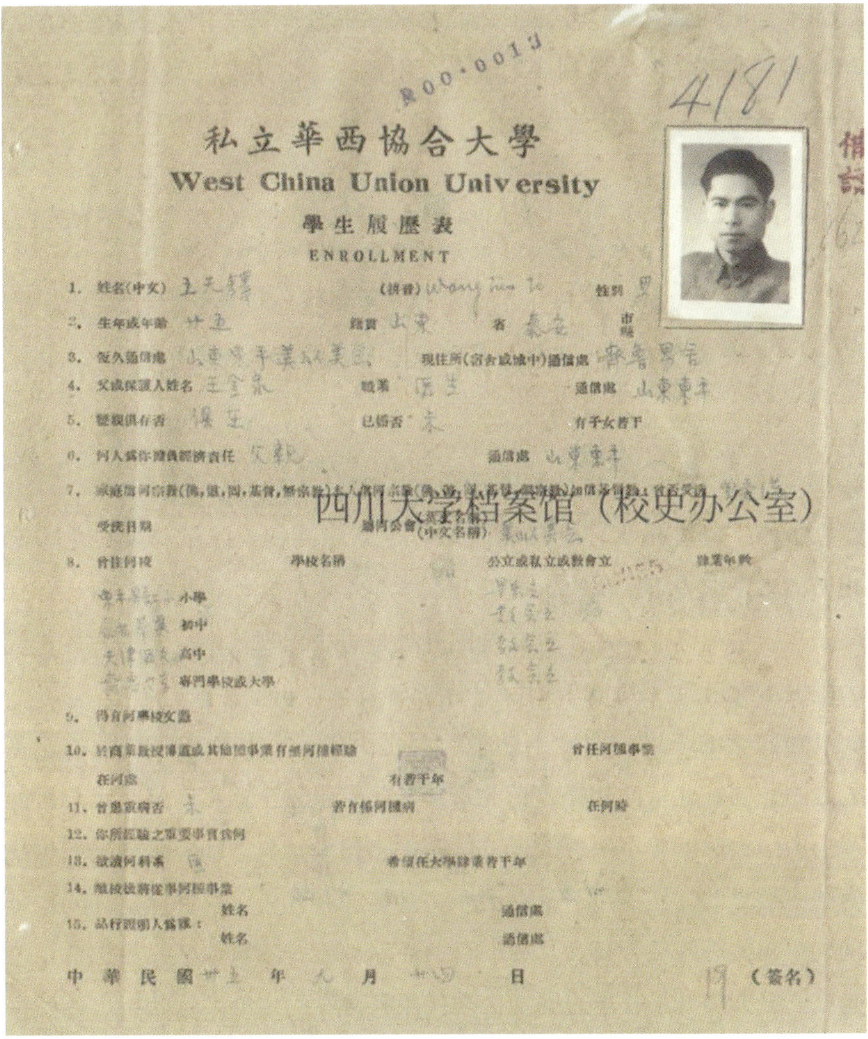
私立華西協合大學
West China Union University
學生履歷表
ENROLLMENT
1. 姓名(中文) 王天鐸 (拼音) Wang Tien To 性別 男
2. 生年或年齡 廿五 籍貫 山東 省 泰安 市/縣
3. 永久通信處 現住所(宿舍或城中)通信處
4. 父或保護人姓名 王金泉 職業 医生 通信處 山東東平
5. 雙親俱存否 俱在 已婚否 未 有子女若干
6. 何人為你擔負經濟責任 父親 通信處 山東東平
7. 家庭屬何宗教
受洗日期 屬何公會
8. 曾往何校 學校名稱 公立或私立或教會立 肄業年數
小學
初中
高中
專門學校或大學
9. 得有何學校文憑
10. 於商業教授傳道或其他職事業有無何種經驗 曾任何種事業
在何處 有若干年
11. 曾患重病否 未 若有係何種病 在何時
12. 你所經驗之重要事實若何
13. 欲讀何科系 医 希望在大學肄業若干年
14. 離校後將從事何種事業
15. 品行證明人姓名： 姓名 通信處
姓名 通信處
中華民國 卅五 年 九 月 十四 日 （簽名）

王天铎的学生履历表（四川大学档案馆提供）

出色的业绩让王天铎成为山东省第一位耳鼻喉科学的博士研究生导师，他被誉为喉功能保留和重建技术的开创者，全国头颈外科的一面旗帜。

从1975年王天铎率先在全国开展全喉切除气管咽吻合喉功能重建术和喉次全切除及扩大一期颈部皮瓣整复术开始，到1998年，他又率先开展面中部掀翻术治疗累及颞下窝的鼻咽纤维血管瘤及上颌骨截除术的23年时间中，他在该学科创造了十多个中国第一，其成就令人叹为观止，足可辑录为一册“王天铎医学第一编年表”。

七 眼科“陈门”，存仁高徒

眼科宗师陈耀真在存仁医院培养了众多高徒，除了与他一生琴瑟相谐的弟子兼爱妻毛文书，另外几名学生李凤鸣、胡铮、徐尚贤、孙桂毓、徐志章离开成都后，也在全国继续推进中国现代眼科学的发展，成为中国本土第二代杰出的现代眼科学家。

在北京的李凤鸣巾帼不让须眉，是中华人民共和国眼科学的奠基人之一；同在北京的胡铮领衔北京协和医院眼科学；在广州军区总医院（今中国人民解放军南部战区总医院），徐尚贤与老师陈耀真夫妇构成南国眼科学的“铁三角”；在山东，孙桂毓和存仁医院的同事孙鸿泉分别领军齐鲁医院的眼科和耳鼻喉科；在新疆维吾尔自治区，徐志章筚路蓝缕，极大提升了我国边疆地区现代眼科医学的水准。这几位出色的存仁医生，他们的学术底色都离不开华西坝的濡染。

1941年，成都妹子李凤鸣毕业于华西协合大学医学院，获医学博士学位。毕业后留校，任存仁医院眼科住院医师、住院总医师、主治医师、讲师。

1947年赴英国伦敦大学皇家眼科研究所留学，获伦敦眼内科、外科专科学位（D.O.M.S.London）。1950年初，李凤鸣留学回国，20世纪五六十年代，李凤鸣着力于农村防盲治盲工作，为北京郊区40万农民防治沙眼做出了贡献。20世纪六七十年代，她对我国13个省、市有关厂矿的化学、物理因素所致职业性眼病进行了流行病学、临床医学及毒理学研究，发表了多篇有创见性的学术论文。她所研制的眼职业病诊断及防治标准，被审定为国家标准并颁布实施。她还协助创建了中华医学会眼科学分会职业眼病与眼外伤学术委员会及《中华眼外伤职业眼病杂志》。

除了防盲治盲工作上的成就，李凤鸣还有两个重要医学成就，一是编纂《眼科全书》，二是协助创建北京医科大学眼科中心（今北京大学眼科中心）。

1965年，她用了八年时间组织的全国140多名眼科学家，开始编纂我国第一部《眼科全书》。该书有560余万字，荟萃了我国当时眼科医疗和科研的新成就，吸纳了国际眼科学的新进展，反映了当时眼科学的概貌。这部皇皇巨著，汇集了我国眼科学界几代人的共同心愿，也是几代眼科学人共同的结晶。《眼科全书》在1996年出版，1997年获卫生部科技成果一等奖。

李凤鸣为之奋斗的另一项医学工程是提议创建北京医科大学眼科中心。多年来她在国内、国外四处奔走，寻求支持与赞助，亲自推荐了世界著名眼科专家曹安民教授来北京出任中心主任。

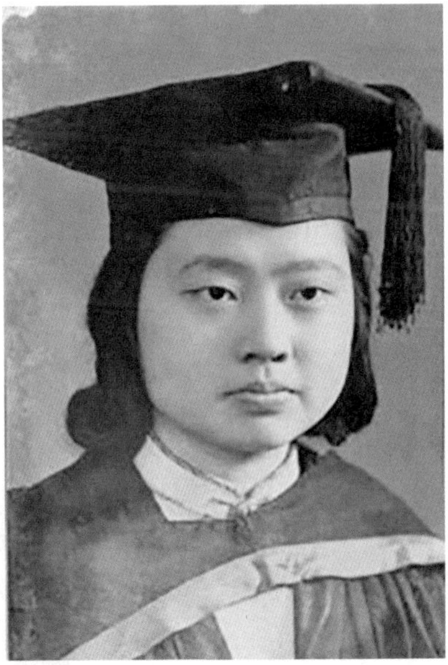

李凤鸣在华西协合大学的毕业照（四川大学档案馆提供）

李凤鸣历任北京医学院附属医院（今北京大学第一医院）副教授，北京医学院第三医院眼科教授、科主任；北京医科大学学术委员会委员、校务委员会委员；《中华眼科杂志》副主编；中华医学会眼科学分会主任委员、名誉主任委员；《美国医学会眼科杂志》（中文版）主编，美国伊利诺伊大学客座教授等。半个世纪以来，李凤鸣从事眼科临床、眼科病理、眼胚胎学的科学研究及教学工作，是我国著名眼科学家、眼科病理学家、医学教育家。

2016年，李凤鸣被授予“中华眼科终身成就奖”，以表彰她长期以来对中国眼科事业做出的杰出贡献。

说起因存仁联姻的，最有名的除了皆为眼科医生的陈耀真、毛文书夫妇，就是眼科的李凤鸣和耳鼻喉科的郑中立伉俪。他们毕业后一起离开存仁医院来到北京，分别在北京医学院耳鼻咽喉头颈外科和眼科躬耕，他们都在自己的领域内成绩卓著，硕果累累。2019年初春，郑中立和李凤鸣先后在104岁高龄时仙逝。

云南昆明人胡铮的求学之路并不平坦，他原本就读于东吴大学，后来几经波折，转至华西协合大学医学院就读，并于1944年获得了医学博士学位。毕业后历任华西协合大学医学院助教、讲师。1950年，他来到名医云集的北京协和医院工作，从眼科副教授做起，历任教授，眼科副主任、主任，中国医学科学院眼科研究中心主任、名誉主任。

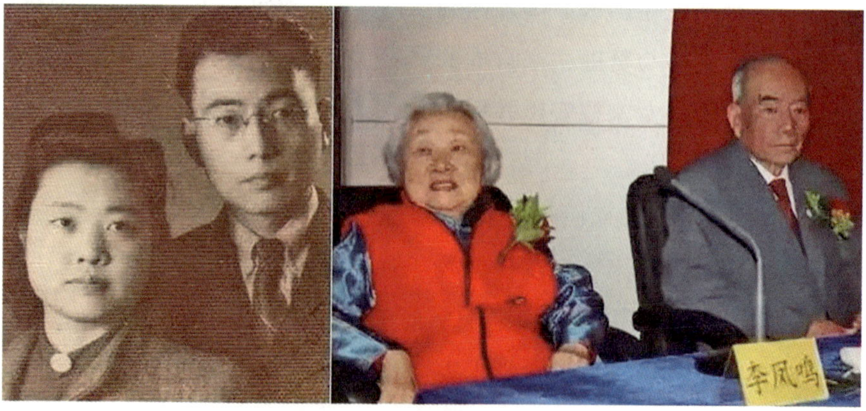

李凤鸣和郑中立夫妇在青年时期和老年时期的合影

早在20世纪60年代初，胡铮就深入农村开展沙眼的防治工作。20世纪80年代初期，他为摸清我国眼科发展的现状，组织和实施了盲和视觉损伤的流行病学研究。他在北京郊区建立了防盲基地，数十年来奔波在防盲治盲的第一线。1984年，在他的推动下，成立了全国防盲技术指导组，并担任全国防盲技术指导组副组长，参与制定国家防盲治盲规划，并多次在国际防盲讲坛上介绍我国的防盲治盲情况。

胡铮的努力让他获得了国际声誉，他曾担任国际防盲协会委员、国际海伦凯勒防盲协会委员等职务，并推动第六次国际防盲协会全体大会在北京召开。鉴于其对防盲事业的杰出贡献，他获得了国际防盲协会颁发的“防盲事业终身成就奖”，为我国防盲事业赢得了国际眼科学界的广泛支持。

对于执掌闻名遐迩的北京协和医院眼科的胡铮，有文献介绍道：

> 他长期主持北京协和医院眼科工作，对其眼科的重建和发展做出了巨大贡献。多年来致力于青光眼的临床研究，积累了丰富的经验，于1958年创建了青光眼专业组，并且在他的不断努力下，中国医学科学院眼科研究中心于1984年经上级批准建立。

胡铮担任过中华医学会眼科学分会副主任委员、名誉顾问，《中华眼科杂志》总编辑，《国外医学眼科学分册》[1]副主编，*African-Asian Journal of Ophthalmology*中国地区编委等多项职务。

胡铮非常重视眼科教育及对年轻医师的培养工作，对学生非常严格。他的学生张丹青在在职考研中，虽然某一科的成绩差了几分，但总分是同类考生中的第一。其他科室里，总分比他低的人都被录取了，但眼科的胡铮却坚持不让自己的学生过关。考上研究生后，张丹青深切体会到了老师的良苦用心，来自老师的心意鞭策他读到博士再进入博士后流动站。

① 2006年变更刊名为《国际眼科纵览》。

严格之外，胡铮又是和蔼的，他的学生回忆说：

眼科的进修医师很多，既有从大医院来的，也有来自基层的，基础和水平也各不相同。胡老对大家既一视同仁，又能照顾到进修医师的各自需求，为我国培养了大量高水平的眼科医师。当他在门诊看到比较特殊的病人时，在不给病人增加太大负担的情况下，尽可能地让大家看一看，还抽时间给我们讲解。不管哪位医师遇到疑难病症，随时可请胡老帮忙。他亲自主持编印了眼科讲义，发给大家学习、组织科里的骨干医师给大家讲课。胡老还经常和我们一起讨论病例，到病案室查病案，组织学英语，读英文专业杂志。他鼓励我有时间常去图书馆，多读英文的眼科书籍和杂志，既要浏览也要精读。他经常说“读万卷书，行千里路，买书不穷，卖书不富。”

改革开放之后，中国第一个眼科学博士即出自胡铮麾下。他在80多岁高龄时，仍然亲自参与制订住院医师培训计划，并亲自授课。直至他逝世的前一天，他还在参加研究生录取考察。

远在新疆的徐志章与存仁医生同频共振。

徐志章出生于浙江宁波。抗战期间，刚入校不久的他随齐鲁大学医学院内迁成都，转入华西协合大学医学院学习。学习期间，他不幸患上在当时被视为顽疾的肺结核，一时贫困交加，被迫休学。好在他的英语口语已相当流利，被介绍到飞虎队当口语翻译，获取到一定的报酬，度过了那段艰难岁月。

病愈后，徐志章立即返回华西继续学业，于1950年毕业，获美国纽约州立大学医学博士学位。由于成绩优异，他曾被陈耀真和毛文书点名留校，任华西眼科学教研室助教兼附属医院眼科住院医师，1953年，被破格晋升为主治医师。

1956年，风华正茂的徐志章被卫生部指名调入新疆医学院（今新疆医科大学）。在当时医疗资源极其匮乏的新疆地区，他创建了眼科教研室和附属医院眼科，同时担任了教研室主任和附属医院眼科主任，成为新疆现代眼科学的奠基人。

在20世纪五六十年代，他不断深入农村、牧区、山区、厂矿防盲治盲，曾多次带领医疗队到四川、西藏、新疆塔什库尔干等缺医少药的艰苦农牧区、兵团农场，克服语言障碍，进行大样本的眼病调查和防治工作，推动基层眼病防治工作的开展。

徐志章率先在新疆开展了角膜移植术（12例病人均获得成功，病人的最高视力达1.0），以及对视网膜脱落、青光眼、白内障等常见疾病的手术治疗，还开展了眶内肿瘤摘除、泪囊鼻腔吻合术、眼内异物定位摘除术、斜视矫正术等。在繁忙的医疗工作中，他还要指导自治区、军区、兵团及各地州、县医院开展眼科工作。

“文化大革命”期间，徐志章被下放到农村。他在农村仍然孜孜不倦地坚持钻研业务知识，为基层眼病患者送去了高水准的医疗服务。20世纪70年代，他是引进脉络膜部分切除活检术的国内第一人，该技术受到了眼科同道的极大关注和好评。在艰苦的条件中，他曾自编教材和教案，自己设计制作教具。如：眼病模型、模型眼及各科教学挂图等等，且开办过多期眼科进修班。

徐志章临床经验丰富，常常在教学查房时，结合病人实际现场施教，使青年医生受益很大。他的学生遍布国内，其中包括了维吾尔族、锡伯族、塔塔尔族、哈萨克族、蒙古族、乌孜别克族、回族等民族的第一代眼科医生，不少人已成为当今的知名专家和眼科骨干。

1983年，他被中华医学会选派为代表团成员负责人，出席第九届亚太眼科年会；1988年，被特邀参加在香港举办的国际临床眼科学术会议和郑州国际眼外伤学术会议。

许尚贤是广东省开平县（今广东省开平市）人，1940年毕业于中央陆军军医学校大学部，1941年慕名进入存仁医院，在陈耀真门下进修眼科。由于刻苦勤奋，他深得陈耀真器重。进修完毕，即被聘任为存仁医院眼科住院医师。在此期间，他在《中华医学杂志》中、外文版及其他医学杂志发表多篇论文，其中一篇与眼部万氏裂头幼虫病有关。文中所讲的病例是继外国人在我国发现该病之后的第2例，因此该文颇受中外眼科学者重视，被以后国内外有关该病的文章多次引用。

1946年春，他赴美国深造，先后到过芝加哥、纽约、旧金山，并在乔治·华盛顿大学眼科参观、学习和进修。1947年年底回国后，任联勤广州总医院（今中国人民解放军南部战区总医院）眼科主任，广东光华医学院[①]眼科教授，并兼任广州中央医院（今广东省人民医院）眼科主任及两广浸会医院（今中国人民解放军第四二一医院）特约医师。

1949年10月，他担任广州军区总医院（今中国人民解放军南部战区总医院）眼科主任，时间长达30余年。还曾任广东光华医学院眼科教授，他在军队医院与光华医学院培养出来的学生中，许多人早已成为军内外眼科专业的重要骨干。

许尚贤是中国眼部整形先驱。他临床经验丰富，擅长总结，曾在中外文医学杂志发表30多篇论文。1952年发表的《视神经撕脱》被英国 Duke – Elder 编著的《眼科学》第6卷《眼外伤》引用，作为该类眼伤原因的佐证。另一篇《中国人正常眼球突出度之测定》一文，是许尚贤根据在大量军民及中小学与幼儿园学生体检中测量的正常眼球突出的度数等数据后写出的。权威的《眼科学》一书将之编入《我国人眼科正常值》章内，作为日常诊疗及有关科研工作的参阅数据。1979年，在对越自卫反击战中，他到广西前线参加眼部战伤的救护工作。战后完成的《对越自卫反击战广西方向眼部战伤总结》，是现代战争眼部创伤的重要医学史料。

---

① 1908年，广东光华医学堂在广州创办，后来发展为广东光华医学院。1953年至1954年，中山大学医学院、岭南大学医学院和广东光华医学院先后合并组成华南医学院。1957年为纪念孙中山先生，华南医学院被命名为“中山医学院”，1985年改建中山医科大学。2001年中山医科大学与中山大学合并为现中山大学。

在长期的医疗实践中，许尚贤积累了丰富的眼科治疗经验，他利用整形技术修复各种眼部创伤造成的眼部畸形，得到国内同行的一致赞许。他1960年编著的《眼部成形术》是我国第一部眼部整形美容外科专著，由此奠定了他在此学科的先驱地位。

孙桂毓祖籍山东掖县（今山东省莱州市），1916年，他出生于海参崴。1938年，在抗战烽火中，于上海沪江大学[①]念了一年多预科的孙桂毓流亡到成都，就读于华西坝"五大学"的齐鲁大学。失去父母庇护的他，靠姐姐的资助和勤工俭学继续学业。每年暑假，他都要去四川峨眉山避暑山庄，在山庄的网球场当球童，捡球、画线、替人跑腿。为了省钱，他经常一天三顿吃土豆，以至于后来一看见土豆就恶心。1946年毕业时，班里只剩下了他和另外8名同学，其他同学因难以完成学业而被淘汰。凭着自己坚韧不拔的毅力，孙桂毓得以度过了大学生涯，并最终获得齐鲁大学医学院医学博士学位。

毕业之后，孙桂毓留在了华西坝，担任存仁医院住院医师，之后前往上海中美医院［今海军军医大学第二附属医院（上海长征医院）］短暂工作，复往南京，担任南京国立中央医院眼科主治医师。1948年，他远赴伦敦大学眼科研究所进修，毕业时参加英国皇家医学会考试，取得专业学位后，曾任英国利物浦大学医院眼科助教，布拉克普尔维多利亚医院眼科住院医师。

1951年7月，孙桂毓怀着满腔热情回到故乡建设祖国。回国后，历任济南齐鲁医院（今山东大学齐鲁医院）眼科主任、山东医学院[②]副教授、教授等职。

孙桂毓在眼科医疗、科研和教学方面做出的成绩同样出色，他对眼

① 1952年院系调整，上海沪江大学相关系科并入复旦大学、华东师范大学、上海财政经济学院（上海财经大学前身）等校，原址组建上海机械学院（今上海理工大学）。

② 1985年5月，山东医学院更名为"山东医科大学"。2000年7月，山东医科大学并入新组建的山东大学。

科屈光学的研究造诣非凡。早在离开存仁不久的1952年，他就开展角膜移植术并获得成功；1963年，他又主持分离出沙眼衣原体山东株，这是紧随北京地区之后取得的成果，处于全国领先水平。

他主编的专著有《实用眼屈光学》《眼的屈光学概论》等，还编写了《眼科学》等高等医药院校教材。在国内外核心杂志上发表的论文主要有《流行性脑膜炎并发迁移性眼内炎之治疗》《先天性无虹膜症》《滤过性病毒所致眼病概论》等数十篇。

追寻陈门弟子的医学走向，无论是在政治文化中心北京，还是在沿海地区，抑或在边疆，他们在存仁经严格训练得到的医学水准和学术素养，让他们的事业获益良多。在中国现代眼科史上，“陈门”的存仁学子，成名成家，各擅胜场，对中国眼科学的巨大贡献，彰显了当年存仁医生高品质的医学追求。

今天，当我们追溯往昔，回首中国现代医学的曲折路径，一部中国眼耳鼻咽喉头颈外科学史，有太多从成都出发的存仁医生足迹。

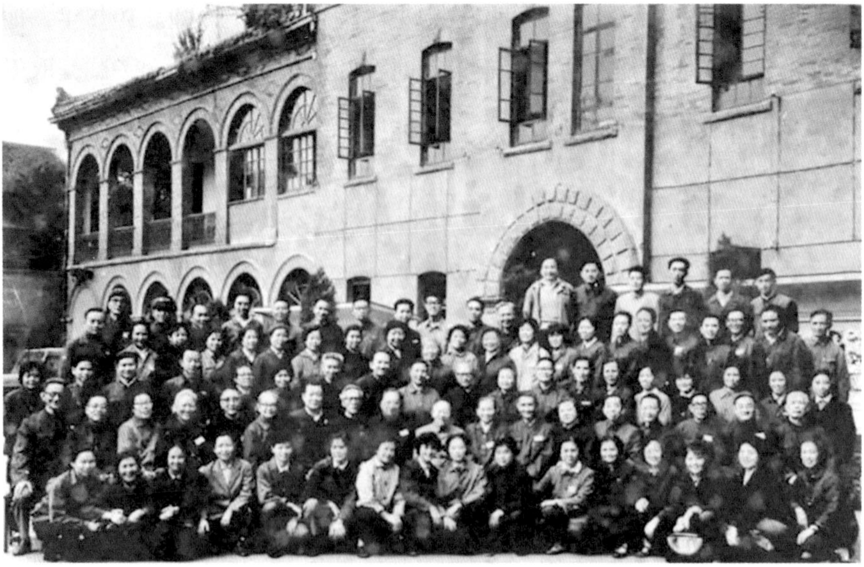

存仁医院校友合影，1978年摄于存仁医院旧址

第七章

CHAPTER SEVEN

1955年之后的华西耳鼻喉科

一 育人与传承

1955年，存仁医院被撤销，并入四川医学院附属医院，分别成为四川医学院附属医院耳鼻喉科和眼科。彭吉人担任耳鼻喉科主任，凌昌华担任耳鼻喉科学系主任，科室设病床50～60张。开设了60多年的存仁医院完成了她的历史使命。

1985年，四川医学院更名为“华西医科大学”；2000年，华西医科大学并入四川大学，2001年更名为“四川大学华西医院”，原华西医科大学附属第一医院亦更名为“四川大学华西医院”。医院所属各科室，顺理成章地成为四川大学华西医院所属各科室。

科室团队从1955年之后，以彭吉人、凌昌华为代表的几位医生，发展到后来以林代诚、徐丽蓉、张世杰、梁传余、刘世喜、赵宇为代表的数百人的医护技人员；科室从耳鼻喉科发展为耳鼻咽喉头颈外科①，并细分为耳科、鼻科、头颈外科、咽喉嗓音科、听力和言语康复、变态反应、眩晕、鼾症、儿童耳鼻喉及专科护理；科室总床位数由成立专科医院时的38张床位发展到如今在编床位160张，涵盖8个院区（包括分院）；全年诊治病人次有30余万人次，全年手术量逾1万台次。

华西医院耳鼻眼咽喉头颈外科踏着时代的节奏飞速前进。学科拥有耳鼻咽喉科实验室、听觉实验室、尸头解剖实验室、上呼吸道实验室、

① 2006年，四川大学华西医院的耳鼻喉科更名为“耳鼻咽喉头颈外科”。

深地实验室、大数据生信实验室等，成立了听力与言语康复系，培养听力与言语康复方面的高级人才。

追根溯源，从存仁到华西，除了救治病人，培养德才兼备的医学人才一直是医院的优良传统。

1929年，存仁医院成为眼耳鼻喉科专科医院后，华西医学院4年级学生的课堂讲授、临床示教及华西医学院高年级学生的临床实习，均在存仁医院内进行。1929—1930年，存仁医院开始接受已经毕业的医生在医院进行为期一年的进修。1931年7月起开始招收研究生，从华西医学院毕业的医生通过存仁医院两年研究生的培训，即可取得眼耳鼻喉科专科医生的资格，这也是第一个被华西协合大学理事会正式承认的研究生课程，被称为“国内最早的眼耳鼻喉科硕士点”“国内最早的专科住院医师规范化培训基地”。20世纪30年代后期，华西医学院开始分期选派优秀人才去北京协和医院进修或出国留学，学成归来的人员成为医学院和医院的骨干。抗战时期，这里汇聚的中国眼耳鼻喉科顶级专家陈耀真、胡懋廉、孙鸿泉、郎健寰、姜泗长、彭吉人等著名教授，为我国眼耳鼻喉科培育了一代精英，为中华人民共和国的眼耳鼻喉科发展奠定了坚实基础。

存仁医院对四川省乃至中国眼耳鼻喉科学的建立和发展起到了极为重要的作用，被誉为“我国耳鼻咽喉科学的重要发源地之一”（引自《中国医学通史 近代卷》）。

为解决全国缺医少药的困境，尚未并入四川医学院附属医院的存仁医院承办了两期耳鼻喉科专修班（1953年和1955年），并入四川医学院附属医院后，承办了一期医本班（1956年）。凌昌华与林代诚一同讲授相关课程，他们参阅大量外语资料自编讲义并亲自带领学员操作实习。从这三个班毕业的100多人分配到13个省（区、市），且得到全国各地兄弟院校的一致好评。

改革开放之后，在徐丽蓉、林代诚的带领下，教学工作大力恢复。

1978年，徐丽蓉开始了人内耳结构的观察研究，安惠民牵头开展科室及教研室专科解剖学工作，制作了大量珍贵的耳部、鼻部、咽喉部、颈部解剖标本，尤其是颞骨精细标本（包括耳蜗、前庭、半规管、面神经等立体解剖标本）及用以观察不同胎龄段鼓室气化及中耳黏膜皱襞发育过程的连续切片等，许多标本至今尚用于临床教学，对培养华西耳鼻咽喉头颈外科的年轻医生起到了重要作用。1979年，徐丽蓉、李永懋、安惠民还建立了耳解剖手术训练室，举办过4期颞骨手术训练班；1980—1986年，每年举办临床专题讲座班，为省内外培养了一大批耳鼻喉科医师。

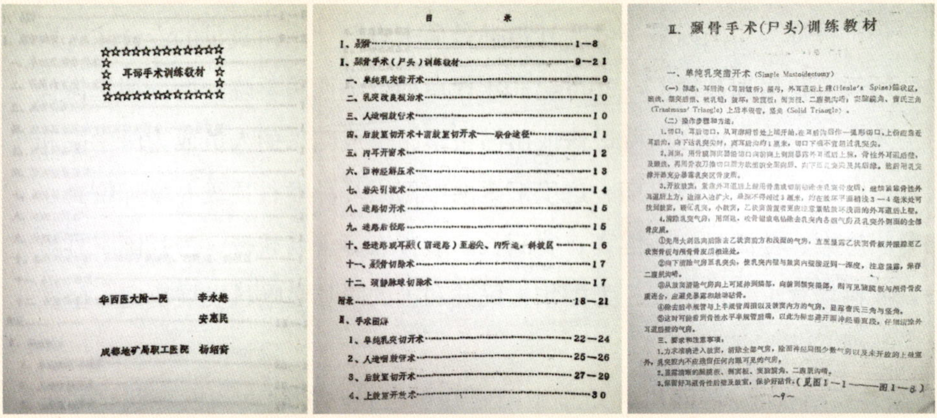

耳部手术训练教材

华西医大附一院 李永懋
安惠民

成都地矿局职工医院 杨绍喬

目　录

Ⅰ、颞骨……1—8
Ⅱ、颞骨手术（尸头）训练教材……9—21
一、单纯乳突凿开术……9
二、乳突改良根治术……10
三、人造咽鼓管术……10
四、后鼓室切开术+前鼓室切开术——联合途径……11
五、内耳开窗术……12
六、面神经解压术……13
七、岩尖引流术……14
八、迷路切开术……15
九、迷路后径路……15
十、经迷路或耳颞（窗迷路）至岩尖、内听道、斜坡区……16
十一、颞骨切除术……17
十二、颈静脉球切除术……17
附录……18—21
Ⅲ、手术图解
1、单纯乳突切开术……22—24
2、人造咽鼓管术……25—26
3、后鼓室切开术……27—29
4、上鼓室开放术……30

Ⅱ. 颞骨手术(尸头)训练教材

一、单纯乳突凿开术 (Simple Mastoidectomy)

（一）标志：耳后沟（耳后皱折）骨号，外耳道后上棘(Henle's Spine)筛状区，颞线、颞突后根、枕乳缝；鼓环；鼓膜板；侧窦板、二腹肌沟嵴；窦脑膜角、奎氏三角(Trautmann' Triangle) 上半规管，坚角 (Solid Triangle)。

（二）操作步骤和方法：

1.切口：耳后切口，从耳廓附着处上端开始，在耳后沟后作一弧形切口，上份应靠近耳后沟，向下达乳突尖时，离耳后沟约1厘米，切口下端不宜超过乳突尖。

2.剥离：用骨膜剥离器沿切口向前向上剥离暴露外耳道后上棘，骨性外耳道后壁，及颞线，再用骨衣刀将切口后方软组织全部向后，向下显露乳突尖及其后缘。然后用乳突撑开器充分暴露乳突区骨皮质。

3.开放鼓窦：紧靠外耳道后上棘用骨凿或切削钻除去乳突骨皮质，继续紧靠骨性外耳道后上方，边深入边扩大，凿深不得超过3厘米，约在鼓环平面稍後3—4毫米处可找到鼓窦，硬化乳突，小鼓窦，乙状窦前置者更应注意紧贴鼓环浅面的外耳道后上壁。

4.清除乳突气房：用刮匙、咬骨钳或电钻除去乳突内各组气房及乳突外侧面的全部骨皮质。

①先用大刮匙向后除去乙状窦前方和浅面的气房，直至显露乙状窦骨板并跟踪至乙状窦骨板与颅骨骨皮质相连处。

②向下清除气房至乳突尖，使乳突内壁与鼓窦内壁接近同一深度，注意显露，保存二腹肌沟嵴。

③从鼓窦清除气房向上可延伸到鳞部，向前到颧突根部，則可见脑膜板与颅骨骨皮质连合，应避免暴露和触动砧骨。

④除去后半规管与上半规管周围以及鼓窦内方的气房，显露奎氏三角与坚角。

⑤这时可能看到骨性水平半规管隆嵴，以此为标志避开面神经垂直段，仔细清除外耳道后壁的气房。

三、要求和注意事项：

1.力求准确进入鼓窦，清除全部气房，除面神经周围少数气房以及未开放的上鼓室外，乳突腔内不应残留任何肉眼可见的气房。

2.显露清晰的脑膜板、侧窦板、窦脑膜角、二腹肌沟嵴。

3.保留好耳道骨性后壁及鼓室，保护好砧骨。（见图Ⅰ—1——图Ⅰ—8）

~9~

1979年使用的自编耳部解剖教材

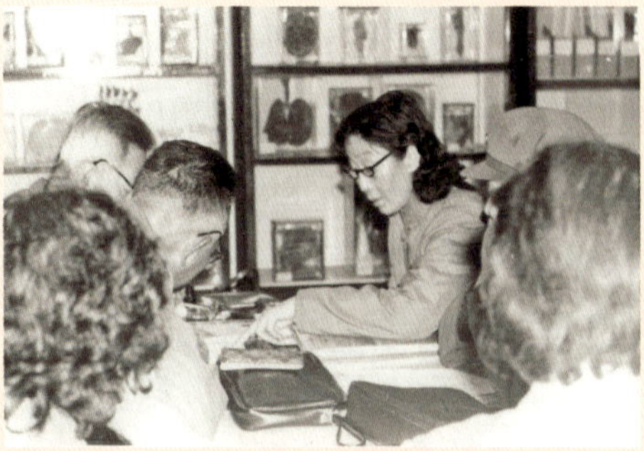

1980年代，耳鼻喉科的病理实验室

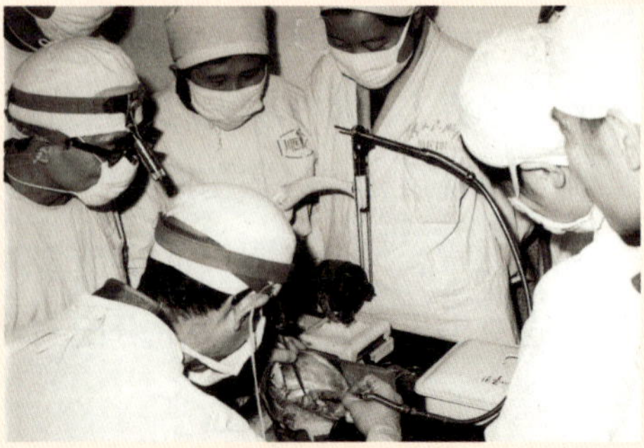

1980年，李永懋在上颅底解剖课

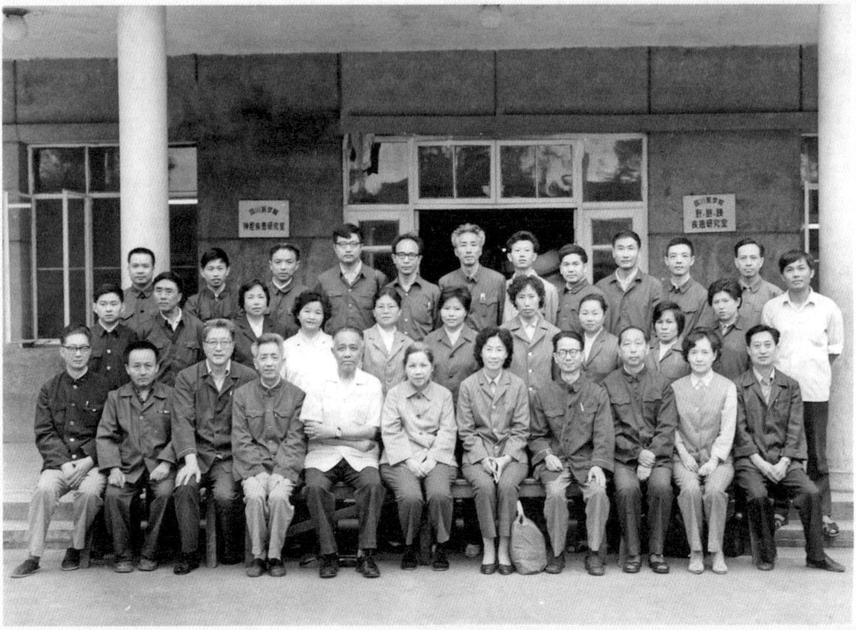

1983年6月，四川医学院耳鼻喉科临床讲习班合影

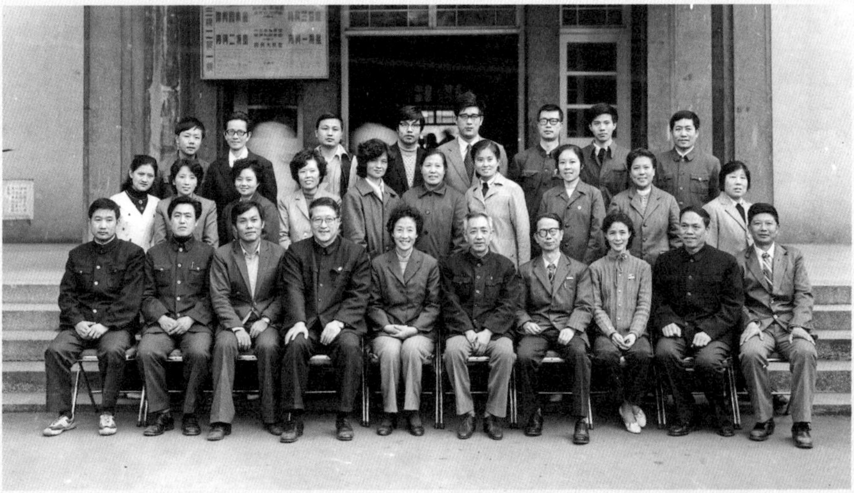

1985年11月，华西医科大学第三届耳鼻喉科临床专题讲座班合影

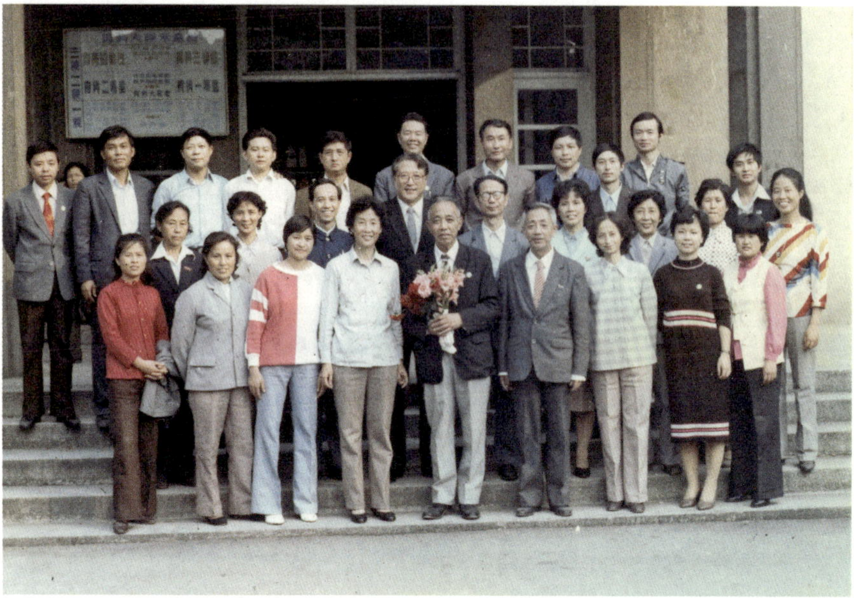

1985年，庆贺彭吉人教授从医执教五十周年合影

1978年，华西耳鼻喉科学被批准为国家首批硕士学位授予点，1986年被批准为博士学位授予点，林代诚被授予第三批国批博士研究生导师，是西部地区耳鼻喉科的首个博导，为后续华西医院乃至西部地区的耳鼻咽喉头颈外科的发展壮大奠定了坚实基础。1991年，华西的临床医学成为全国博士后流动站，耳鼻喉科学成为站点之一，开始进行博士后

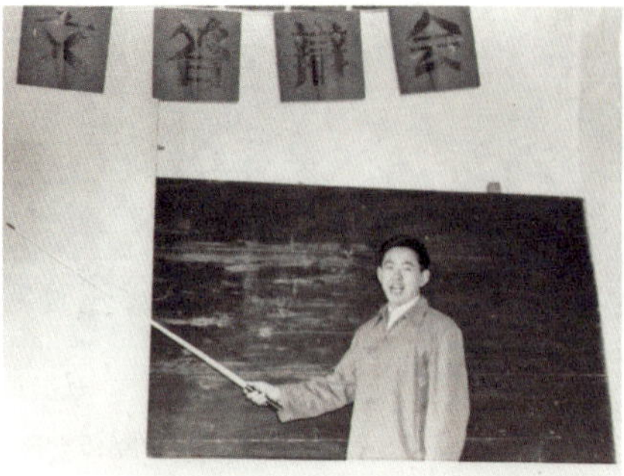

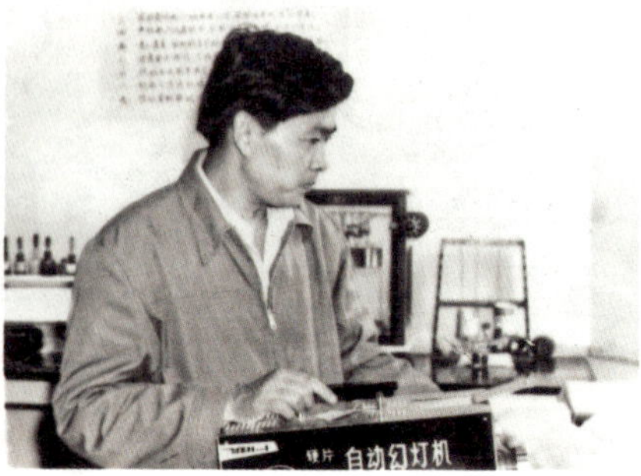

梁传余参加1979级研究生论文答辩会

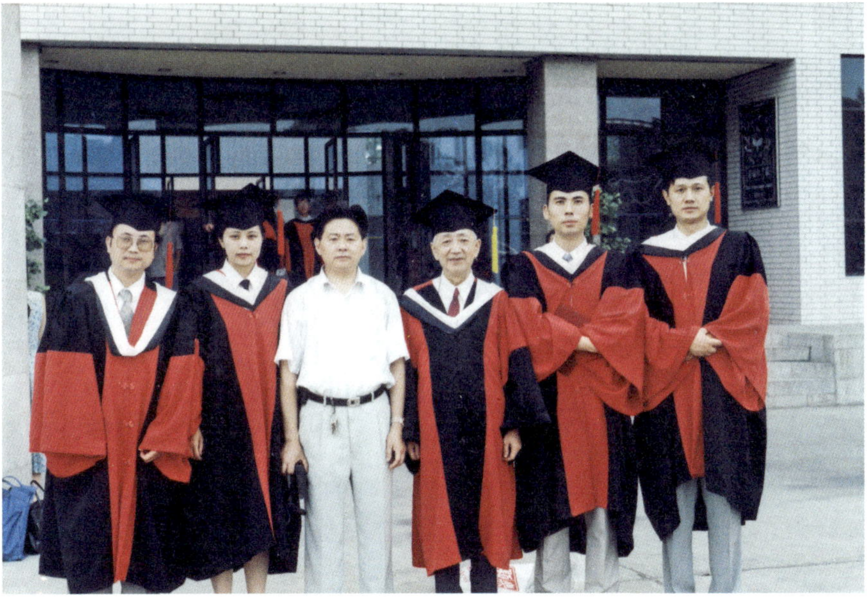

林代诚与其指导的博士的毕业合照（左起依次为周光耀、唐玥玙、梁传余、林代诚、胡国华、汪建）

培养工作。鲜均明是该科培养的第一位博士后。

同时，华西耳鼻喉科开展了包括解剖及病理组、耳聋防治组、变态反应组、喉癌研究组等在内的多项科研工作。

1998年，华西耳鼻喉科举办了四川省首届国际听力学培训班。2000年，梁传余促成四川大学联合加拿大戴尔豪斯大学，开办“中加合办听力学研究生班”，开始培养中国自己的听力学高级专业人才，这个联合班也是继1996年北京同仁医院“中

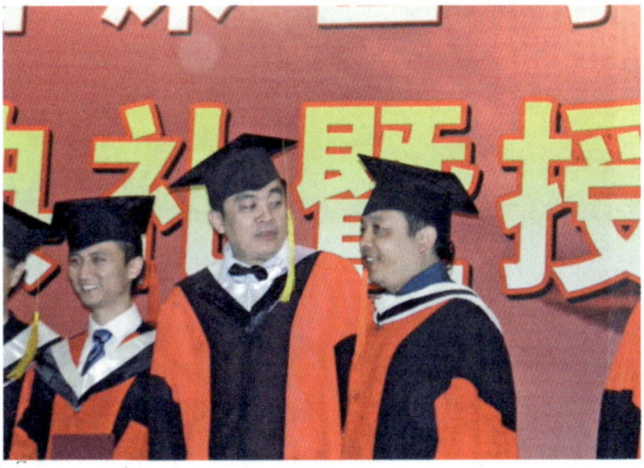

2011年，西藏自治区第一位耳鼻咽喉头颈外科博士巴罗（右一）毕业，他也是西藏自治区第一位耳鼻咽喉头颈外科博士后（2015年出站）

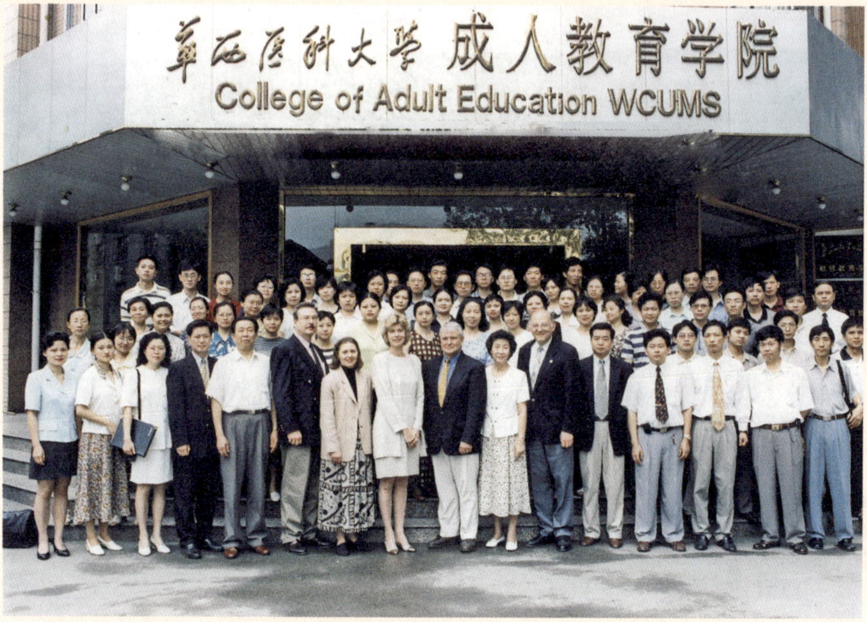

1998年，四川省首届国际听力学培训班合影

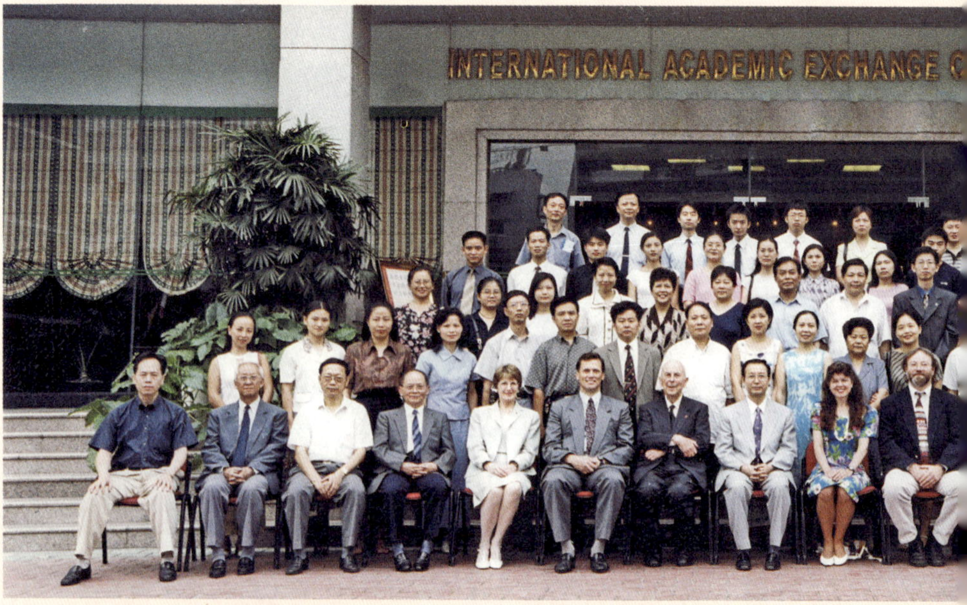

2000年，中加合办听力学研究生班开学典礼合影

澳听力教育联合项目”之后，全国第二个听力学高级人才培养基地。

2011年，华西医院耳鼻咽喉头颈外科成为首批卫生部国家临床重点专科。

2015年，郑芸促成成立听力与言语康复专业，开始招收听力与言语康复专业的本科生，是国内第一家在本科教育阶段开设该专业的985高校。

听力和言语康复系学生参加英国卡迪夫大学的夏令营

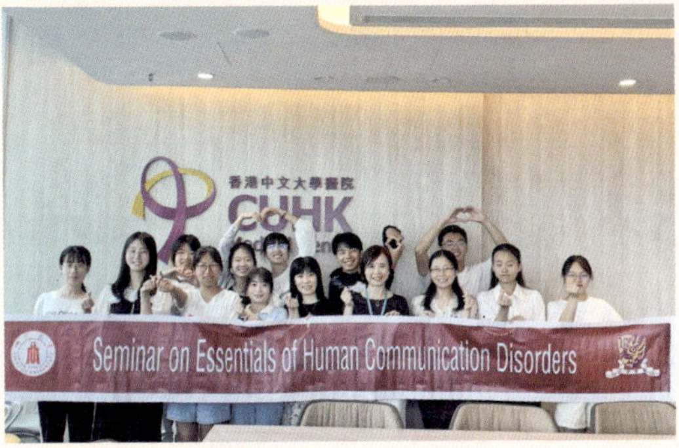

2024年，听力和言语康复系学生参加香港中文大学的夏令营

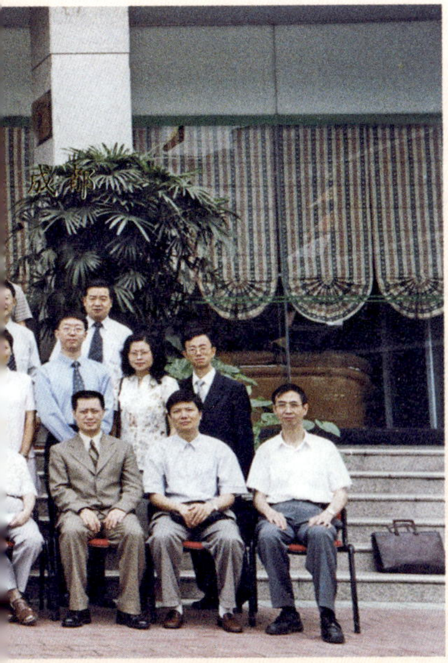

从2005年开始，华西医院耳鼻咽喉科成为中国最早开始对住院医师和专科医师进行规范化培训的基地。2007年，赵宇牵头建成尸头解剖实验室，并从2008年开始举办耳侧颅底解剖培训班，至今已举办23期。2016年开始，刘锋、刘亚峰牵头，开始每年举办两届鼻前颅底解剖培训班。

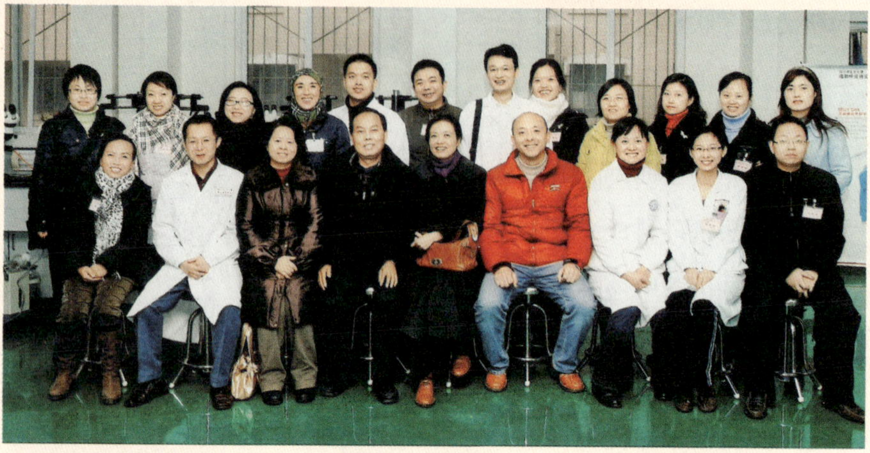

2008年，四川大学华西医院临床技能中心/耳鼻咽喉头颈外科首次颞骨解剖培训班合影

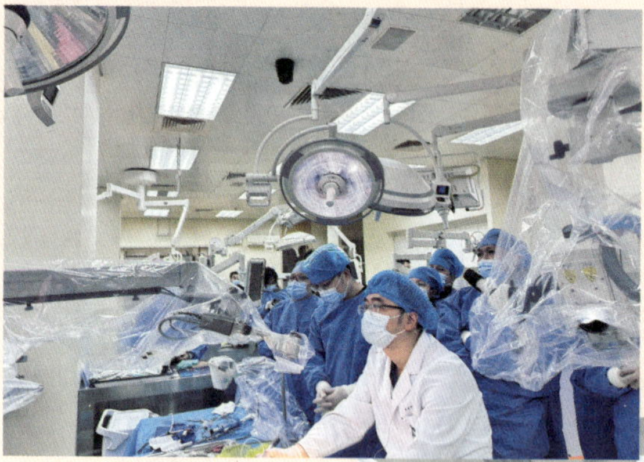

周鹏做侧颅底解剖演示

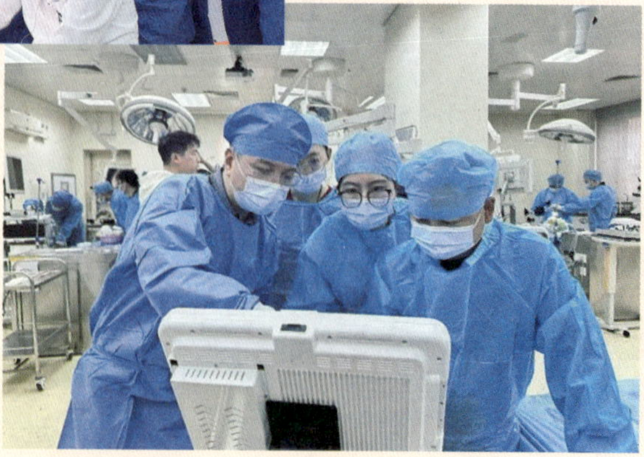

刘锋在鼻前颅底解剖培训班指导学员

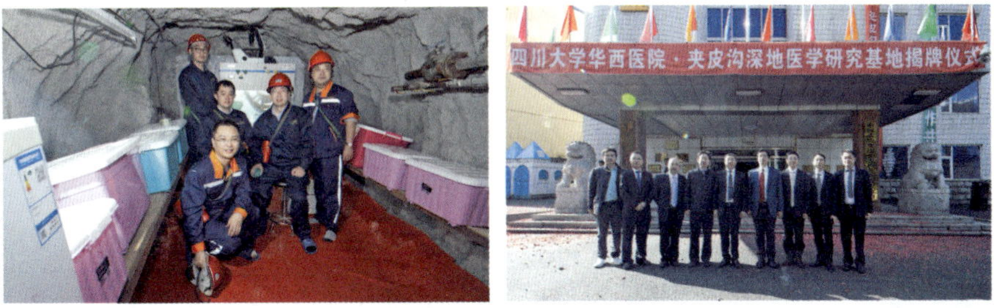

位于夹皮沟的世界上第一个研究深地环境对人体影响及疾病防治措施的深地医学实验室

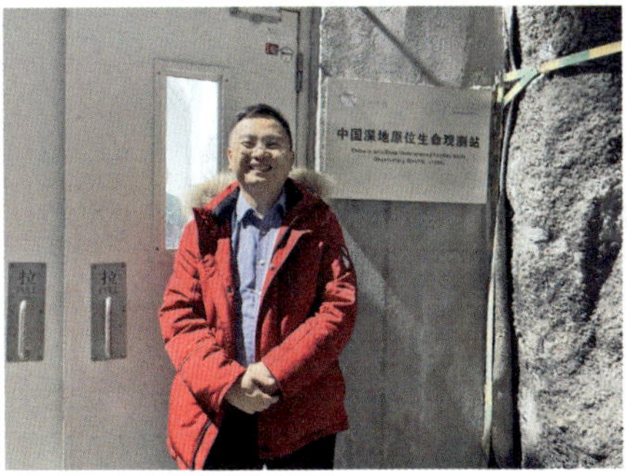

刘吉峰

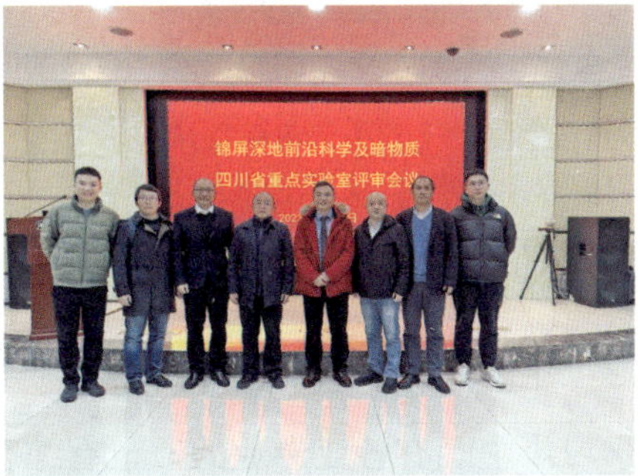

锦屏深地医学实验室

在国家布局未来，开发深地空间与资源的同时，四川大学华西医学中心率先在世界上提出开展深地医学，服务于国家未来战略。经充分调研后，由谢和平院士牵头，在李为民、万学红的统筹领导下，刘世喜、邹剑、刘吉峰依托华西医院耳鼻咽喉头颈外科，于2017年12月，在中国黄金集团夹皮沟矿业有限公司二道沟矿兴建了世界上第一个研究深地环境对人体影响及疾病防治措施的深地医学实验室。

经过数年的建设，在中国锦屏地下实验室建设的全世界岩层覆盖最深的地下医学实验室投入使用。这标志着华西医院拥有世界岩层覆盖最深的和真正位于地下的医学实验室，为推动国家和世界开发深地提供有力的支撑。

2022年，听力与言语康复专业所在医学技术专业被教育部“双一流”评为“A+”专业。2023年变态反应（耳鼻喉科方向）也成为国家重点临床专科。华西医院耳鼻咽喉头颈外科拥有国家杰出青年科学基金获

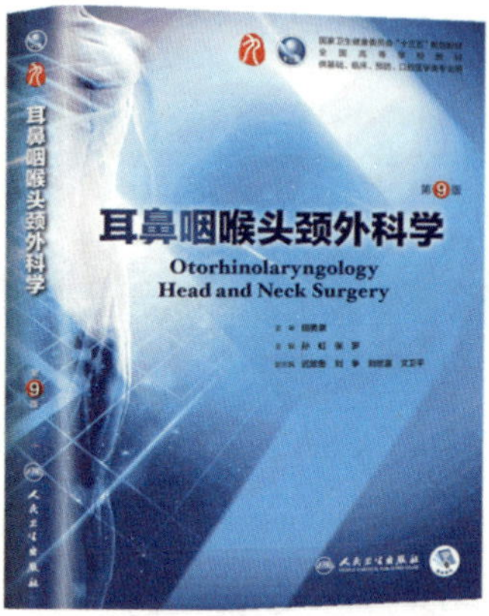
刘世喜教授作为副主编编写的《耳鼻咽喉头颈外科学》（第9版），由人民卫生出版社于2018年出版

资助者1人、硕士生导师16人、博士生导师8人，是我国高级别耳鼻咽喉头颈外科专业人才培养的重要基地，承担着培养博士后、博士、硕士、本科生的工作。2024年，年仅33岁的任建君研究员成为华西该学科最年轻的博士生导师。梁传余、刘世喜、赵宇、唐玥玓、郑芸、王力红、郑虹、杨慧、陈飞先后被评为四川省学术和技术带头人、四川省“卫生健康英才计划”领军人才或四川省卫生健康领军人才等。

华西耳鼻咽喉头颈外科每年举办多个国家级继续教育学习班，这些学习班中既有各亚专业的，也有综合性的，但都具有自身特色，为全省乃至全国培养了大批专业过硬的耳鼻咽喉头颈外科医生。

2012—2023年，科室成员作为主编、副主编、参编、参译教材和专著50余部，主译、副主译专著20余部。

二 临床发展与科学研究

早在1949年之前，存仁医院作为眼耳鼻喉科专科医院已开展上颌窦根治术、扁桃体及腺样体切除术、耳后切口乳突根治术、食道镜检、气管镜检及异物取出、食道顺行、逆行扩张术、扁桃体挤切术、全喉切除术、耳内切口乳突根治术、鼻咽纤维血管瘤切除术等手术。

20世纪50年代后期，凌昌华对耳硬化症导致耳聋的病人采用了系列的先进治疗方法，如镫骨撼动术、内耳开窗术和鼓室成形术等。还进行了噪声性耳聋的临床和流行病学研究。

1956年，四川医学院已成立职业性喉病调查小组，对文艺团体、中小学教师等职业用嗓人群进行了调查研究。20世纪50年代后期，林代诚在国内首先开展人造咽鼓管术；20世纪60年代开始，已可开展颈廓清术、咽旁神经鞘膜病切除术、鼻咽癌切除加颈外动脉结扎术、软腭后推四瓣术、人工镫骨术、面神经全程减压术、面神经吻合术与移植术、面神经麻痹面肌悬吊术、颈静脉球体瘤切除术、冷冻治疗等当时较为先进、复杂的治疗手段。

1963年，林代诚在国内首次开展了全麻下小儿气管异物取出术，该手术在全国推广应用至今。林代诚回忆道：

> 在上世纪50年代，儿童气管异物特别多，只有手术摘除才能挽救患儿生命。当时在全世界同道及教科书记载都是禁用全麻，只能使用表面麻醉或在无麻下进行手术，导致儿童挣扎增加了死亡率。在那些年代多是我主刀，后反复回想可否试一下全身麻醉以降低死亡率，我找麻醉组闵龙秋及金德芳——他们麻醉经验丰富——协商，可否在开放式吸入乙醚全麻下保证儿童不动一分钟，我即能取出异物，协商后认为可行。他们准备抢救设备及措施。然后向彭、凌主任谈出想法，他们完全支持。我们5人参加此台手术，我主刀为一岁女孩子取支气管异物，全麻下不到一分钟即顺利取出异物，病儿不久即醒，两三天后即出院。此后，自1963年3月后的气管异物均在全麻下进行。十年多后经大宗病案统计，死亡率由12.7%降到1.3%,这是我觉得最欣慰的事。

1964年，徐丽蓉从姜泗长教授在北京的耳病理实验室进修归来后，开始建立华西的耳病理实验室。

20世纪60年代起到70年代，林代诚、刘永惠等在四川开展了大规模

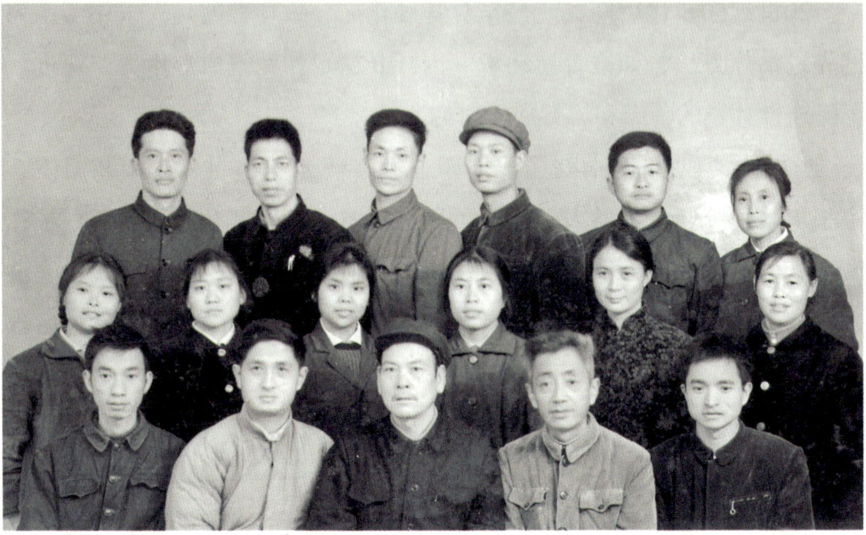

1975年，四川省鼻咽癌普查小组留影

的肿瘤普查，1973年完成了对四川省鼻咽癌的流行病学的初步调查，得出四川地区鼻咽癌发病率为9.5/10万且以广东籍移民发病率最高这一结论。随后，通过对鼻咽癌进行进一步研究，发现鼻咽癌患者细胞染色体的畸变率高于正常人5～6倍。20世纪70年代，开始进行鼻咽癌的电镜超微结构研究，首次发现鼻咽癌中淋巴细胞的溶癌现象，并对病理分型等提出了意见。

20世纪70年后期，林代诚对喉癌喉切除、喉支架重建的临床应用，使相关患者的5年生存率达到国内先进水平。其中，他在国内较早开展了硅胶支架在喉支架成形术的应用、环舌固定术，经长期观察取得满意效果，相关病例的5年生存率达到了国内先进水平，他的相关技术操作在西南地区16个省市医院作技术示范并推广。

1979年，科室购入第一台ABR①仪，徐丽蓉和文定厚开始做ABR的实验和检查。徐丽蓉还指导研究生孙振华进行声导抗的临床研究，使科室

① 听性脑干反应（auditory brainstem response，ABR）。

成为我国最早发表ABR和儿童声导抗相关论文的单位之一；1979年，龙如章主导建立了耳鼻咽喉变态反应研究室，该研究室从20世纪80年代开始，对成都地区空气中的致敏花粉、霉菌、尘螨等进行调查，在变应性鼻炎的免疫调节、鼻息肉的病因、多种变应原的制作及强化等方面进行了众多工作。

从1979年四川医学院推出的《医药科技资料·耳鼻咽喉科专辑》可以看出，尽管历经了各种困难和挑战，当时的四川医学院附属医院耳鼻咽喉科的各亚专业学科依然发展齐全，临床和科研水平达到国内领先的水平。

从20世纪70年代开始，胡新华、徐丽蓉、范加裕先后研制成功数种型号的医用硅胶材料及成品，并成功地将其应用于鼻整形、耳整形、鼻支架植入，三位教授由此获四川省重大科技进步奖一等奖。林代诚将硅胶喉支架用于治疗喉癌，可有助于改善患者在喉肿瘤切除术后发音功能的恢复情况，并可实现高拔管率，林代诚由此获1984年四川省重大科技进步奖二等奖。1985年开始参与四川省流行病学的调查研究，徐丽蓉领衔的遗传性耳聋的流行病学调查工作被批准成为中华人民共和国国家教育委员

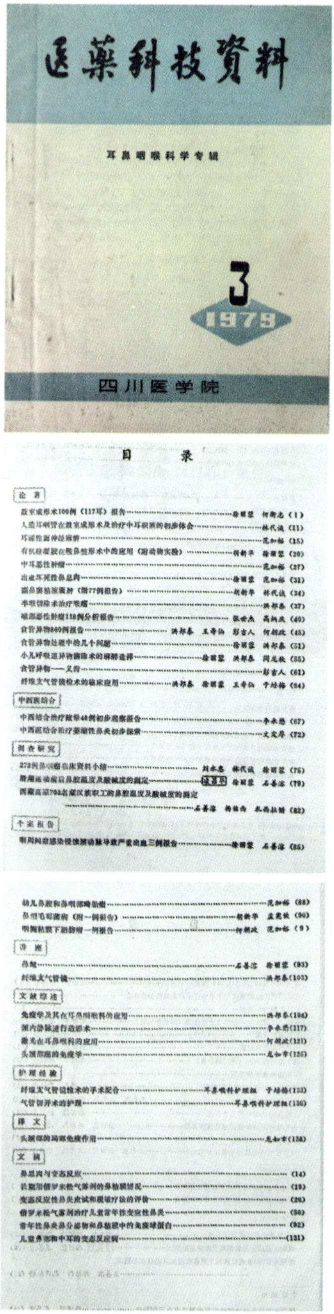

目 录

论著
鼓室成形术100例（117耳）报告……徐丽蓉 何衡志（1）
人造耳咽管在鼓室成形术及治疗中耳积液的初步体会……林代诚（11）
耳源性面神经麻痹……范加裕（15）
有机硅凝胶在鞍鼻整形术中的应用（附动物实验）……胡新华 徐丽蓉（20）
中耳恶性肿瘤……范加裕（27）
出血坏死性鼻息肉……徐丽蓉 范加裕（31）
副鼻窦粘液囊肿（附77例报告）……胡新华 林代诚（34）
半喉切除术治疗喉癌……洪郁春（37）
喉部恶性肿瘤118例分析报告……张世杰 高炳庆（40）
食管异物860例报告……洪郁春 王奇仙 彭吉人 何朝政（45）
食管异物处理中的几个问题……徐丽蓉 洪郁春（51）
小儿呼吸道异物摘除术的麻醉选择……徐丽蓉 洪郁春 闵光秋（55）
食管异物——叉骨……彭吉人（61）
纤维支气管镜检术的临床应用……洪郁春 徐丽蓉 王奇仙 于培梅（64）

中西医结合
中西结合治疗喉痹48例初步观察报告……李永懋（67）
中西医结合治疗萎缩性鼻炎初步探索……文宏厚（72）

调查研究
272例鼻咽癌临床资料小结……刘永惠 林代诚 徐丽蓉（75）
滑翔运动前后鼻腔温度及酸碱度的测定……[illegible] 徐丽蓉 石善溶（79）
西藏高原703名藏汉族职工的鼻腔温度及酸碱度的测定……石善溶 杨秋尚 扎西拉姆（82）

个案报告
咽周间隙感染侵蚀颈动脉导致严重出血三例报告……徐丽蓉 石善溶（85）
幼儿鼻腔和鼻咽部畸胎瘤……范加裕（88）
鼻型毛霉菌病（附一例报告）……胡新华 孟宪钦（90）
咽侧粘膜下脂肪瘤一例报告……何朝政 范加裕（9）

讲座
鼻腔……石善溶 徐丽蓉（93）
纤维支气管镜……洪郁春（103）

文献综述
免疫学及其在耳鼻咽喉科的应用……洪郁春（106）
颈内静脉逆行造影术……李永懋（117）
激光在耳鼻喉科的应用……何朝政（121）
头颈部癌的免疫学……龙如章（125）

护理经验
纤维支气管镜检术的手术配合……耳鼻喉科护理组 于培梅（133）
气管切开术的护理……耳鼻喉科护理组（136）

译文
头颈部的局部免疫作用……龙如章（138）

文摘
鼻息肉与变态反应……（14）
长期用倍罗米松气雾剂的鼻粘膜情况……（19）
变态反应性鼻炎皮试和脱敏疗法的评价……（26）
倍罗米松气雾剂治疗儿童常年性变应性鼻炎……（50）
常年性鼻炎鼻分泌物和鼻粘膜中的免疫球蛋白……（92）
儿童鼻部和中耳的变态反应病……（131）

1979年，四川医学院推出的《医药科技资料·耳鼻咽喉科学专辑》

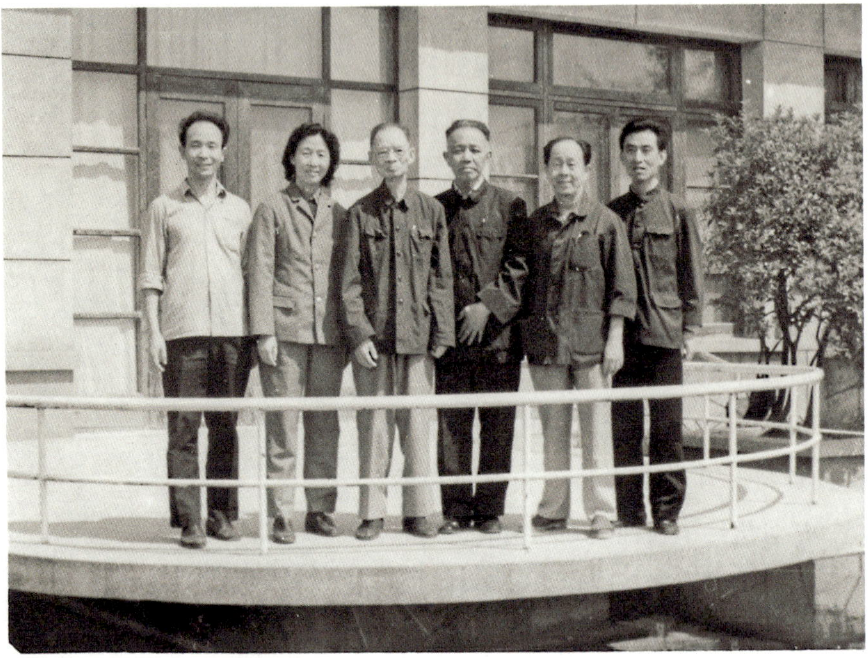

20世纪70年代末，北京协和医院张庆松教授来华西交流时合影

会①的博士点课题。该课题历时三年，完成了对四川省遗传性耳聋的流行病学、听力学及遗传学特点等调查，总结论文9篇，此研究成果获卫生部科技进步奖二等奖。

20世纪80年代开始，李永懋开始开展耳神经外科手术，到20世纪90年代共完成侧颅底手术30余台次，并在《中华耳鼻咽喉科杂志》发表重要论文，这些都标志着相关技术达到了国内领先水平。

1987年，华西耳鼻喉疾病研究室成立，徐丽蓉任研究室主任。研究室包括解剖及病理组、耳聋防治组、变态反应组、喉癌研究组等，各组分别配备了专职和兼职人员，使科研工作得以更好开展。

20世纪80年代，范加裕在国内耳鼻喉科界较早开始开展整形手术，

① 1998年3月10日，第九届全国人民代表大会常务委员会第一次会议批准国务院机构改革方案和《国务院关于机构设置的通知》，改为中华人民共和国教育部。

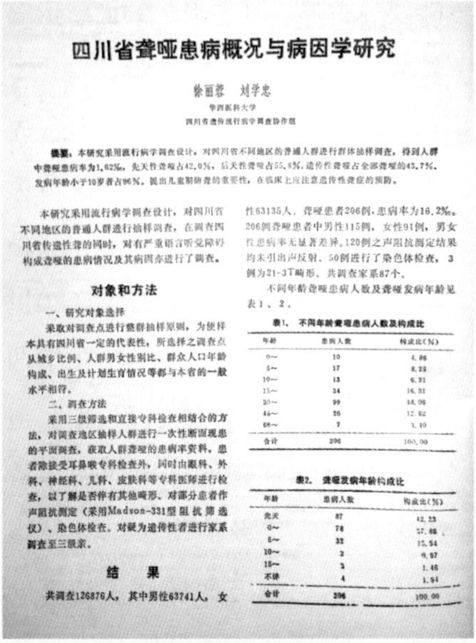

四川省聋哑患病概况与病因学研究

徐丽蓉　刘学忠
华西医科大学
四川省遗传流行病学调查协作组

提要： 本研究采用流行病学调查设计，对四川省不同地区的普通人群进行群体抽样调查，得到人群中聋哑患病率为1.62‰，先天性聋哑占42.0%，后天性聋哑占55.8%，遗传性聋哑占全部聋哑的43.7%。发病年龄小于10岁者占96%。提出儿童期防聋的重要性，在临床上应注意遗传性聋症的预防。

本研究采用流行病学调查设计，对四川省不同地区的普通人群进行抽样调查，在调查四川省传遗性聋的同时，对有严重语言听觉障碍构成聋哑的患病情况及其病因亦进行了调查。

对象和方法

一、研究对象选择

采取对调查点进行整群抽样原则，为使样本具有四川省一定的代表性，所选择之调查点从城乡比例、人群男女性别比、群众人口年龄构成、出生及计划生育情况等都与本省的一般水平相符。

二、调查方法

采用三级筛选和直接专科检查相结合的方法，对调查地区抽样人群进行一次性断面观患的平面调查，获取人群聋哑的患病率资料。患者除接受耳鼻喉专科检查外，同时由眼科、外科、神经科、儿科、皮肤科等专科医师进行检查，以了解是否伴有其他畸形。对部分患者作声阻抗测定（采用Madson-331型阻抗筛选仪）、染色体检查。对疑为遗传性者进行家系调查至三级亲。

结　果

共调查126876人，其中男性63741人，女性63135人，聋哑患者206例，患病率为16.2‰。206例聋哑患者中男性115例，女性91例，男女性患病率无显著差异。120例之声阻抗测定结果均未引出声反射。50例进行了染色体检查，3例为21-3T畸形。共调查家系87个。

不同年龄聋哑患病人数及聋哑发病年龄见表1、2。

表1.　不同年龄聋哑患病人数及构成比

年龄	患病人数	构成比(%)
0～	10	4.86
5～	17	8.25
10～	13	6.31
15～	34	16.51
30～	99	48.06
45～	26	12.62
60～	7	3.40
合计	206	100.00

表2.　聋哑发病年龄构成比

年龄	患病人数	构成比(%)
先天	87	42.23
0～	78	37.86
5～	32	15.54
10～	2	0.97
15～	3	1.46
不详	4	1.94
合计	206	100.00

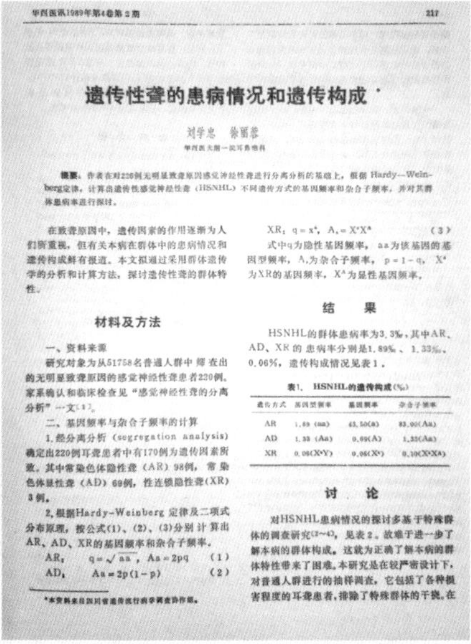

华西医讯1989年第4卷第2期　217

遗传性聋的患病情况和遗传构成*

刘学忠　徐丽蓉
华西医大附一院耳鼻喉科

摘要： 作者在对220例无明显致聋原因感觉神经性聋进行分离分析的基础上，根据Hardy—Weinberg定律，计算出遗传性感觉神经性聋（HSNHL）不同遗传方式的基因频率和杂合子频率，并对其群体患病率进行探讨。

在致聋原因中，遗传因素的作用逐渐为人们所重视，但有关本病在群体中的患病情况和遗传构成鲜有报道。本文拟通过采用群体遗传学的分析和计算方法，探讨遗传性聋的群体特性。

材料及方法

一、资料来源

研究对象为从51758名普通人群中筛查出的无明显致聋原因的感觉神经性聋患者220例。家系确认和临床检查见"感觉神经性聋的分离分析"一文[1]。

二、基因频率与杂合子频率的计算

1.经分离分析（segregation analysis）确定出220例耳聋患者中有170例为遗传因素所致。其中常染色体隐性聋（AR）98例，常染色体显性聋（AD）69例，性连锁隐性聋(XR) 3例。

2.根据Hardy-Weinberg定律及二项式分布原理，按公式(1)、(2)、(3)分别计算出AR、AD、XR的基因频率和杂合子频率。

AR：　$q=\sqrt{aa}$，$Aa=2pq$　（1）

AD：　$Aa=2p(1-p)$　（2）

XR：　$q=x^{a}$，$A_{a}=X^{a}X^{A}$　（3）

式中q为隐性基因频率，aa为该基因的基因型频率，A_a为杂合子频率，$p=1-q$，X^a为XR的基因频率，X^A为显性基因频率。

结　果

HSNHL的群体患病率为3.3‰，其中AR、AD、XR的患病率分别是1.89‰、1.33‰、0.06%，遗传构成情况见表1。

表1.　HSNHL的遗传构成(%)

遗传方式	基因型频率	基因频率	杂合子频率
AR	1.89 (aa)	43.50(a)	83.00(Aa)
AD	1.33 (Aa)	0.69(A)	1.33(Aa)
XR	0.06(X^{a}Y)	0.06(X^a)	0.10(X^{a}X^A)

讨　论

对HSNHL患病情况的探讨多基于特殊群体的调查研究[2~4]，见表2。故难于进一步了解本病的群体构成。这就为正确了解本病的群体特性带来了困难。本研究是在较严密设计下，对普通人群进行的抽样调查，它包括了各种损害程度的耳聋患者，排除了特殊群体的干扰。在

*本资料来自四川省遗传流行病学调查协作组。

徐丽蓉指导刘学忠完成的研究生课题的部分总结论文

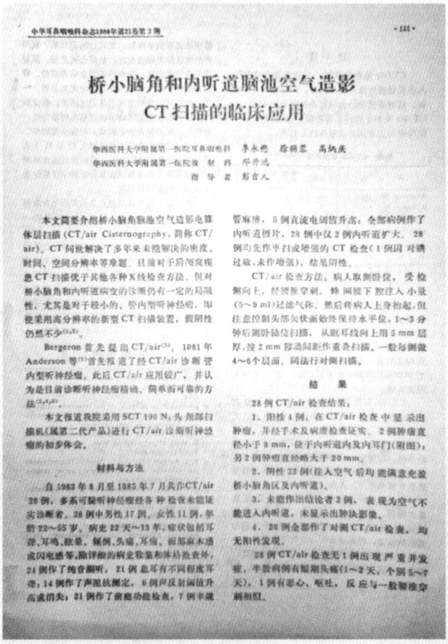

中华耳鼻咽喉科杂志1986年第21卷第2期　·121·

桥小脑角和内听道脑池空气造影CT扫描的临床应用

华西医科大学附属第一医院耳鼻咽喉科　李永懋　徐丽蓉　高炳庆
华西医科大学附属第一医院放　射　科　邓开鸿
指　导　者　彭吉人

本文简要介绍桥小脑角脑池空气造影电算体层扫描（CT/air Cisternography，简称CT/air）。CT问世解决了多年来未能解决的密度、时间、空间分辨率等难题。目前对于后颅窝疾患CT扫描优于其他各种X线检查方法。但对桥小脑角和内听道病变的诊断仍有一定的局限性，尤其是对于较小的、管内型听神经瘤，即使采用高分辨率的新型CT扫描装置，假阴性仍然不少[1,3]。

Bergeron首先提出CT/air[3]。1981年Anderson等[1]首先报道了经CT/air诊断管内型听神经瘤。此后CT/air应用较广，并认为是目前诊断听神经瘤精确、简单而可靠的方法[2,4,5]。

本文报道我院采用SCT 100 N，头颅部扫描机(属第二代产品)进行CT/air诊断听神经瘤的初步体会。

材料与方法

自1983年8月至1985年7月共作CT/air 28例，多系可疑听神经瘤经各种检查未能证实诊断者。28例中男性17例，女性11例，年龄22～55岁，病史22天～13年，症状包括耳聋、耳鸣、眩晕、倾倒、头痛、耳痛、面部麻木感或闪电感等。除详细的病史收集和体格检查外，24例作了纯音测听，21例患耳有不同程度耳聋；14例作了声阻抗测定，6例声反射阈值升高或消失；21例作了前庭功能检查，7例半规管麻痹，5例直流电阈值升高；全部病例作了内听道摄片，28例中仅2例内听道扩大。28例均先作平扫或增强的CT检查（1例因对碘过敏，未作增强），结果阴性。

CT/air检查方法：病人取侧卧位，受检侧向上，经腰椎穿刺，蛛网膜下腔注入小量（5～9 ml）过滤气体。然后将病人上身抬起，但注意控制头部矢状面始终保持水平位，1～3分钟后侧卧轴位扫描。从眶耳线向上用5 mm层厚，按2 mm移动间距作重叠扫描。一般每侧做4～6个层面。同法行对侧扫描。

结　果

28例CT/air检查结果：

1、阳性4例：在CT/air检查中显示出肿瘤，并经手术及病理检查证实。2例肿瘤直径小于3 mm，位于内听道内及内耳门（附图），另2例肿瘤直径略大于20 mm。

2、阴性22例（注入空气后均能满意充盈桥小脑角区及内听道）。

3、未能作出结论者2例，表现为空气不能进入内听道，未显示出肿块影像。

4、28例全部作了对侧CT/air检查，均无阳性发现。

28例CT/air检查无1例出现严重并发症，半数病例有短期头痛（1～2天，个别5～7天），1例有恶心、呕吐，反应与一般腰椎穿刺相似。

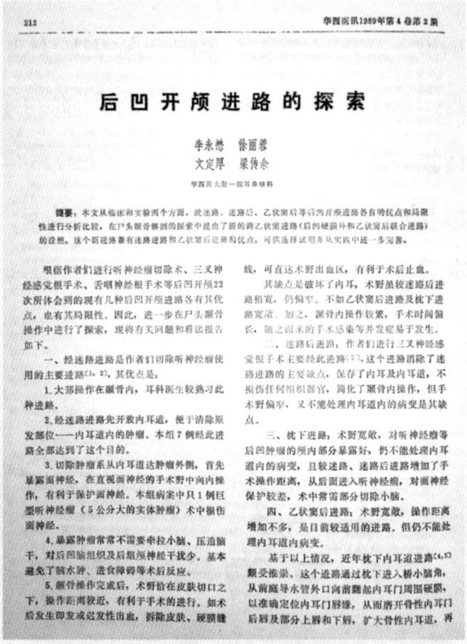

212　华西医讯1989年第4卷第2期

后凹开颅进路的探索

李永懋　徐丽蓉
文定厚　梁传余
华西医大附一院耳鼻喉科

提要： 本文从临床和实验两个方面，就迷路、迷路后、乙状窦后等后凹开颅进路各自的优点和局限性进行分析比较，在尸头颞骨解剖的探索中提出了新的跨乙状窦进路（后凹硬膜外和乙状窦后联合进路）的设想。这个新进路兼有迷路进路和乙状窦后进路的优点，可供选择试用并从实践中进一步完善。

根据作者们进行听神经瘤切除术、三叉神经感觉根手术、舌咽神经根手术等后凹开颅22次所体会到的现有几种后凹开颅进路各有其优点，也有其局限性。因此，进一步在尸头颞骨操作中进行了探索，现将有关问题和看法报告如下。

一、经迷路进路是作者们切除听神经瘤使用的主要进路[1,2]，其优点是：

1.大部操作在颞骨内，耳科医生较熟习此种进路。

2.经迷路进路先开放内耳道，便于清除原发部位——内耳道内的肿瘤。本组7例经此进路全部达到了这个目的。

3.切除肿瘤系从内耳道达肿瘤外侧，首先暴露面神经，在直视面神经的手术野中向内操作，有利于保护面神经。本组病案中只1例巨型听神经瘤（5公分大的实体肿瘤）术中损伤面神经。

4.暴露肿瘤常常不需要牵拉小脑、压迫脑干，对后凹脑组织及后组颅神经干扰少。基本避免了脑水肿、进食障碍等术后反应。

5.颞骨操作完成后，术野恰在皮肤切口之下，操作距离较近，有利于手术的进行。如术后发生即发或迟发性出血，拆除皮肤、硬膜缝线，可直达术野出血区，有利于术后止血。

其缺点是破坏了内耳，术野虽较迷路后进路稍宽，仍偏窄。不如乙状窦后进路及枕下进路宽敞。加之，颞骨内操作较繁，手术时间偏长，随之而来的手术感染等并发症易于发生。

二、迷路后进路：作者们进行三叉神经感觉根手术主要经此进路[2]，这个进路消除了迷路进路的主要缺点，保存了内耳及内耳道，不损伤任何组织器官，简化了颞骨内操作，但手术野偏窄，又不能处理内耳道内的病变是其缺点。

三、枕下进路：术野宽敞，对听神经瘤等后凹肿瘤的颅内部分暴露好，仍不能处理内耳道内的病变，且较迷路、迷路后进路增加了手术操作距离，从后面进入听神经瘤，对面神经保护较差，术中常需部分切除小脑。

四、乙状窦后进路：术野宽敞，操作距离增加不多，是目前较适用的进路。但仍不能处理内耳道内病变。

基于以上情况，近年枕下内耳道进路[4,5]颇受推崇。这个进路通过枕下进入桥小脑角，从前庭导水管外口向前翻起内耳门周围硬膜，以准确定位内耳门唇缘，从而磨开骨性内耳门后唇及部分上唇和下唇，扩大骨性内耳道，再

1986年，李永懋等撰写论文《桥小脑角和内听道脑池空造影CT扫描的临床应用》《后凹开颅进路的探索》

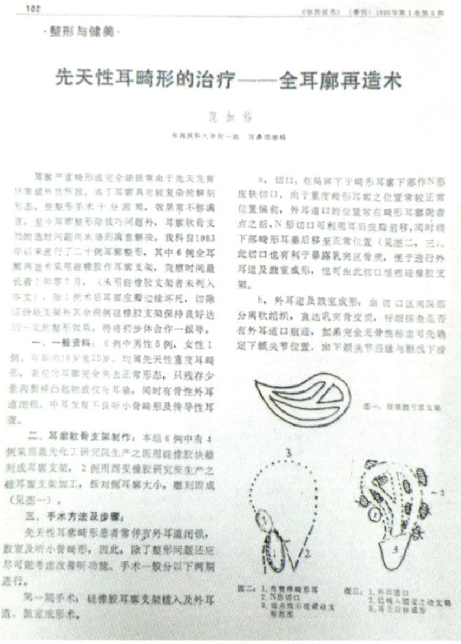
102　　《华西医学》（季刊）1986年第1卷第3期

·整形与健美·

先天性耳畸形的治疗——全耳廓再造术

范加裕

华西医科大学附一院　耳鼻喉科

耳廓严重畸形或完全缺损常由于先天发育异常或外伤所致。由于耳廓具有较复杂的解剖形态，使整形手术十分困难，效果常不够满意。至今耳廓整形除技巧问题外，耳廓软骨支架的选材问题尚未得到满意解决。我科自1983年以来进行了二十例耳廓整形，其中6例全耳廓再造术采用硅橡胶作耳廓支架，观察时间最长者2年零7月。（未用硅橡胶支架者未列入本文）。除1例术后耳廓皮瓣边缘坏死，切除该例硅胶支架外其余病例硅橡胶支架保持良好达到一定的整形效果，特将初步体会作一报导。

一、一般资料：6例中男性5例，女性1例。年龄由16岁至25岁。均属先天性重度耳畸形，表现为耳廓完全失去正常形态，只残存少量肉赘样凸起物或仅有耳垂，同时有骨性外耳道闭锁，中耳发育不良听小骨畸形及传导性耳聋。

二、耳廓软骨支架制作：本组6例中有4例采用晨光化工研究院生产之医用硅橡胶块雕刻成耳廓支架，2例用西安橡胶研究所生产之硅耳廓支架加工，按对侧耳廓大小，雕刻而成（见图一）。

三、手术方法及步骤：

先天性耳廓畸形患者常伴有外耳道闭锁，鼓室及听小骨畸形，因此，除了整形问题还应尽可能考虑改善听功能。手术一般分以下两期进行。

第一期手术：硅橡胶耳廓支架植入及外耳道、鼓室成形术。

a、切口：在局麻下于畸形耳廓下部作N形皮肤切口，由于重度畸形耳郭之位置常较正常位置偏前，外耳道口的位置常在畸形耳廓附着点之后。N形切口可利用耳后皮瓣前移，同时将下部畸形耳垂后移至正常位置（见图二、三）。此切口也有利于暴露乳突区骨质，便于进行外耳道及鼓室成形，也可由此切口埋植硅橡胶支架。

b、外耳道及鼓室成形：由切口区间隙部分离软组织，直达乳突骨皮质，仔细探查是否有外耳道口痕迹，如果完全无骨性标志可先确定下颌关节位置，由下颌关节后缘与颞线下缘

图一、硅橡胶耳廓支架

图二：1.肉赘样畸形耳
2.N形切口
3.虚点线示埋藏硅支架部位

图三：1.外耳道口
2.已植入固定之硅支架
3.耳垂后移成形

1986年，范加裕介绍全耳廓再造的论文

涉及鼻整形、耳整形、颌面整形等领域，积累了丰富的经验。

1990年，安惠民在国内首先将微粒人工骨应用于萎缩性鼻炎鼻腔填充、乳突术腔填塞、鞍鼻畸形矫正等临床治疗工作。20世纪90年代初，张世杰率先在华西开展纤维支气管镜、纤维食道镜、纤维咽喉镜的临床应用，特别在声带息肉及声带小结的纤维镜下手术切除方面展现了精湛的技术；他还实施了纤维镜下注射硬化剂治疗咽喉部血管瘤的方法，拓展了纤维咽喉镜的应用。20世纪90年代初，梁传余从美国休斯敦医学中心进修回国后，开展了游离空肠移植重建下咽和颈段食道的手术，治疗晚期下咽癌，取得成功，其技术填补了西部地区相关领域的空白，在全国属于领先水平。徐丽蓉参与的四川省遗传病流行病学调查，其成果获1991年中华人民共和国国家计划生育委员会科技进步奖二等奖及四川省计划生育委员会科技进步

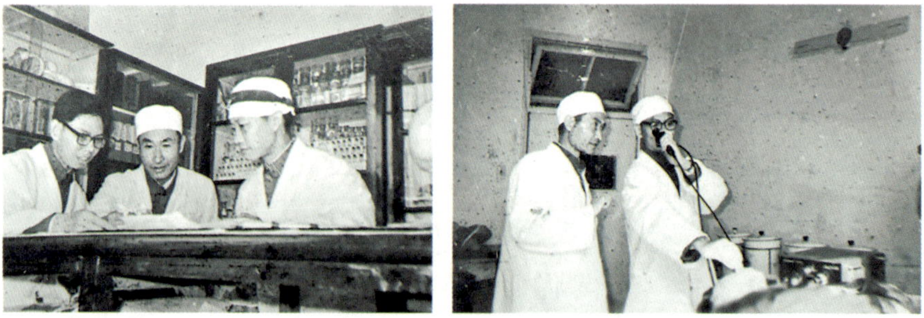
张世杰（左图左一，右图左二）进行纤维支气管喉镜操作和指导年轻医生

奖二等奖。1994年，安惠民和李昌林从北京同仁医院学习回来，旋即开展鼻内窥镜技术。安惠民不仅开展常规鼻息肉、鼻窦手术，还开展了鼻内窥镜下垂体肿瘤切除术、脑脊液鼻漏修补术、脑膜瘤切除术、嗅母细胞瘤切除术、视神经管减压术、眶内壁骨折内镜下修复术、鼻咽纤维血管瘤切除术等。1996年，安惠民在国内首先开展局麻下经鼻内窥镜垂体肿瘤切除术，患者全程清醒可与术者交流，其技术水平处于国际先进水平，相关研究成果获四川省科技进步奖三等奖。1997年，变应原的纯化和标准化研究获四川省卫生厅科技进步奖二等奖。

1998年，在华西医院举办了四川省首届国际听力学培训班。1999年，林代诚等开展的喉癌及喉功能重建术获四川省科技进步奖三等奖；秦学玲和郑虹开始开展人工耳蜗植入手术。2000年，刘世喜从美国霍普金斯大学完成博士后研究回国；2002年，刘世喜在西部地区率先开展喉显微外科激光技术。2003年，由郑艳、秦学玲完成的分泌性中耳炎的发病机理及临床治疗研究，获四川省科技进步奖三等奖。2004年，刘世喜、林代诚等开展喉癌发病的分子机理及基因治疗研究获四川省科技进步奖三等奖；徐丽蓉主持的腭裂与中耳功能研究获四川省科技进步奖二等奖；2004年，郑芸、王恺申请成立听力中心，获得华西医院批准。

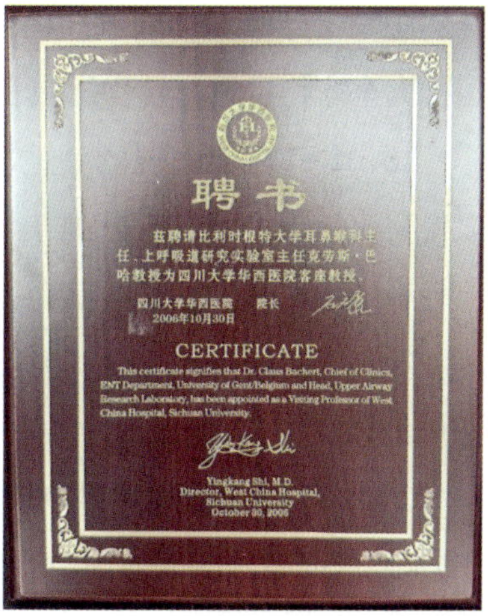

克劳斯·巴哈教授的聘书

2007年，在刘世喜教授和比利时根特大学克劳斯·巴哈（Claus Bachert）教授的努力下，华西医院与比利时根特大学及英国GSK制药公司联合成立了耳鼻咽喉头颈外科上呼吸道实验室，该联合实验室的建立进一步拓展了华西耳鼻咽喉头颈外科的科研范围，实验室聚焦鼻部炎症基础和临床研究，探索了亚洲和欧洲人种不

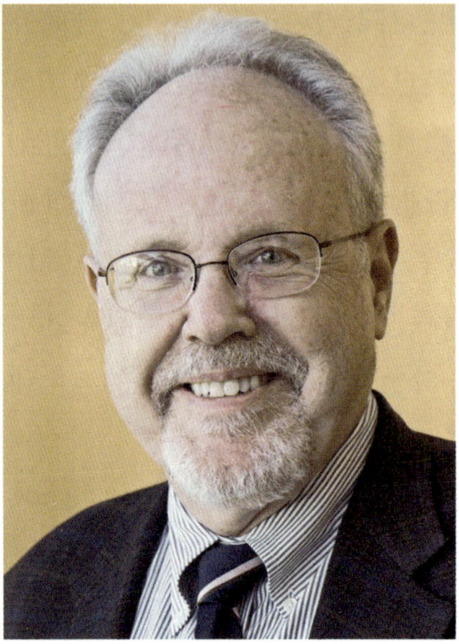

Sigfrid D. Soli博士

同类别的鼻息肉的炎症本质，并为治疗提供了新的靶点和方法。

2007年，郑芸和美国House耳研所的Sigfrid D. Soli博士共同研发的普通话早期言语感知测试（Mandarin Early Speech Perception test, MESP），获国际版权许可，对促使聋儿听觉康复效果评估及幼儿言语测听方法的研发取得了重要进展。

2007年，科室被评为国家临床药物试验耳鼻咽喉专业基地。

2009年，中华医学会耳鼻咽喉头颈外科学分会嗓音学组成立，科室的杨慧教授为首任学组成员，自此标志着中国嗓音医学作为一门亚学科正式诞生，也掀开了四川省嗓音医学高速发展的序幕。

2008年起，孟娟开展与国际接轨的过敏原检测及治疗，在全国首创开展脱敏治疗慢病管理，开展多项与国际接轨的诊疗新技术，将诊治范围扩大至药物过敏、食物过敏及严重过敏反应等多个领域。

2010年，陈飞开展的头颈部晚期恶性肿瘤切除及修复重建系列技术取得突出效果，在国内外处于领先水平，许多国内顶尖医院的医生专程前来观摩学习。

2011年，华西医院耳鼻咽喉头颈外科成为首批卫生部国家重点临床专科。

2012年至今，华西医院耳鼻咽喉头颈外科从84张病床的规模发展到160张病床的一院多区的规模。作为国家重点临床专科，华西医院耳鼻咽喉头颈外科在职员工共计180人，其中医生72人、护士43人、技师39人、科研助理20人。年门诊量30余万人次，年手术量一万余台次，是中国西部耳鼻咽喉头颈外科疑难重症诊疗中心。

三 海外的华西耳鼻喉人

华西耳鼻喉人，很多在走出国门后也取得卓越的成绩。

刘学忠，四川医学院医学系1979级本科生，华西医科大学1987届耳鼻喉科硕士，毕业后留校任教至1991年。其后旅居英美，获英国曼彻斯特大学遗传学博士，于美国迈阿密大学完成耳鼻咽喉头颈外科住院医师的培训。担任迈阿密大学终身讲席教授（Hotchkiss Endowed Chair）及迈阿密大学耳鼻咽喉头颈外科系科研主任和系副主任，耳鼻咽喉科头颈外科学、遗传学、儿科学及分子生化学教授，耳鼻咽喉科研型医师美国国家培训项目（R25）主任，并成为美国外科学院院士（fellow of American College of Surgeons, FACS），美国佛罗里达科学、工程及医学科学院院士（fellow of the Academy of Science, Engineering and Medicine of Florida, ASEMFL），2013—2015届美洲华人遗传协会（ACGA）会长。

他在华西攻读硕士学位期间，就师从徐丽蓉，开始从事耳聋的遗传学和听力学研究，在华西的经历为他的人生理想——“医生科学家”埋下伏笔。在美国，他成功地建立了国际上领先的耳聋分子学研究和临床治疗中心，近25年来主持多项美国国立卫生研究院（NIH）的研究项目。他的杰出贡献从极大改善了耳聋和听力障碍患者的临床治疗效果，是里程碑式的贡献，其多项研究成果代表该领域的国际领先水平。作为遗传性耳聋研究领域的世界知名专家和成功的耳鼻咽喉科研型医师科学

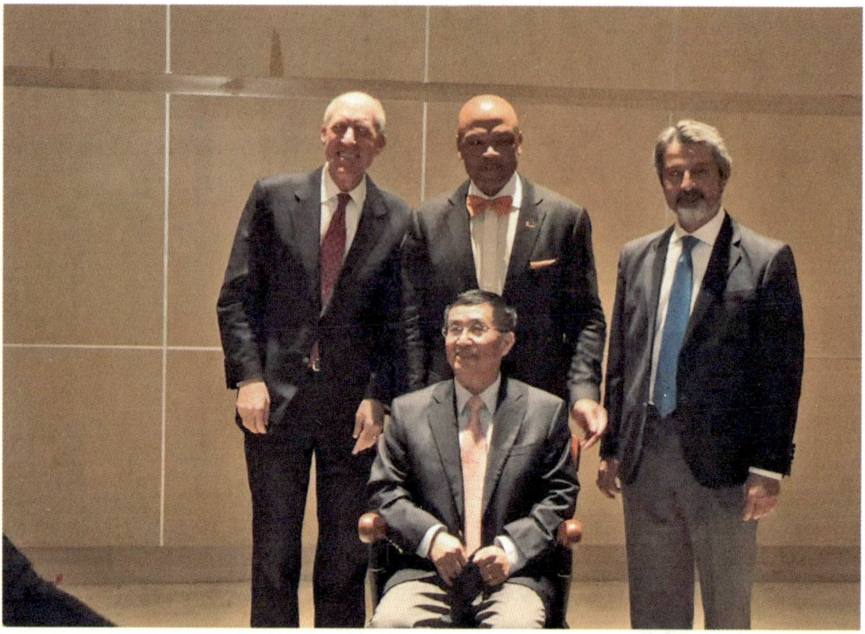

2018年，刘学忠在迈阿密大学被授予终身讲席教授（Hotchkiss Endowed Chair）

家，他的研究成果也为更优化的遗传咨询、临床管理和耳聋治疗方案奠定了基础。自20世纪90年代开始，他就以第一作者或通讯作者的身份在*Nature Genetics*、*Lancet*、*Am J Hum Genet*、*Hum Mol Genet*及*PNAS*等20种学术期刊发表了300篇SCI研究论文，其学术成就获得《泰晤士报》、路透社、美国国立卫生研究院的高度评价。他已经培养出多名来自美国、日本、中国或南非的博士、博士后或耳鼻咽喉科医师。由于这一系列显著的学术和教育成就，刘学忠校友荣获堪称美国大学最高教授职位的讲席教授职位，成为全美第一位担任耳鼻咽喉头颈外科系副主任和系科研主任的华人，并获得美国大学教授最高学术奖——校长学术奖（Provost's Award for Scholar Activity）。刘学忠校友已被提名为美国医学科学院院士候选人。

石善溶，四川医学院1957届医学系本科毕业生（医52级），毕业后留校担任耳鼻喉科住院医师。1964年，他的老师徐丽蓉从姜泗长教授的

2011年，美国组织化学学会在年会上为石善溶颁发乔治戈摩利奖（George Gomori Award）

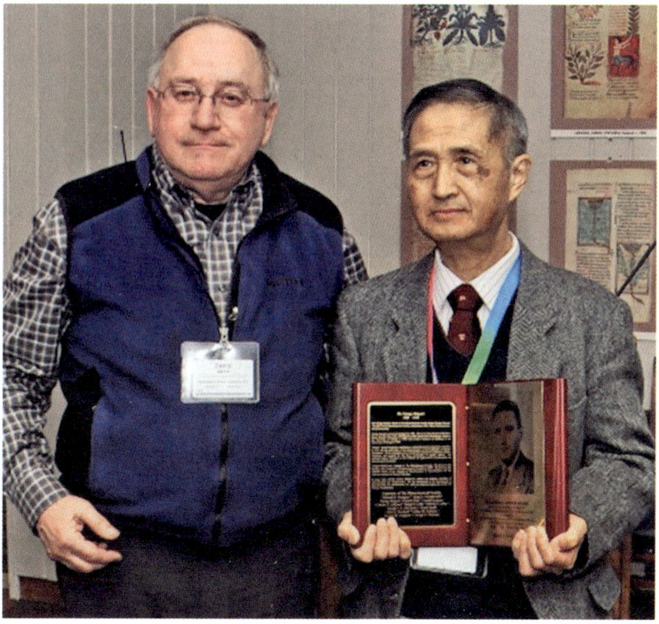

耳病理实验室进修归来后，准备建立华西的耳病理实验室，于是分派他到病理科进修病理学一年，以便担当徐丽蓉的助手。从此，他与病理学结下了不解之缘。1981年，他考取了教育部的公派留学生的资格，赴美国哈佛大学麻省眼耳鼻喉医院及哈佛医学院进修耳鼻喉病理和免疫组织化学。1985年回国后，在华西耳鼻喉科继续做鼻咽癌免疫组化研究。1987年再赴美国。1990年，经过一系列艰苦的实验，他的一项新技术——抗原修复技术（Antigen Retrieval）诞生。数十年来，许多科学家为寻求这一抗原修复技术进行了大量的研究。抗原修复技术被誉为免疫组化发展史上的革命性突破。1992年夏，他受聘于南加利福尼亚大学病理学系。在此后将近20年的时间里，除临床、教学外，他在南加利福尼亚大学病理学系进行了一系列有关抗原修复技术的研究。他在南加利福尼亚大学历任助理教授、副教授、教授职位。他是美国组织化学学会终身荣誉会员，多年来在*Applied Immunohistochemistry & Molecular Morphology*担任编委。2011年，美国组织化学学会在年会上为石善溶颁发了每4年才

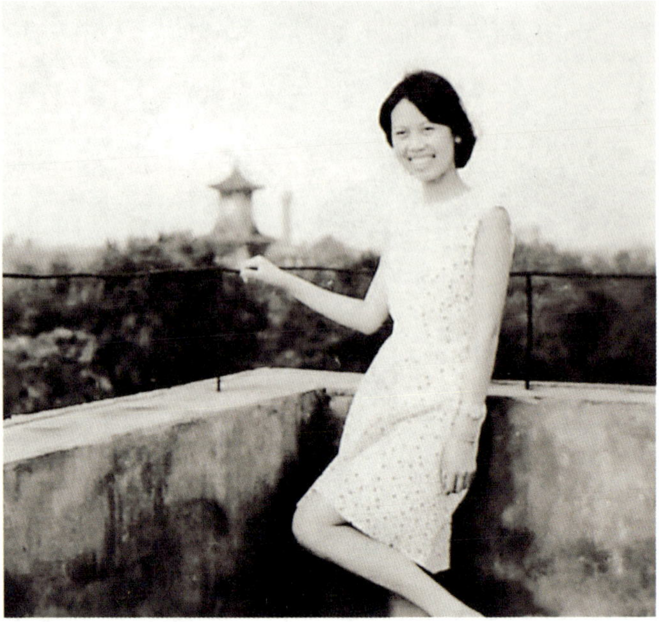

20世纪80年代，在四川医学院工作期间的田青医生

颁发一次的乔治戈摩利奖（George Gomori Award）。

田青，其母亲是四川医学院附属医院耳鼻喉科的徐丽蓉，父亲是同院胸外科的田子朴。他们都是华西坝上的知名教授，他们的言传身教，对田青的影响自然是深远的。

1977年恢复高考，田青进入四川医学院临床医学系，1982年本科毕业，留校成为一名耳鼻喉科医生；1986年获得硕士学位；1992年，她获得世界卫生组织的资助，来到美国洛杉矶 House Ear Institute 跟随Dr.Linthicum教授进行梅尼埃病的基础研究。一年后她的研究成果发表并得到一笔25万美元的美国国家研究奖金，这在House Ear Institute里是之前从来没有过的事情，对House Ear Institute来说也是件很鼓舞人心的事。

然而田青仍然没有放弃做医生的理想，在美国当医生是件相当不容易的事。在美国，从医学院毕业后，要完成3—5年的住院医师培训才能取得行医资格，且每一个阶段都要经过严格的书面考试和面试。美国住院医师培训也分个三六九等，通常内科的培训比外科培训更容易进入，培训时间也短一些。外科的培训中，普外科的培训又比专科的培训更容易进入，神经外科、眼科、耳鼻喉科和皮肤科的培训则是所有专科中最难进入的。从地域上来说，美国中部地区医院的培训比纽约州、加利福尼亚州医院的培训容易进入。要获得耳鼻喉科住院医师培训的资格，这对美国本地学生尚且异常艰难，更不要提像她这样的外国医学院的毕业生。在她前一年全国只有一名外国人进入美国医院的耳鼻喉科进行住院医师培训。她只能在夜以继日做好科研的同时，全力以赴备考。两年后，她以优异的成绩取得耳鼻喉科的住院医师培训资格，并经过各种申请和面试，最终如愿以偿进入南加利福尼亚大学培训，她的故事一时成了一段佳话和传奇。真正进入培训，她才知道之前的艰辛并不算什么。在培训期间，一周工作一百多个小时是常态，她经常连续几个星期都看不见加利福尼亚州的太阳。在南加利福尼亚大学，她见到很多原来没见过的病例：急诊室天天都接诊枪弹伤，很多车祸造成的颜面外伤。1999年，在离开华西耳鼻喉科的7年后，田青在美国再次正式成为一名耳鼻喉科医生，并多次在美国杂志的同行评议中被评为“Top Doctor”。

四

各亚专业齐头并进的十年

近10年来，华西医院耳鼻咽喉头颈外科在学科建设方面成果丰硕。科室各细分亚专业对标国内外顶级专科，齐头并进，形成了以耳科及听觉言语疾病、鼻科及变态反应性疾病、咽喉嗓音及鼾症、头颈肿瘤修复重建为特色的四大亚专业方向，以及整体化的专科护理团队。

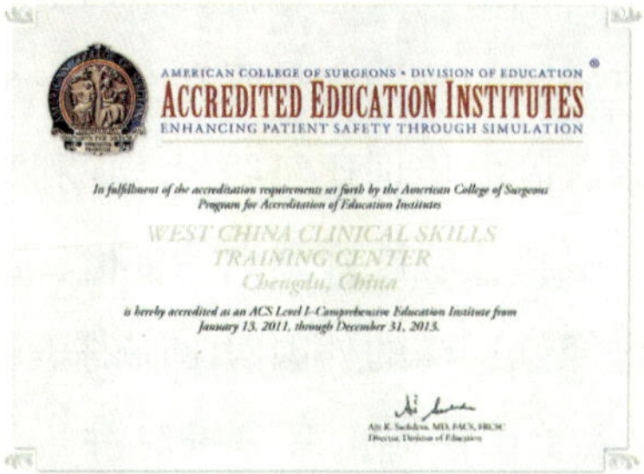

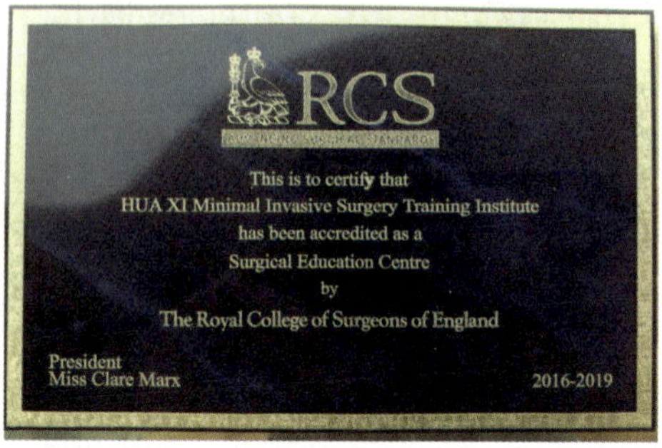

华西临床技能中心的解剖实验室和外科训练中心，在2013年和2016年分别获得美国外科医师协会（左图）和英国皇家外科医师学会（右图）的认证。华西耳鼻咽喉头颈外科尸头解剖实验室是其中的重要组成部分

耳科及听觉言语疾病亚专业方向包括耳显微外科、侧颅底外科、听觉言语中心、前庭医学，开展各类针对中耳疾病、内耳疾病、侧颅底疾病、眩晕、血管性耳鸣、咽鼓管、面部神经疾病的手术治疗。尸头解剖实验室所在的华西临床技能中心的解剖实验室和外科训练中心分别于2013年和2016年成为亚洲首家获得美国外科医师学会及英国皇家外科医师学会认证的临床技能培训机构。

2015年2月，四川省卫健委在华西医院成立了全省唯一一个四川省新生儿听力障碍诊治中心。2015年，获批在四川大学华西临床医学院医学技术学院开设听力与言语康复专业（本科），四川大学成为我国所有开办了听力与言语康复本科教育的大学中唯一一所985重点大学。华西医院耳鼻咽喉头颈外科-听力中心在国内最早开始听力学研究生教育项目和听力技师规范化培养教育项目，是国内高级/中级听力学专业人才培养的重要基地及联合国儿童基金会聋儿双语项目基地。

2016年开始，华西医院耳鼻咽喉头颈外科就已经系统开展耳内镜手术，是我国最早开展耳内镜手术的科室之一，赵宇是国内最早开展和规范推广耳内镜微创技术的专家之一。经过多年的积累和发展，华西医院耳鼻咽喉头颈外科已具备很高的内镜诊疗技术，并先后被授予全国首批中国医师协会内镜培训基地、首批国家临床研究中心耳内镜规范化培训基地，其耳内镜微创外科技术处于全国领先水平，对整个耳外科的发展起到很大的影响。

2020年3月，由国家杰出青年科学基金获资助者袁慧军牵头，四川大学华西医院罕见病研究院应运而生。该研究院是国内首个关于罕见病的专业研究机构，其依托于四川大学华西医院疾病分子网络前沿科学中心。在该中心高起点布局建设的基础上，与多个临床学科交叉融合，成为高端人才汇聚、科研环境自由开放、运行机制灵活高效的创新研究平台。研究院与耳鼻咽喉头颈外科联系密切，下设基础医学、数据科学、临床遗传学和转化医学四个学部。

耳科团队在*Ear and hearing*、*Hearing research*、*Otology&neurotology*、*Laryngoscope*、*Genome Medcine*、*Cell&Bioscience*等期刊发表多篇高质量论

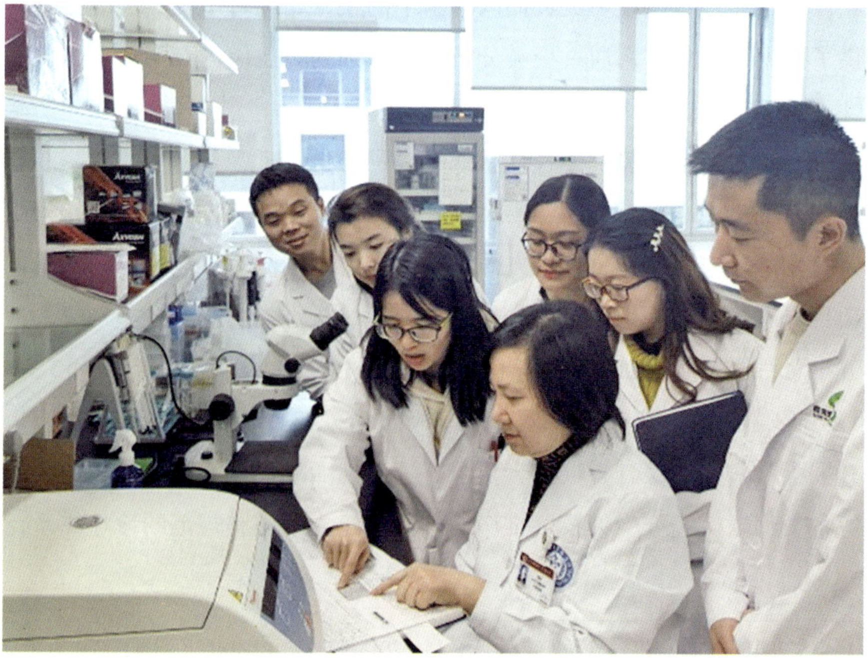

四川大学华西医院罕见病研究院袁慧军团队

文，研发1项产品获得CFDA[①] Ⅱ类医疗器械注册证书。

鼻科及变态反应性疾病亚专业方向，包括鼻内镜外科、鼻整形外科、变态反应中心。华西耳鼻咽喉头颈外科是国内最早开展鼻内镜手术的单位之一，能全方位开展各种鼻及鼻窦疾病的诊治及外科手术。现已开展了经鼻内镜翼腭窝、颞下窝病变切除术，脑脊液鼻漏修补术，鼻颅底肿瘤切除术，复发性鼻咽癌切除术等高难度手术，相关诊疗技术达到国内先进水平；开展对呼吸道过敏、药物过敏、食物过敏等多项过敏相关疾病的诊疗，开展了过敏原皮肤点刺试验、血清特异性IgE检测、鼻腔激发试验等专科特色检查；开展脱敏治疗、生物靶向治疗、支气管热成形术等前沿治疗，相关技术处于国内领先水平。上呼吸道实验室成果显著，先后在*Rhinology*、*Allergy*、*Joural of allergy & Clinical Immunology*等权威期刊发表多篇高质量论文。曾任国际鼻科学会主席的许庚教授曾对刘锋总结华西鼻科研究成果对中国鼻科学的两大贡献：一是首次证实了间歇性和持续性过敏性鼻炎炎症因子水平的差异，为过敏性鼻炎的分类提供了证据；二是首次通过聚类分析证实中国的鼻息肉内在型表现为多样性，非2型鼻息肉比重较欧美患者明显偏高！

2022年，华西医院整合耳鼻咽喉头颈外科、呼吸科、皮肤科，成立了变态反应中心，由耳鼻咽喉头颈外科的孟娟主持工作。2023年，华西医院变态反应科（耳鼻咽喉方向）获批成为全国国家重点临床专科建设项目，同年，它在中国医院科技量值STEM排行榜上位居全国第4位，近五年总科技量值ASTEM位居全国第2位。

咽喉嗓音及鼾症亚专业是西南地区相关亚专业的人才培养基地，开展了对鼾症、嗓音、喉气管狭窄、反流性咽喉炎、小儿咽喉相关疾病等各类咽喉疾病、少见及疑难病的诊治，建立了完整规范的诊疗体系，

---

① 中华人民共和国国家食品药品监督管理总局。2018年3月，该机构经历职责整合，组建为中华人民共和国国家市场监督管理总局，不再保留该机构。

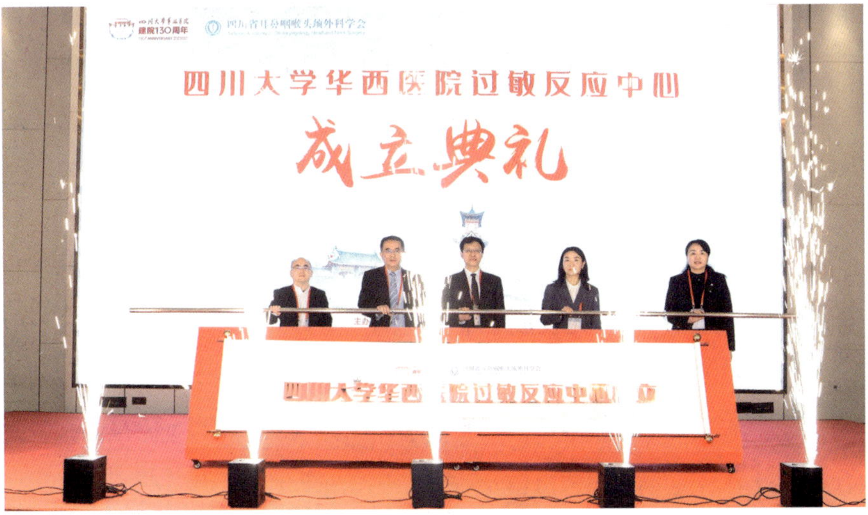

2022年，四川大学华西医院过敏反应中心成立典礼

引领全省咽喉专业的发展，是省内最早开展嗓音疾病规范化主客观评估的单位。2014年，该亚专业在省内率先开展了内镜下窄带成像咽喉早癌筛查工作。2016年，由杨慧牵头，四川大学华西医院咽喉嗓音中心成立，经过数年的发展，该中心取得了多项成果，填补了众多空白，诊疗水平达到西部地区领先水平。2018年，华西咽喉嗓音中心开展了药物诱导睡眠内镜检查，开展了成人及儿童个体化嗓音训练工作，开展了CO_2激光咽喉显微外科技术、喉硅胶膜置入喉成形术、甲状软骨成形术、声带脂肪注射填充术、喉内肉毒素注射、杓状软骨切除术、喉显微缝合技术、喉气管狭窄成形术、经球囊扩张声门下狭窄成形术、睡眠外科手术等数十项新手术，突破了众多咽喉外科的技术难点。并且，这些技术在临床大量推广运用，开启了咽喉外科治疗的新篇章。邹剑通过与各临床科室合作建立起多学科诊疗模式（MDT），包括新生儿上气道疾病诊治MDT、慢性咳嗽MDT、成人与儿童阻塞性睡眠呼吸暂停诊断与治疗MDT、喉气管狭窄诊治MDT等，大大提高了华西对咽喉疑难病的诊治水平。该亚专业团队与多个国内外实验室合作，建立了高水平临床科研合

作平台，获国家自然科学基金及省部级以上课题资助数十项，在国内外期刊发表论文200余篇，数项研究成果填补了四川省乃至全国相关领域的空白，使华西医院成为中西部地区嗓音医学高地，咽喉疾病规范化评估及治疗技术处于全国领先水平。

2023年5月18日，由邹剑和吕丹牵头，四川大学华西医院、四川大学华西天府医院儿童耳鼻咽喉疾病诊疗中心成立，在华西医院内，将对儿童耳鼻咽喉疾病的诊疗建设成一个独立的亚专业。

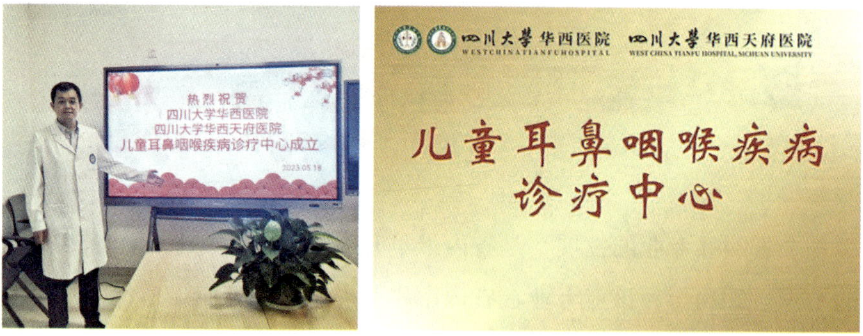

四川大学华西医院、四川大学华西天府医院儿童耳鼻咽喉疾病诊疗中心成立

头颈外科在陈飞的带领下，全面开展对头颈部肿瘤的诊治，对喉癌、下咽癌、颈段食道癌、甲状腺癌、口咽癌、咽旁颅底肿瘤、上纵隔肿瘤、腮腺颌下腺肿瘤等展开诊治。2012年，率先在国内开展游离胫后动脉穿支皮瓣修复头颈部肿瘤切除后组织缺损，在头颈外科顶级期刊*Head & Neck*发表论文多篇，这些论文被美国癌症联合委员会（American Joint Committee on Cancer，AJCC）指南及韩国头颈外科协会局部侵袭性分化甲状腺癌的手术治疗指南大篇幅引用，说明这些研究获得国际认可及同行的高度评价。2018年开始，率先在国内开展改良游离股前外侧皮瓣/筋膜瓣在头颈部缺损修复重建的应用，尤其是在咽腔黏膜缺损的修复方面取得了令人瞩目的成果，获得国际国内同行的认可和高度评价。2019年，头颈外科团队开始结合各种皮瓣的特点，针对患者的个体

情况，个体化应用游离股前外侧皮瓣/筋膜瓣、游离腹直肌瓣、游离上臂外侧皮瓣、游离前臂皮瓣及游离空肠瓣修复头颈肿瘤切除后的缺损，改善患者的修复效果。2020年，刘均率先开展头颈鳞癌的术前新辅助治疗（免疫+靶向），不仅让患者获得满意的治疗效果，还提高了患者的功能保留率。2020年，开始探索腔镜微创手术在头颈肿瘤诊治方面的应用，开展了如腔镜甲状腺手术、腔镜颌下腺手术、腔镜腮腺手术等。

2023年4月29日，陈飞团队完成了世界第四例、亚洲第一例喉移植手术，并取得成功。随后，陈飞教授团队又分别在当年7月、10月及2024年5月完成了亚洲第二、第三、第四例喉移植手术，成为世界上完成喉移植手术最多的医疗团队。除了喉器官以外，陈飞团队也实现了食道上段、气管上段、甲状腺、甲状旁腺、下咽部等多器官簇移植。2023年，四川大学华西医院头颈疑难肿瘤外科中心成立，陈飞担任中心主任。陈飞也凭这项成绩获得2023年度“华西年度人物”称号。

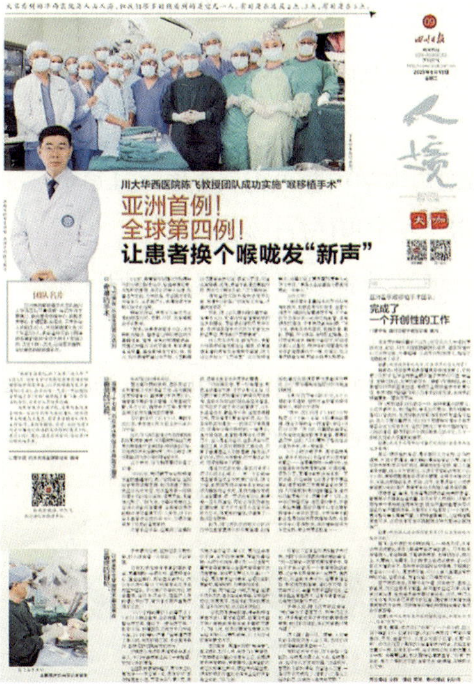

对陈飞教授团队喉移植手术的报道

近10年来，华西医院头颈肿瘤外科积极与医院多个学科开展临床合作，如与神经外科合作进行颅底肿瘤切除及修复重建，与胸外科合作开展颈胸交界肿瘤的切除及修复重建，与甲状腺外科合作开展晚期甲状腺癌的外科治疗，与肿瘤科及生物治疗科紧密合作开展头颈肿瘤的MDT综合治疗。目前，该科的头颈肿瘤综合诊治水平居全国领先地位。值得一提的是，对头颈部晚期恶性肿瘤患者实施修复重建的技术，居世界先进水平。该科在头颈肿瘤免疫、HPV疫苗应用基础研究、耳鼻咽喉大数据研究等方面的成果在*npj Vaccine*、*eLife*、*Cancer*、*Int J Cancer*、*Laryngoscope*等期刊发表。2024年赵宇、任建君、邱轲等和魏于全院士团队合作研发的肿瘤疫苗，启动Ⅰ期临床研究。

专科护理实施以护士长—护理组长—专科护士为核心的护理质量控制管理。经过10年的建设及完善，科内逐步成立了症状管理、慢病管理、气道管理、肠内营养管理、静脉管理、伤口管理、管道护理、糖尿病健康教育、心理健康管理及出院准备度管理等专项小组，持续提高护理质量管理水平。2018年起，相继开展嗓音训练、食道发音训练、吞咽功能训练、肩颈功能训练等新业务，促进病人快速康复。承担多层次护理教学工作，在2020年成为中华护理学会首批耳鼻咽喉头颈外科专科护士京外实习基地，在2022年成为首批四川省护理学会耳鼻喉科专科护士培训基地，在国内具有很高的影响力。

随着整个华西医院的广泛布局，耳鼻咽喉头颈外科也在省内和全国拓展。

2014年，成都上锦南府医院/四川大学华西医院上锦医院耳鼻咽喉头颈外科开科，2015年11月开设病房，赵宇担任首任科主任。

2021年12月13日，四川大学华西天府医院耳鼻咽喉头颈外科开科，2022年3月8日开设病房，吕丹担任首任科主任。

经过刘吉峰等人的积极筹备，2024年7月18日，四川大学华西厦门医院耳鼻咽喉头颈外科开科，杜进涛作为负责人入驻。

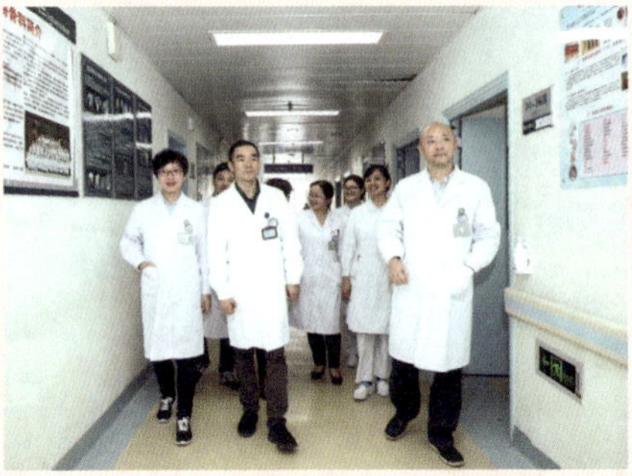

2015年成都上锦南府医院/四川大学华西上锦医院耳鼻咽喉头颈外科病房开诊

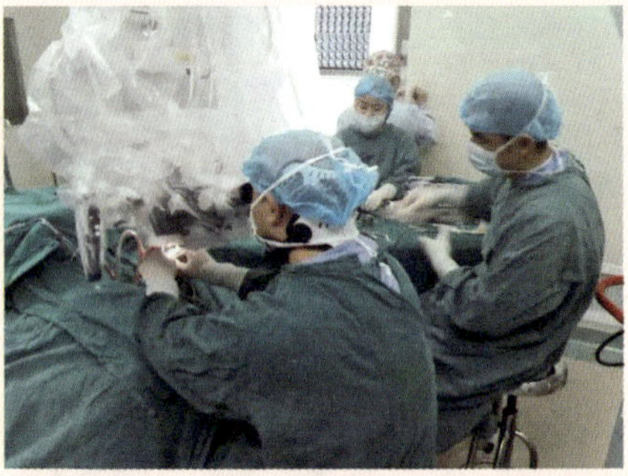

成都上锦南府医院/四川大学华西上锦医院耳鼻咽喉头颈外科实施第一台手术

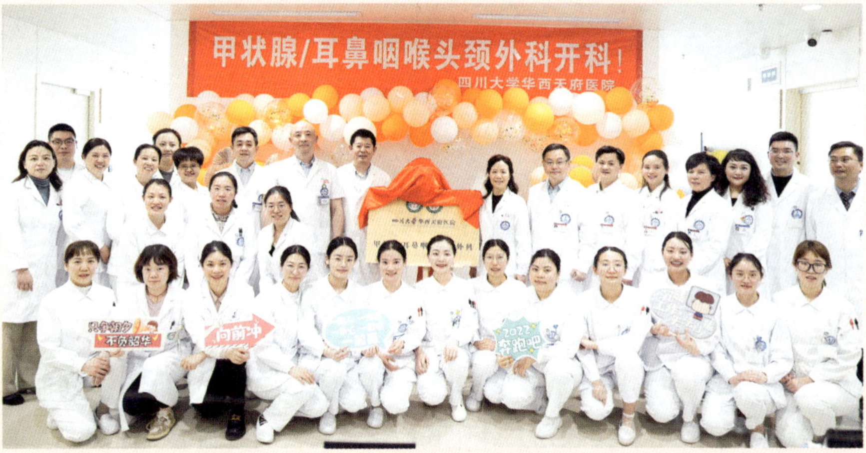

2023年四川大学华西天府医院耳鼻咽喉头颈外科开科

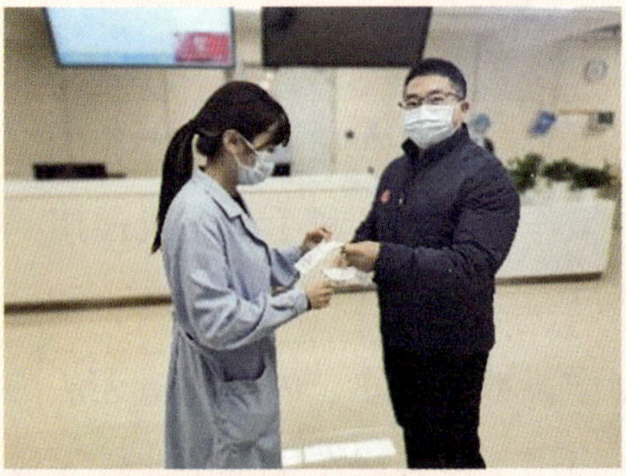

四川大学华西天府医院耳鼻咽喉头颈外科接诊的第一位门诊患者

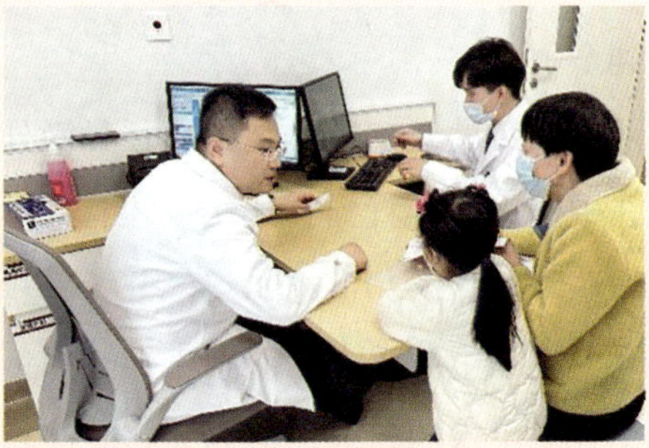

四川大学华西厦门医院耳鼻咽喉头颈外科门诊接诊的第一位患者

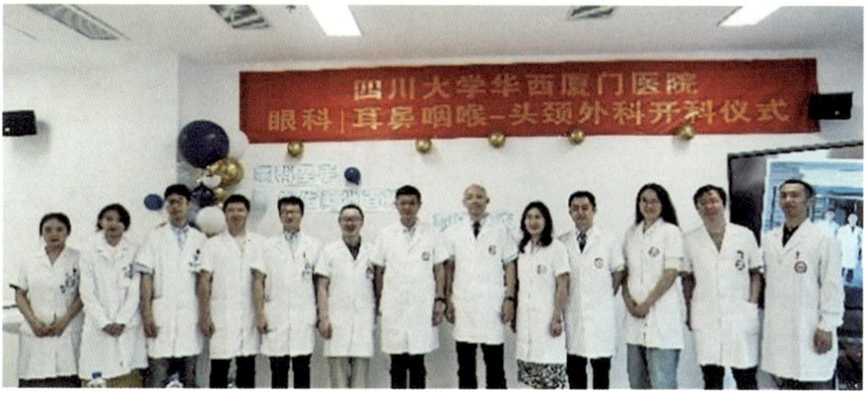

2024年四川大学华西厦门医院眼科/耳鼻咽喉头颈外科开科

五

华西与中国耳内镜外科的发展

2016年4月，赵宇、汪照炎、张秋航、姜学钧到意大利摩德纳参加第六届国际耳内镜外科工作坊。在张秋航、姜学钧的鼓励下，回国后，来自华西医院的赵宇和来自上海交通大学医学院附属第九人民医院的汪照炎开始开展耳内镜外科手术，并且商量要把耳内镜外科技术规范地推广到全国。

从20世纪50年代开始，耳显微外科手术一直是在显微镜下操作的。在中国大陆，直到2016年，才有把耳内镜作为常规耳科手术工具使用的团队。虽然从20世纪90年代开始，一些经验丰富的耳科医生陆续尝试过耳内镜下中耳手术，但限于那时内镜制作技术不成熟，内镜质量无法满足开展手术的要求，他们大多只能将内镜用于探查或在手术中比较表浅地使用。随着内镜制作技术的进步，耳内镜外科逐渐具备了实施的条

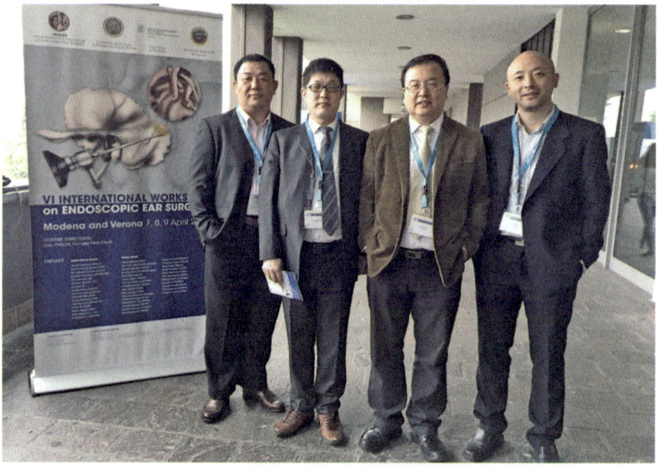

参加第六届国际耳内镜外科工作坊的合影，从左至右依次为：汪照炎、张秋航、姜学钧、赵宇

件。耳内镜外科的引入将耳显微外科手术推上了一个新的阶段。

华西医院耳鼻咽喉头颈外科在20世纪90年代就开始利用耳内镜进行一些简单的手术，是国内最早进行耳内镜手术的科室之一，这为其后续进行耳内镜外科的应用和推广，推动耳内镜外科技术发展、提升积累了经验和助力。

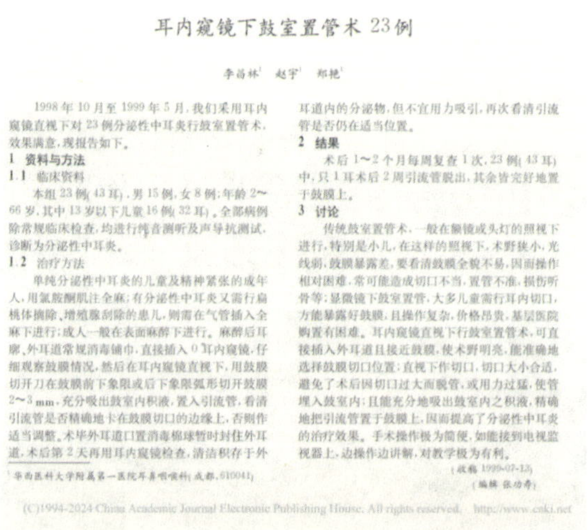

耳内窥镜下鼓室置管术 23 例

李昌林[1] 赵宇[1] 郑艳[1]

1998 年 10 月至 1999 年 5 月，我们采用耳内窥镜直视下对 23 例分泌性中耳炎行鼓室置管术，效果满意，现报告如下。

1 资料与方法

1.1 临床资料

本组 23 例(43 耳)，男 15 例，女 8 例；年龄 2～66 岁，其中 13 岁以下儿童 16 例(32 耳)。全部病例除常规临床检查，均进行纯音测听及声导抗测试，诊断为分泌性中耳炎。

1.2 治疗方法

单纯分泌性中耳炎的儿童及精神紧张的成年人，用氯胺酮肌注全麻；有分泌性中耳炎又需行扁桃体摘除、增殖腺刮除的患儿，则需在气管插入全麻下进行；成人一般在表面麻醉下进行。麻醉后耳廓、外耳道常规消毒铺巾，直接插入 0°耳内窥镜，仔细观察鼓膜情况，然后在耳内窥镜直视下，用鼓膜切开刀在鼓膜前下象限或后下象限弧形切开鼓膜 2～3 mm，充分吸出鼓室内积液，置入引流管，看清引流管是否精确地卡在鼓膜切口的边缘上，否则作适当调整。术毕外耳道口置消毒棉球暂时封住外耳道，术后第 2 天再用耳内窥镜检查，清洁积存于外耳道内的分泌物，但不宜用力吸引，再次看清引流管是否仍在适当位置。

2 结果

术后 1～2 个月每周复查 1 次，23 例(43 耳)中，只 1 耳术后 2 周引流管脱出，其余皆完好地置于鼓膜上。

3 讨论

传统鼓室置管术，一般在额镜或头灯的照视下进行，特别是小儿，在这样的照视下，术野狭小，光线弱，鼓膜暴露差，要看清鼓膜全貌不易，因而操作相对困难，常可能造成切口不当，置管不准，损伤听骨等；显微镜下鼓室置管，大多儿童需行耳内切口，方能暴露好鼓膜，且操作复杂，价格昂贵，基层医院购置有困难。耳内窥镜直视下行鼓室置管术，可直接插入外耳道且接近鼓膜，使术野明亮，能准确地选择鼓膜切口位置；直视下作切口，切口大小合适，避免了术后因切口过大而脱管，或用力过猛，使管埋入鼓室内；且能充分地吸出鼓室内之积液，精确地把引流管置于鼓膜上，因而提高了分泌性中耳炎的治疗效果。手术操作极为简便，如能接到电视监视器上，边操作边讲解，对教学极为有利。

(收稿 1999-07-13)

(编辑 张幼奇)

[1] 华西医科大学附属第一医院耳鼻咽喉科(成都，610041)

2000年，赵宇在《临床耳鼻咽喉科杂志》[①]上发表的早期关于耳内镜手术的论文

从2016年开始，华西医院在每年常规举办的耳侧颅底解剖培训班上，把耳内镜颞骨解剖培训列为重要的教学内

① 2007年更名为《临床耳鼻咽喉头颈外科杂志》。

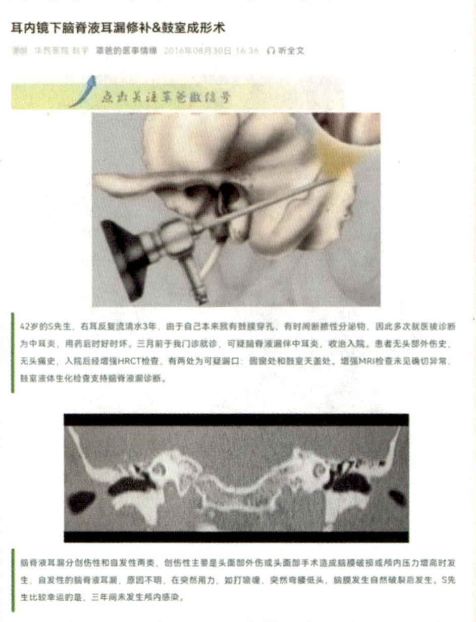

耳内镜下脑脊液耳漏修补&鼓室成形术

华西医院 赵宇 覃爸的医事情缘 2016年08月30日 16:36 听全文

点击关注覃爸微信号

42岁的S先生，右耳反复流清水3年，由于自己本来就有鼓膜穿孔，有时间断脓性分泌物，因此多次就医被诊断为中耳炎，用药后时好时坏。三月前于我门诊就诊，可疑脑脊液漏伴中耳炎，收治入院。患者无头部外伤史，无头痛史，入院后经增强HRCT检查，有两处为可疑漏口：圆窗处和鼓室天盖处。增强MRI检查未见确切异常，鼓室液体生化检查支持脑脊液漏诊断。

脑脊液耳漏分创伤性和自发性两类，创伤性主要是头面部外伤或头面部手术造成脑膜破损或颅内压力增高时发生；自发性的脑脊液耳漏，原因不明，在突然用力，如打喷嚏、突然弯腰低头，脑膜发生自然破裂后发生。S先生比较幸运的是，三年间未发生颅内感染。

赵宇在2016年开展的耳内镜下脑脊液耳漏修补术和鼓室成形术

容。随着时间的推移和经验的积累，再加上时代赋予的契机，华西医院耳鼻咽喉头颈外科成为在全国推广耳内镜外科的重要成员。

2017年2月11日，在中国人民解放军总医院海南医院，侯朝晖召集了一批国内最早开展耳内镜外科的中青年医生，他们自费赶赴三亚，进行了一场关于耳内镜外科的沙龙，讨论了耳内镜外科的发展。当时正值农历丁酉年元宵节，窗外烟花阵

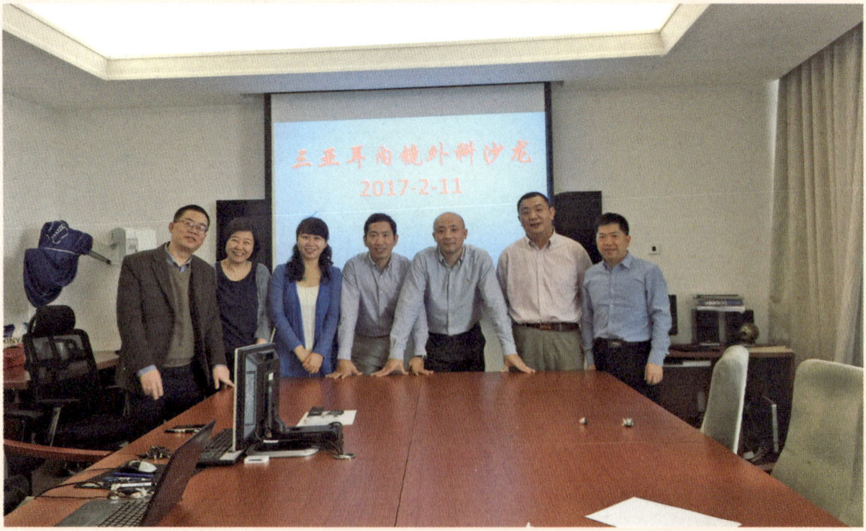

三亚耳内镜外科沙龙合影，从左至右依次为：虞幼军、杨琼、张文、侯朝晖、赵宇、汪照炎、王武庆

阵，屋里讨论热烈，大家踌躇满志，对在全国推广耳内镜外科充满信心、激情和期盼。

2017年3月，这群中青年耳科专家开始在华西医院赵宇和空军军医大学第一附属医院（西京医院）陈阳的组织下，翻译由意大利著名的耳内镜外科先驱Livio Presutti 和Danniele Marchinoni主编的经典著作《耳内镜外科学——原理、指征和技术》。整个翻译工作异常高质高效，精雕细琢，仅半年就完成了。此书后经多次再版，创造了该书出版社的最佳销量记录，被称为“一本现象级的学术出版物”。2018年1月5日，在上海市第九人民医院举办的上海耳内镜国际论坛上，Livio Presutti亲自参加并为广大读者签名赠书。

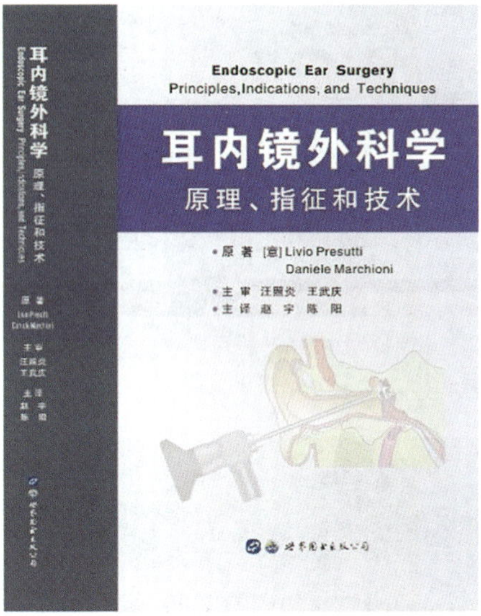

《耳内镜外科学——原理、指征和技术》书影

从2017年开始，这些青年耳科专家们陆续在北京、深圳、上海、乐山、太原、佛山、温州、天津……全国各地进行讲演、培训、解剖示教和手术演示，在这些中青年耳科专家的努力下，耳内镜外科迅速引起业内的广泛关注。赵宇回忆道：“2017年到2022年，这几年各地开展耳内镜手术的学术论坛、学习班、解剖班、手术演示、解剖演示如雨后春笋，蓬勃发展。我们受邀到各地讲学和演示的次数超过两百次。”

这些早期的推广活动，加强了同行之间的交流与合作，推动了新技术、新理念的传播与应用，为耳内镜外科的发展、推广提供助力，拉开了耳内镜外科在中国兴起的大幕，促使国内的耳内镜外科得到极大发展。

随着耳内镜外科在国内的快速发展，耳内镜外科的规范化培训被提

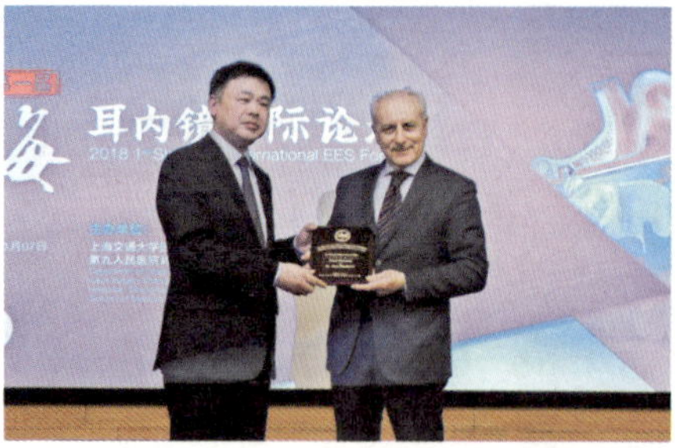

2018年1月上海第一届耳内镜国际论坛上吴皓和Livio Presutti 的合影

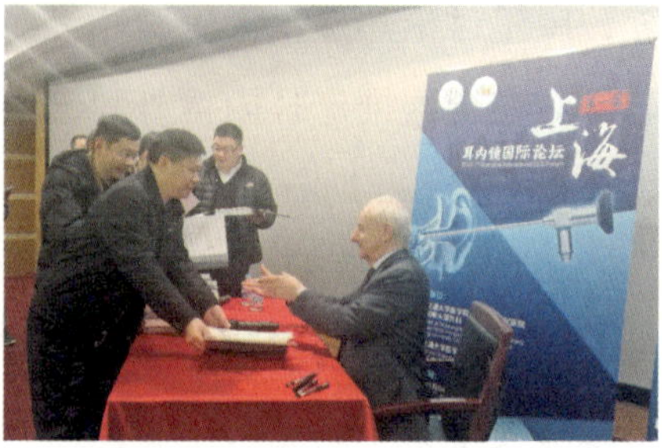

Livio Presutti 为广大读者签名赠书

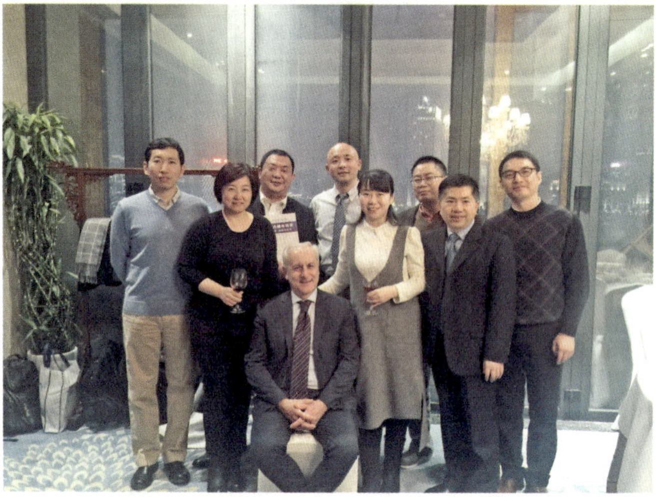

2018年1月，主要翻译团队和Livio Presutti 在上海耳内镜国际论坛上的合影

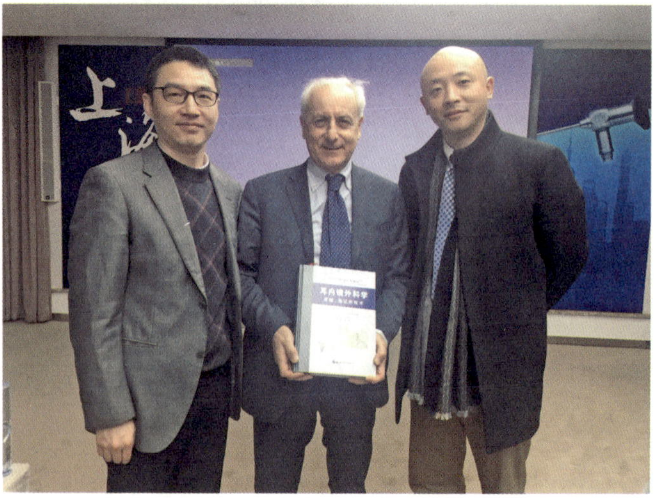

中文版主译赵宇（右）、陈阳（左）与原著主编Livio Presutti（中）合影

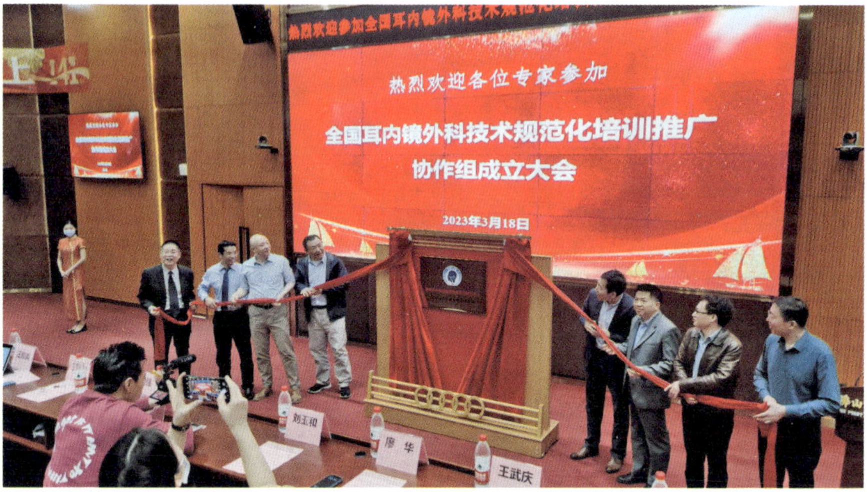

全国耳内镜外科技术规范化培训推广协作组成立大会揭幕仪式。由左至右分别为：虞幼军、瞿申红、赵宇、汪照炎、侯朝晖、王武庆、廖华、刘玉和

上日程。2023年3月18日，依托于国家耳鼻咽喉疾病临床医学研究中心，全国耳内镜外科技术规范化培训推广协作组在广东省佛山市成立，侯朝晖担任组长，赵宇等任副组长。推广协作组的成立，进一步推动了国内耳内镜外科技术向规范化、优质化发展。

2023年7月22日，由国家耳鼻咽喉疾病临床医学研究中心举办的第一届中国耳内镜外科大会在北京开幕，这标志着耳内镜外科已经成为一项耳外科常规技术被广泛接受和规范推广了。会上还公布了国家中心耳内镜外科规范化培训基地名单，华西医院耳鼻咽喉头颈外科成为首批国家耳内镜外科规范化培训基地之一。

如今在耳内镜外科领域，中国有很多技术走在了世界前列，耳科手术在中国的普及度得到大幅提高，耳科微创技术也得到了巨大的进步。华西医院耳鼻咽喉头颈外科在耳内镜外科手术方面也取得了卓著成绩和显著发展，耳内镜外科技术在该科室的应用从常规开展耳内镜下耵聍取出、鼓膜穿刺注药术、鼓膜切开术、鼓膜置管术及外耳道胆脂瘤取出术等基础上，逐渐深化发展，在更加复杂的耳部疾病的治疗中，如听骨链

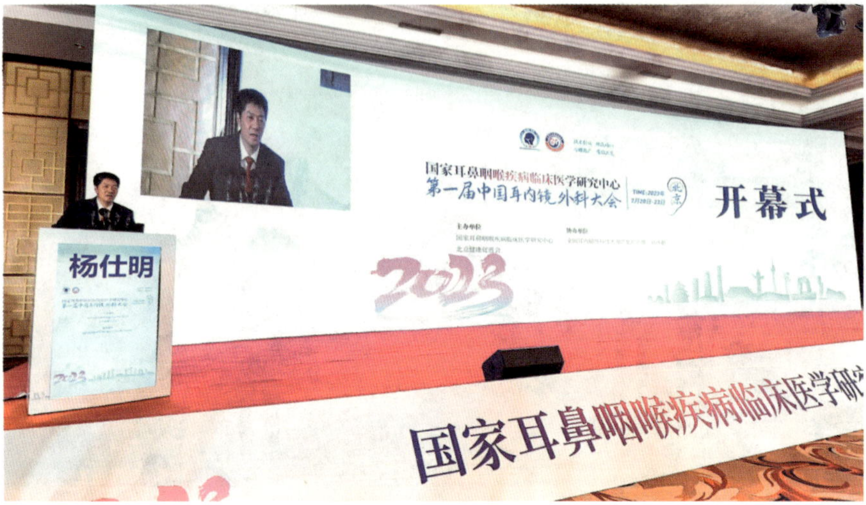

2023年7月22日，第一届中国耳内镜外科大会在北京举办

成形术、脑脊液耳漏修补术、镫骨切除人工镫骨植入术、鼓室探查+鼓室成形术、内耳肿瘤切除术、岩部胆脂瘤切除术中也广泛运用，大显身手。

华西医院耳鼻咽喉头颈外科不仅让自身的耳内镜外科技术在全国乃至全球领先，而且成为耳内镜外科在中国高速发展的主要倡导者、重要推动者，对中国耳内镜外科的发展影响深远。

六

从喉移植到头颈部多器官簇联合移植

2023年4月29日，原本是因五一劳动节调休安排的休息日，华西医院耳鼻咽喉头颈外科的陈飞突然接到器官捐献志愿者的信息，相关团队立即启动预案，开展亚洲第一台喉移植手术。手术室里，赵宇小心翼翼地

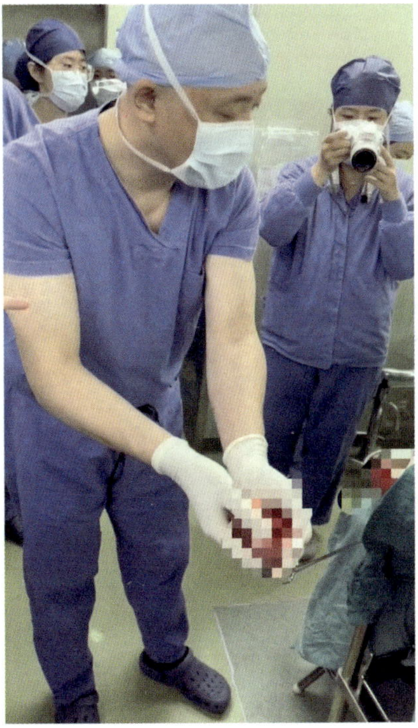

赵宇取出供体喉

从冰盒里捧出珍贵的供体喉，交到陈飞手里。此时，每个人似乎都屏住了呼吸，只有心跳声，与手术台上受者的心跳监护声共振。历时9个半小时，团队为这名喉癌术后复发的65岁患者成功实施了异体喉—气管—甲状腺联合移植手术！这一刻，不仅是对陈飞喉移植团队17年不懈探索的回报，更是华西医院耳鼻咽喉头颈外科沉淀多年的学术力量与创新精神的绽放！

这台手术能成功属实不易。患者因喉癌切除了半个喉部，不能正常说话。2013年初，患者喉癌复发，他听说华西医院耳鼻咽喉头颈外科一直在研究喉移植手术，于是主动找到陈飞，希望能通过喉移植进行治疗。当时，即使放眼全球医疗界也仅有三例喉移植成功病例（美国2例，波兰1例），并且这些案例能追溯到的文献报道极少。国内乃至亚洲地区更是从未开展过这类手术。尽管如此，患者依然主动提出了手术。感谢患者的信任，感谢他勇于与医者一起，共同去探索当时亚洲医学的无人区。经过华西医院伦理委员会严格审核，遵照中国《人体器官捐献和移植条例》的规范和要求，以及红十字会工作人员全程见证，喉移植团队才终于开展了这台手术。

由于该手术充满挑战，围手术期管理也是异常复杂，且全球医疗界在这方面的经验也非常贫乏，要想成功实施该手术，必须借助团队的力量。为此，在华西医院医务部的统筹下，华西医院耳鼻咽喉头颈外科联合了院内15个科室59名医务人员组成医疗团队，经过26次会诊，历时40

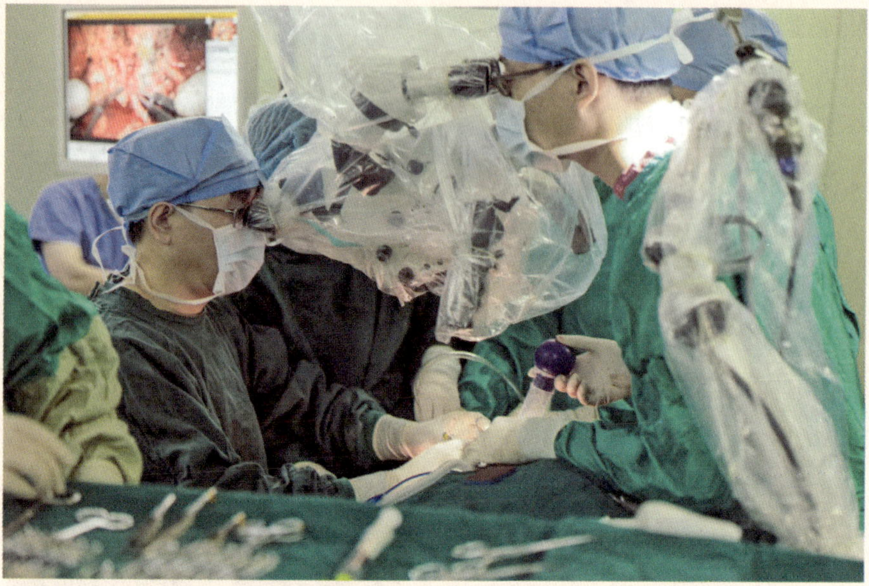

陈飞和王海洋正在实施异体喉—气管—甲状腺联合移植手术

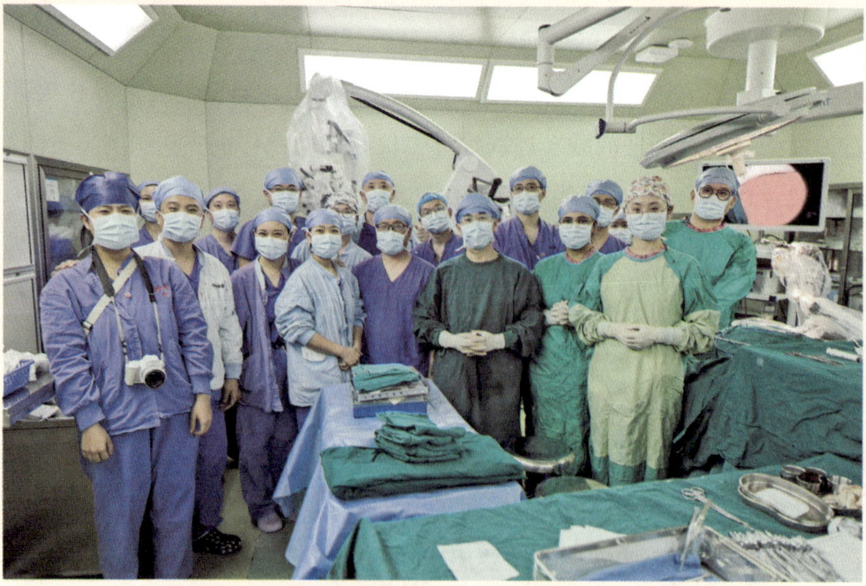

亚洲首例喉移植术后，手术室团队合影

天的救治，患者在术后38天顺利出院。

2025年6月5日上午，华西医院院长李为民[①]、党委书记李正赤[②]，带领相关部门来到科室，召开亚洲地区首例喉移植新闻发布会，陈飞在发布会上讲解了手术的过程、难点和创新之处。

探索，永无止境。2023年7月9日，陈飞、王海洋等又为一名52岁下咽食道癌患者成功实施了喉—气管—甲状腺—下咽—食道多器官簇联合

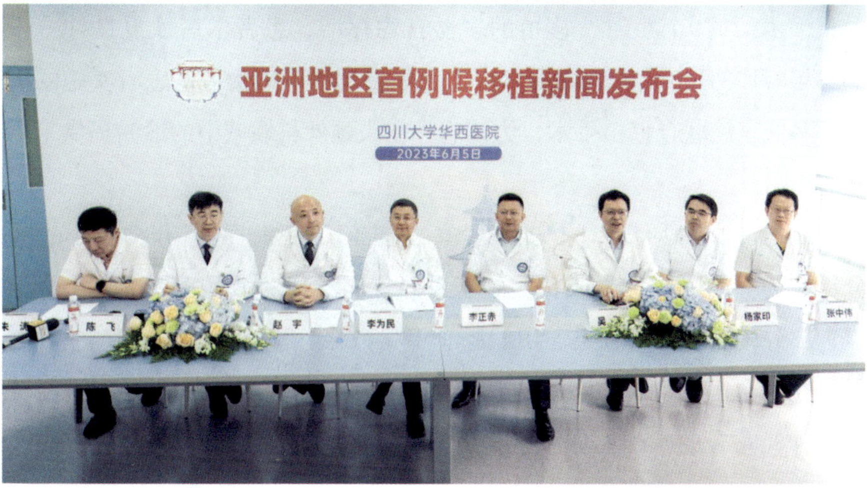

亚洲地区首例喉移植新闻发布会

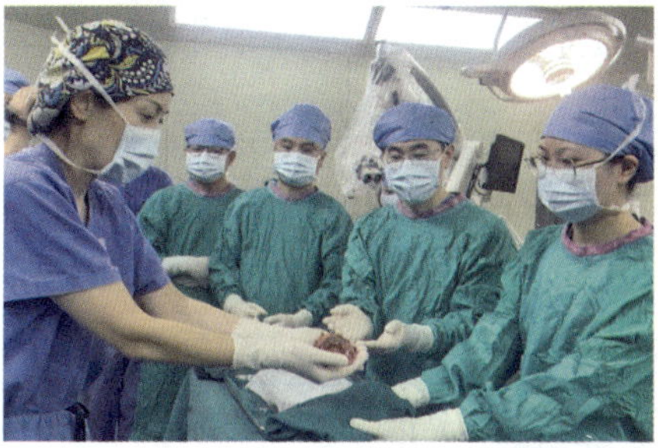

杨慧在清理供体喉

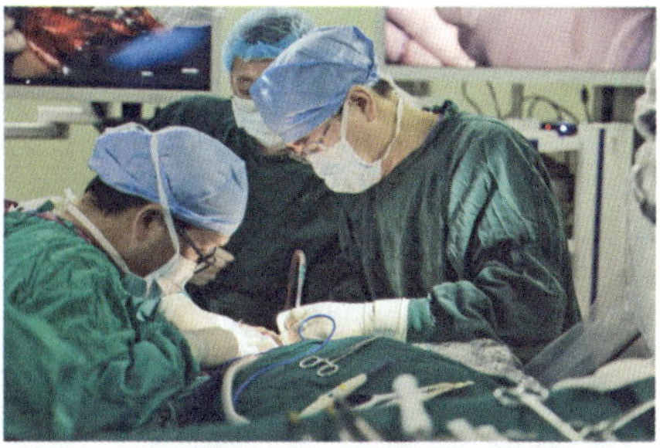

陈飞和刘均在手术台上

① 2013—2023年，担任四川大学华西临床医学院（华西医院）院长。
② 2022—2024年，担任四川大学华西临床医学院（华西医院）党委书记。

移植手术。当杨慧捧起供体喉交给陈飞时，手术室里无比振奋，这意味着世界上首例头颈部多器官簇联合移植手术即将开展。

术中，陈飞首创了全新的静脉回流方式。患者颈内静脉长了肿瘤，陈飞在切除肿瘤、修复血管的时候，在一根血管上缝补了47针，最终将供体喉的静脉血管搭桥缝合在修补的颈内静脉上。此外，他还首创了颈丛神经与移植体喉上神经重建的方式，首次探索了甲状腺功能异常者移植后的激素改变与调控。

手术历时9个小时，移植的多器官均存活，患者术后恢复良好，于2023年8月23日出院。该台手术成为世界首例为下咽食道癌患者实施的头颈部多器官簇联合移植手术，为该病种在头颈外科领域中的诊治提供了崭新的思路。

2023年11月19日，陈飞、刘均、刘吉峰、王海洋等历时7个小时30分钟，为一名喉癌患者成功实施了世界首例喉部六个器官（全喉、全下咽、部分气管、部分食道、甲状腺、甲状旁腺）移植手术。

在这台手术里，陈飞首次移植了甲状旁腺，并且在常规喉上神经及喉返神经吻合的基础上加做了神经肌蒂移植。在陈飞成功实施的三次喉

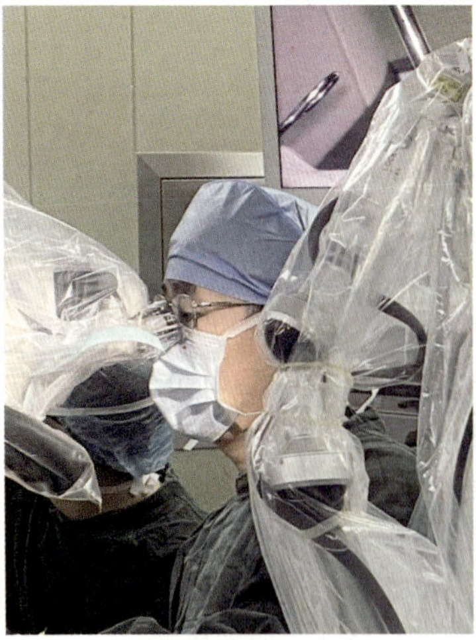

陈飞在术中显微吻合神经血管

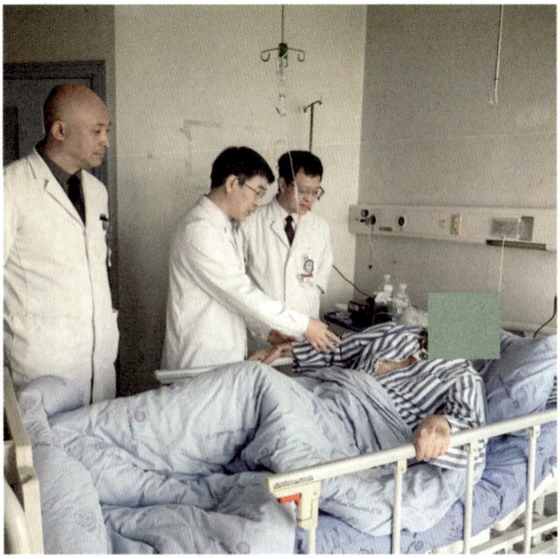

陈飞和吴泓副院长术后探望患者

移植中，这是神经移植数量最多的一次。

值得提出的是，这一次接受移植的晚期喉癌患者患有严重的银屑病，给手术本身及后期抗排异治疗带来了更大的挑战。陈飞喉移植MDT团队攻坚克难，以周密的治疗方案终于成功完成了又一次“世界首例”。该患者在术后18天就可以经口连续发出4～6个字的连贯语音。2023年12月20日，患者恢复良好顺利出院。术后半年，患者回到病房随访时，他用自己的喉咙，侃侃而谈他仍然坚持在自己的公司每天早出晚归地工作，这场景令在场医者欣慰不已。

2024年5月15日，陈飞、刘均、王海洋、刘吉峰、梁熙等再次成功开展了喉移植手术。至此，在全世界单体医院中，四川大学华西医院成为喉移植量最多的单位。

数次喉移植手术的成功，不仅展现了陈飞精湛的手术技艺和团队高效的协作能力，更是华西耳鼻喉人敢于攀登医学顶峰精神的体现，彰显了华西医院多学科团队紧密合作、团结一致的华西优势。

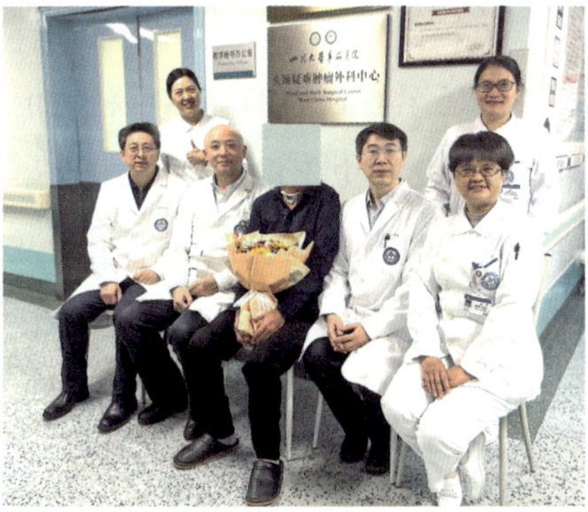

华西医院耳鼻咽喉头颈外科第三例喉移植患者出院留念

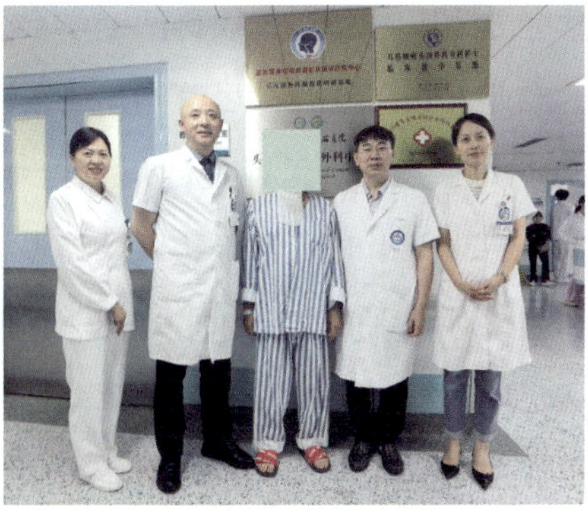

华西医院耳鼻咽喉头颈外科第四例喉移植患者出院留念

从1939年胡懋廉实施第一台全喉切除术，到1942年孙鸿泉首次在全喉切除术后指导患者用食道发音；从1960年代林代诚开展的一系列头颈部恶性肿瘤手术，到1990年代初梁传余开展的空肠代下咽食道手术治疗晚期下咽癌；从2002年刘世喜开展的支撑喉镜下喉显微外科手术，再到陈飞的喉移植及头颈部多器官簇联合移植手术，这一步步都是华西耳鼻喉人在勇攀耳鼻咽喉头颈外科高峰的过程中留下的一个个脚印。

七 学科影响力和社会担当

（一）学科影响力

早在1937年，成都眼耳鼻喉科学会就在存仁医院成立。1946年，该学会分为眼科和耳鼻喉科两个学会，两个学会各司其职，培养各自领域的专业人才。彼时，尽管四川省内的医院中还罕有独立的耳鼻喉科，但这一次“分家”无疑是四川省内耳鼻喉科学发展史上的一次标志性事件，意味着当时有志于从事耳鼻喉科专业的人员有了自己的学术组织及归属，对以后四川省内耳鼻喉科事业的发展起到关键的导向作用。

1952年，四川省医学会第一届耳鼻咽喉科专业委员会成立，彭吉人担任主任委员到1979年。

2000年9月，华西医科大学与四川大学合校，科带头人梁传余、刘世喜继续带领团队把学科做大做强。2006年，华西医院的耳鼻喉科更名为“耳鼻咽喉头颈外科”，成了国内声誉卓著，规模较大的耳鼻咽喉头颈外科中心。

2011年，华西医院耳鼻咽喉头颈外科成为卫生部国家临床重点专科

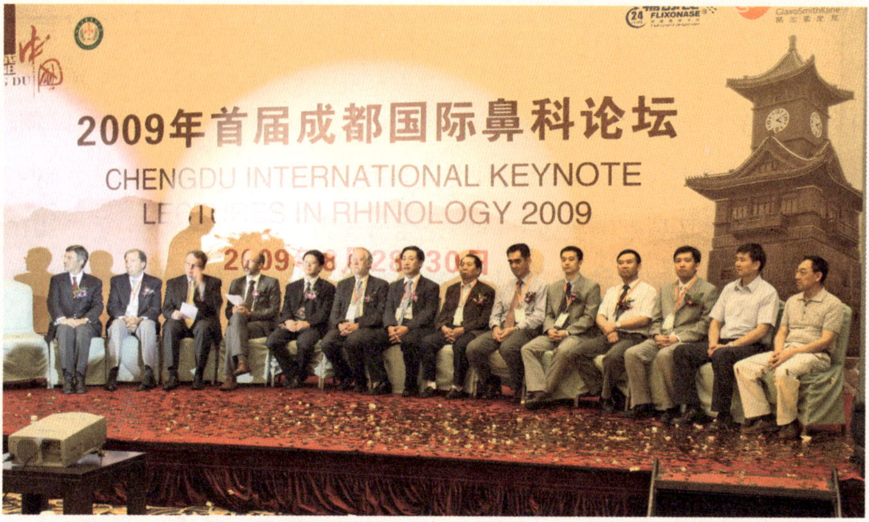

2009年8月，四川大学华西医院和《西部医学》杂志编辑部合办2009年首届成都国际鼻科论坛

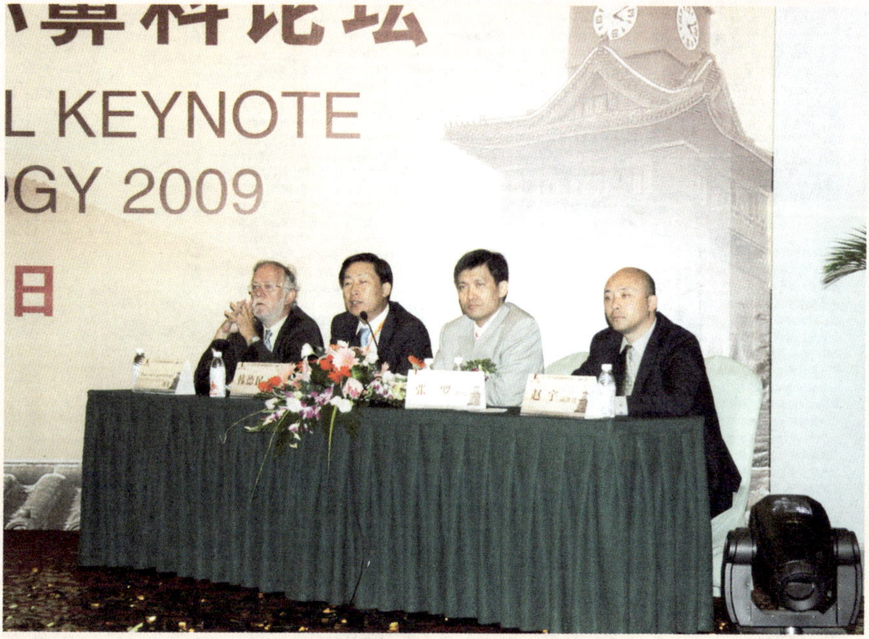

2009年8月，四川大学华西医院和《西部医学》杂志编辑部合办的2009年首届成都国际鼻科论坛

建设项目。2011年10月13日，由中华医学会耳鼻咽喉头颈外科学分会主办，四川省医学会和华西医院耳鼻咽喉头颈外科承办的中华医学会第十二次全国耳鼻咽喉头颈外科学术会议开幕。这是一次汇聚全国耳鼻咽喉头颈外科顶尖专家、推动学科交流与发展的盛会。2016年5月，赵宇在中华医学会耳鼻咽喉头颈外科学分会当选为青年委员会副主委。2016年，四川省耳鼻咽喉科医疗质量控制中心成立并正式挂靠华西医院耳鼻咽喉头颈外科。

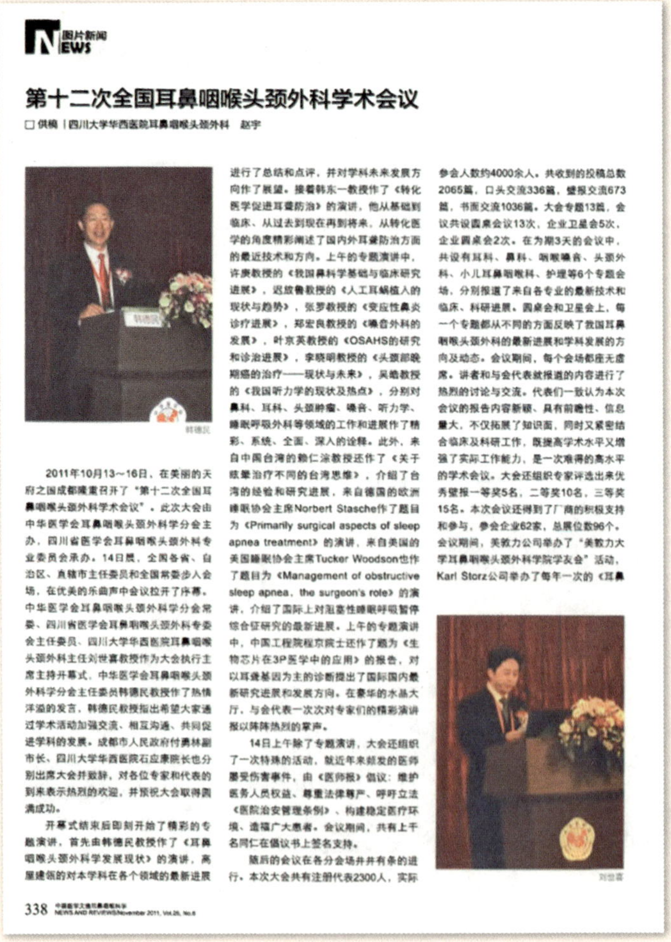

图片新闻 NEWS

第十二次全国耳鼻咽喉头颈外科学术会议

□ 供稿 | 四川大学华西医院耳鼻咽喉头颈外科　赵宇

韩德民

2011年10月13～16日，在美丽的天府之国成都隆重召开了“第十二次全国耳鼻咽喉头颈外科学术会议”。此次大会由中华医学会耳鼻咽喉头颈外科学分会主办，四川省医学会耳鼻咽喉头颈外科专业委员会承办。14日晨，全国各省、自治区、直辖市主任委员和全国常委步入会场，在优美的乐曲声中会议拉开了序幕。中华医学会耳鼻咽喉头颈外科学分会常委、四川省医学会耳鼻咽喉头颈外科专委会主任委员、四川大学华西医院耳鼻咽喉头颈外科主任刘世喜教授作为大会执行主席主持开幕式，中华医学会耳鼻咽喉头颈外科学分会主任委员韩德民教授作了热情洋溢的发言，韩德民教授指出希望大家通过学术活动加强交流、相互沟通、共同促进学科的发展。成都市人民政府付勇林副市长、四川大学华西医院石应康院长也分别出席大会并致辞，对各位专家和代表的到来表示热烈的欢迎，并预祝大会取得圆满成功。

开幕式结束后即刻开始了精彩的专题演讲，首先由韩德民教授作了《耳鼻咽喉头颈外科学发展现状》的演讲，高屋建瓴的对本学科在各个领域的最新进展进行了总结和点评，并对学科未来发展方向作了展望。接着韩东一教授作了《转化医学促进耳聋防治》的演讲，他从基础到临床、从过去到现在再到将来，从转化医学的角度精彩阐述了国内外耳聋防治方面的最近技术和方向。上午的专题演讲中，许庚教授的《我国鼻科学基础与临床研究进展》，迟放鲁教授的《人工耳蜗植入的现状与趋势》，张罗教授的《变应性鼻炎诊疗进展》，郑宏良教授的《嗓音外科的发展》，叶京英教授的《OSAHS的研究和诊治进展》，李晓明教授的《头颈部晚期癌的治疗——现状与未来》，吴皓教授的《我国听力学的现状及热点》，分别对鼻科、耳科、头颈肿瘤、嗓音、听力学、睡眠呼吸外科等领域的工作和进展作了精彩、系统、全面、深入的诠释。此外，来自中国台湾的赖仁淙教授还作了《关于眩晕治疗不同的台湾思维》，介绍了台湾的经验和研究进展，来自德国的欧洲睡眠协会主席Norbert Stasche作了题目为《Primarily surgical aspects of sleep apnea treatment》的演讲，来自美国的美国睡眠协会主席Tucker Woodson也作了题目为《Management of obstructive sleep apnea，the surgeon's role》的演讲，介绍了国际上对阻塞性睡眠呼吸暂停综合征研究的最新进展。上午的专题演讲中，中国工程院程京院士还作了题为《生物芯片在3P医学中的应用》的报告，对以耳聋基因为主的诊断提出了国际国内最新研究进展和发展方向。在豪华的水晶大厅，与会代表一次次对专家们的精彩演讲报以阵阵热烈的掌声。

14日上午除了专题演讲，大会还组织了一次特殊的活动，就近年来频发的医师屡受伤害事件，由《医师报》倡议：维护医务人员权益、尊重法律尊严、呼吁立法《医院治安管理条例》、构建稳定医疗环境、造福广大患者。会议期间，共有上千名同仁在倡议书上签名支持。

随后的会议在各分会场井井有条的进行。本次大会共有注册代表2300人，实际参会人数约4000余人。共收到的投稿总数2065篇，口头交流336篇，壁报交流673篇，书面交流1036篇。大会专题13篇，会议共设圆桌会议13次，企业卫星会5次，企业圆桌会2次。在为期3天的会议中，共设有耳科、鼻科、咽喉嗓音、头颈外科、小儿耳鼻咽喉科、护理等6个专题会场，分别报道了来自各专业的最新技术和临床、科研进展。圆桌会和卫星会上，每一个专题都从不同的方面反映了我国耳鼻咽喉头颈外科的最新进展和学科发展的方向及动态。会议期间，每个会场都座无虚席。讲者和与会代表就报道的内容进行了热烈的讨论与交流。代表们一致认为本次会议的报告内容新颖、具有前瞻性、信息量大，不仅拓展了知识面，同时又紧密结合临床及科研工作，既提高学术水平又增强了实际工作能力，是一次难得的高水平的学术会议。大会还组织专家评选出来优秀壁报一等奖5名，二等奖10名，三等奖15名。本次会议还得到了厂商的积极支持和参与，参会企业62家，总展位数96个。会议期间，美敦力公司举办了“美敦力大学耳鼻咽喉头颈外科学院学友会”活动，Karl Storz公司举办了每年一次的《耳鼻

刘世喜

338 中国医学文摘耳鼻咽喉科学 NEWS AND REVIEWS/November 2011, Vol.26, No.6

对中华医学会第十二次全国耳鼻咽喉头颈外科学术会议的报道

2016年4月，华西医院耳鼻咽喉头颈外科举办了一次别开生面的华西耳科青年论坛。一群活跃的耳科青年专家自发自费来到成都，与300多名青年为主的同道进行了为期两天的学术交流、解剖演示和手术演示。这是一次“非常年轻”的青年论坛，讲者由22岁到45岁的不等的青年专家组成，尽管有些讲者还是在读研究生或住院医师，但他们在论坛呈现了精彩的内容。值得一提的是，参加这次论坛的许多青年专家后来都成了全国知名耳科专家。

2017年5月，刘世喜教授和四川省内耳鼻咽喉头颈外科几家医疗单位和相关主任联合创办四川省耳鼻咽喉头颈外科学会。学会在提高学术水平，促进人才培养，维护医师权益，整合专家资源等各方面发挥了重要作用，推动了四川省内耳鼻咽喉头颈外科专业的快速发展。由学会主办的西部耳鼻咽喉头颈外科学术论坛荣获“川渝最具影响力学术活动奖”，已成为西部地区乃至全国耳鼻咽喉专业方面重要的学术盛事。

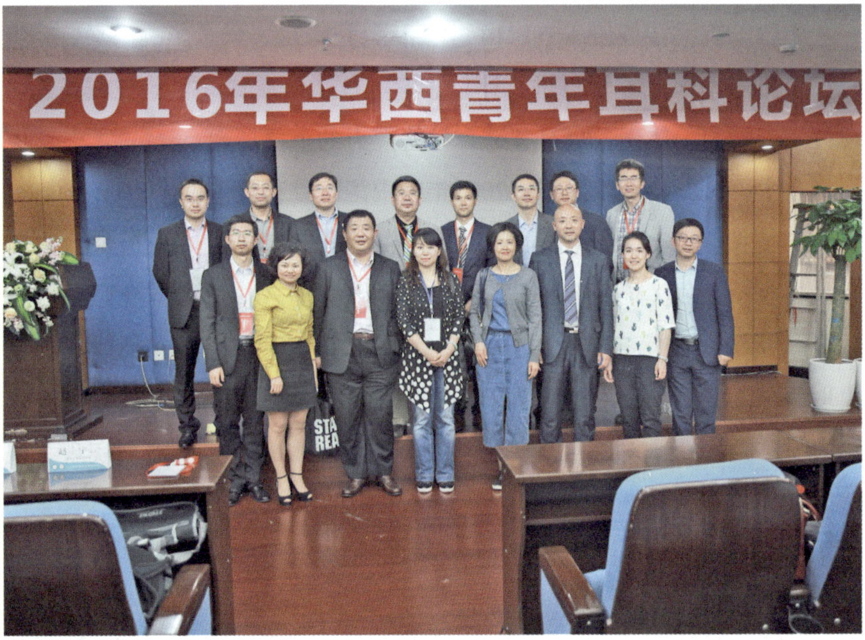

2016华西耳科青年论坛讲者合影

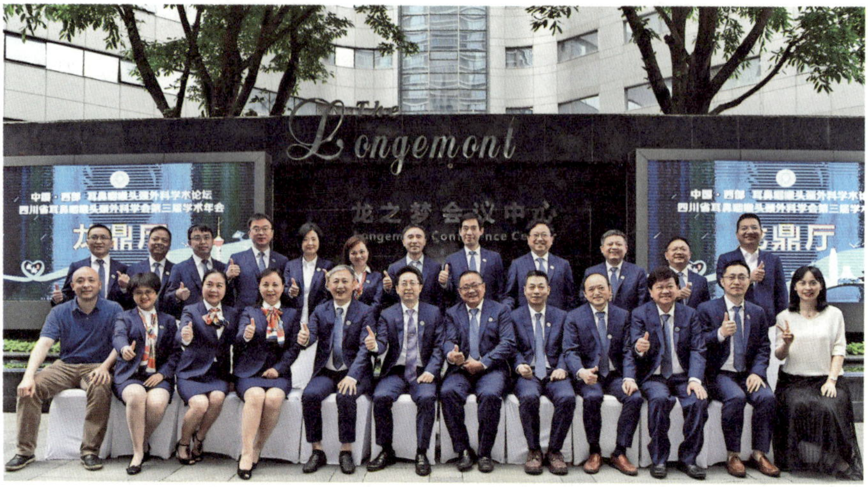

2021年，第三届西部耳鼻咽喉头颈外科学术论坛成功举办

2021年，刘世喜教授作为“情系巴蜀·健康扶贫医疗专家志愿者服务队”队长，荣获中共中央组织部2021年度“全国学雷锋志愿服务‘四个100’最美志愿者称号”。

中国医院科技量值（STEM）主要从科技产出、学术影响、平台建设等多个维度对医院或学科进行评价，它不仅是医院或学科科技创新和可持续发展能力的体现，也是其综合科研实力的重要展现。

在中国医学科学院发布的2023年度中国医院科技量值（STEM）暨五年总科技量值（ASTEM）结果中，四川大学华西医院耳鼻咽喉头颈外科实现了历史性的跨越：在全国耳鼻咽喉科学排名中取得了全国第四，总科技量值全国第三的优异成绩；变态反应学在全国变态反应学排名中取得了第四，总科技量值全国第二的优异成绩。这些成绩标志着四川大学华西医院耳鼻咽喉头颈外科在科研水平和影响力等方面实现了快速提升。

在复旦大学医院管理研究所发布的“2023中国医院专科声誉排行榜”上，四川大学华西医院耳鼻咽喉头颈外科位列全国第八名，是在该学科排名中唯一进入前十的位于中国西部地区的单位。在美国科研检索

2023中国医院排行榜（复旦版）全国专科声誉排名

耳鼻喉科

排名	医院名	平均声誉值
1	复旦大学附属眼耳鼻喉科医院	10.732
2	首都医科大学附属北京同仁医院	8.817
3	中国人民解放军总医院	8.305
4	中国医学科学院北京协和医院	5.305
5	中山大学附属第一医院	5.110
6	上海交通大学医学院附属第九人民医院	4.220
7	上海市第六人民医院	3.085
8	四川大学华西医院	2.841
9	华中科技大学同济医学院附属协和医院	2.378
10	中南大学湘雅医院	2.183

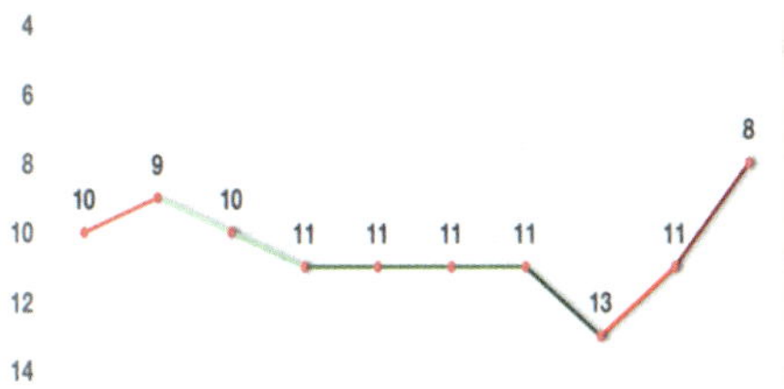

STEM全国第4
ASTEM全国第3

（耳鼻咽喉科学）

医院	STEM（2023）					ASTEM（2019-2023）				
	列位	科技产出	学术影响	科技条件	量值	列位	科技产出	学术影响	科技条件	量值
复旦大学附属眼耳鼻喉科医院	1	76.66	15.24	8.10	100.00	1	76.03	15.74	8.23	100.00
首都医科大学附属北京同仁医院	2	66.93	21.12	7.52	95.57	2	59.40	19.27	7.39	86.06
华中科技大学同济医学院附属协和医院	3	56.75	8.19	2.92	67.86	4	50.85	7.89	2.32	61.06
四川大学华西医院	4	58.98	4.85	2.52	66.35	3	58.50	4.38	1.99	64.87
上海交通大学医学院附属第九人民医院	5	53.08	4.07	3.21	60.36	6	50.81	3.56	2.59	56.96
中南大学湘雅医院	6	46.65	3.54	2.76	52.95	5	53.59	3.72	2.26	59.57
中山大学附属第一医院	7	43.21	3.21	3.26	49.68	7	41.17	3.75	2.54	47.46
上海市第六人民医院	8	36.59	3.09	3.24	42.92	11	32.03	3.17	2.47	37.67
首都医科大学附属北京友谊医院	9	29.38	9.12	2.78	41.28	12	25.91	8.69	2.05	36.65
华中科技大学同济医学院附属同济医院	10	32.75	4.39	3.91	41.05	10	32.28	4.23	2.34	38.85
首都医科大学附属北京儿童医院	11	35.99	3.59	1.39	40.97	13	31.54	3.42	1.65	36.61
香港大学深圳医院	12	35.94	2.78	1.39	40.11	14	31.82	2.67	1.36	35.85
中山大学附属第三医院	13	30.97	3.28	1.94	36.19	16	27.33	3.20	2.01	32.54
中山大学肿瘤防治中心	14	24.73	6.14	4.78	35.65	9	31.55	5.52	2.68	39.75
中山大学孙逸仙纪念医院	15	29.81	2.91	2.00	34.72	15	28.10	2.91	2.28	33.29
武汉大学人民医院	16	27.62	4.85	1.80	34.27	21	23.81	4.13	1.60	29.54
南京医科大学第一附属医院	17	28.01	3.61	1.39	33.01	17	26.89	3.50	1.45	31.84
中国医学科学院北京协和医院	18	26.70	3.95	1.66	32.31	8	38.86	5.46	1.67	45.99
重庆医科大学附属第一医院	19	27.10	2.98	1.80	31.88	23	23.98	2.85	1.57	28.40
中南大学湘雅二医院	20	25.92	2.78	1.53	30.23	22	24.71	2.85	1.60	29.16

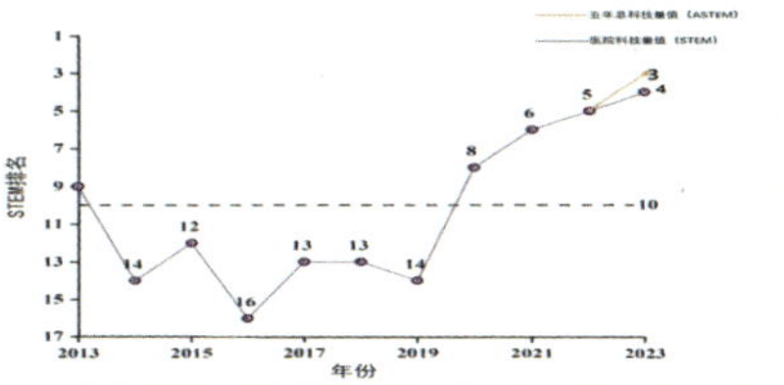

四川大学华西医院耳鼻咽喉头颈外科在复旦大学医院管理研究所发布的“2023中国医院专科声誉排行榜”以及近年排名情况

四川大学华西医院耳鼻咽喉头颈外科在STEM2023和ASTEM（2013—2023）的排名情况

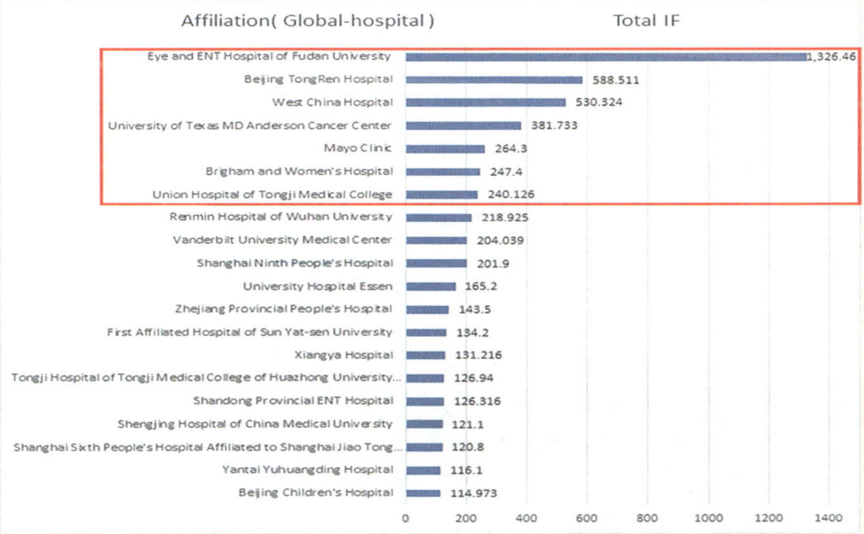

2023年，Healsan Consulting LLC发布的全球耳鼻喉头颈外科发表的SCI论文影响力排名中，四川大学华西医院耳鼻咽喉头颈外科居全球第三

分析机构Healsan Consulting LLC于2023年发布的全球耳鼻咽喉头颈外科发表的SCI论文影响力排名中，科室居全球第三位。学科整体发展水平位于全国前列。

2023年4月，继梁传余和刘世喜之后，赵宇在中华医学会耳鼻咽喉头颈外科学分会中当选为常委，并担任听力学组副组长，杨慧担任嗓音学组副组长。华西医院耳鼻咽喉头颈外科实现了在中华医学会耳鼻咽喉头颈外科学分会所有学组都有本科室医师任职。2023年9月，孟娟当选为中华医学会变态反应分会青年委员会副主委。2024年1月，国家耳鼻咽喉科专业医疗质量控制中心在上海成立，赵宇担任中心副主任。2024年9月，赵宇担任中国医师协会耳鼻咽喉头颈外科医师分会听力学组组长，唐玥玓担任鼻整形学组副组长。

（二）社会担当

华西医院耳鼻咽喉头颈外科的所有医护人员时刻牢记医者使命，用

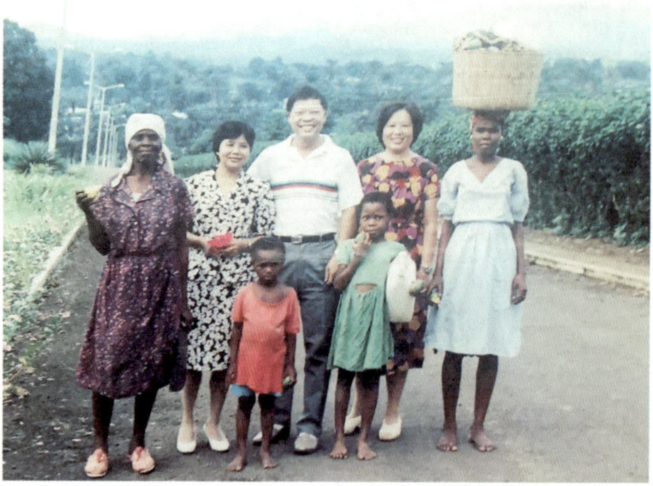

1990年，李昌林在圣多美和普林西比执行援外医疗任务时，和当地老百姓合影

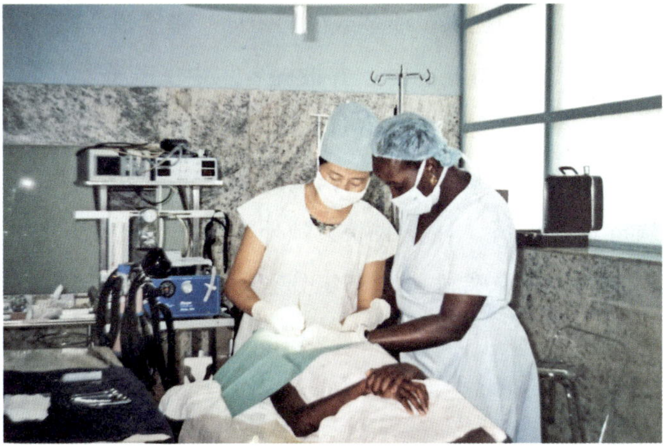

1994年，王力红在圣多美和普林西比执行援外医疗任务时，为当地患者进行手术

实际行动诠释了对“医者”的深刻理解，践行着大医精诚的医者使命，在援外工作、支援边疆建设工作及应急处置工作中做出了特殊贡献。他们奔赴千里，跨越山海，积极参加援外、援藏、援疆、支援边远山区等的工作，努力提高当地医疗水平，提供坚强有力的人才和技术支撑，为当地留下一支带不走的高水平医疗队伍。

2008年，“5·12”汶川大地震之后，华西医院耳鼻咽喉头颈外科医护人员除坚持本专业门诊、急诊、手术等工作之外，还奔走于急诊科、抢救室、灾区现场，日夜奋战，救死扶伤。其病房全部用于收治汶川地震伤员，为配合全院的抢救工作，做出了应有的贡献。

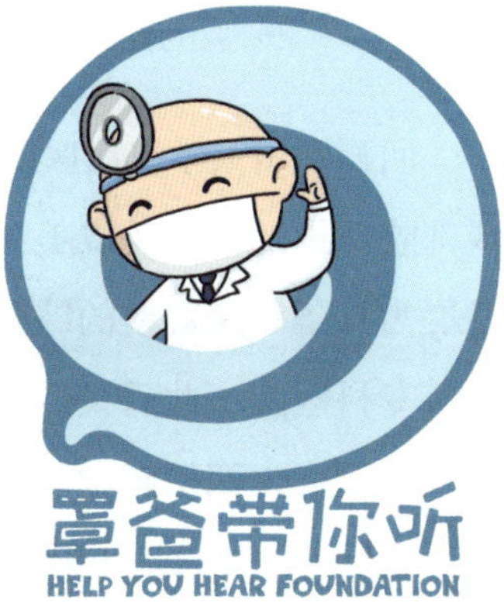

“罩爸带你听”爱耳慈善基金徽标

2016年“全国爱耳日”（2016年3月3日），由赵宇发起的“罩爸带你听”爱耳慈善基金正式成立。该基金旨在通过吸纳社会和企业的爱心捐赠，帮助一些经济困难的耳疾患者就医，减轻他们因耳疾带来的经济负担。无论是孩子、是成人，还是老年人，只要是有困难的耳疾患者，该

基金都对他们提供了或多或少的帮助。基金成立8年来，已经资助了上百名家境贫困的耳疾患者，并被提名“中华慈善奖”。万涓成水，汇流成河，医者和社会的爱心让更多的耳疾患者，能更好地聆听这个世界。

2022年12月，在华西医院的统一部署和指挥下，为抗击新型冠状病毒感染疫情，耳鼻咽喉头颈外科和眼科的病房合并，这是华西医院的眼科和耳鼻喉科从1955年分家后，时隔67年，再度联手。两科的医护人员团结协作，并肩战“疫”，紧张工作了两个月后，收治的66名重症新冠肺炎患者全部转危为安，创造了零死亡的成绩。

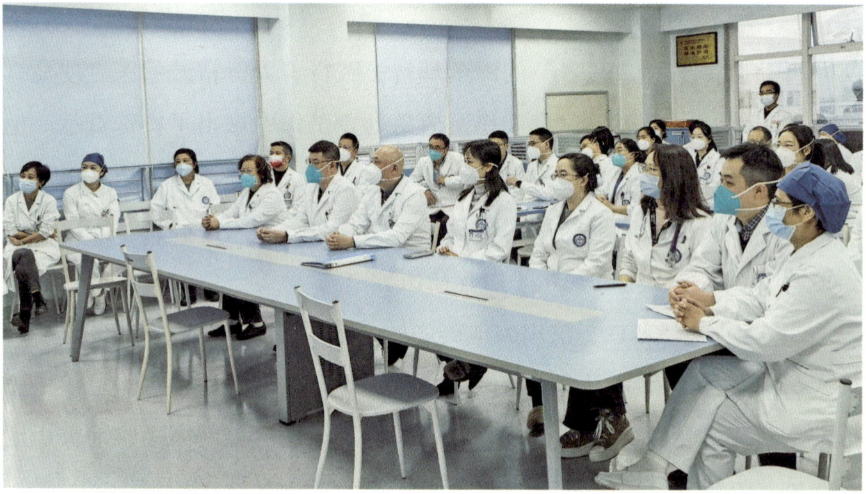

2022年12月，华西医院眼科和耳鼻咽喉头颈外科病房合并，联合交班

回顾四川大学华西医院耳鼻咽喉头颈外科130余年的发展历程，要从成都陕西街的一家美以美会诊所开始。它从那家小小的诊所起步，逐步发展为具备一定规模的综合医院，随后成为当时全国最早最大的眼耳鼻喉科专科医院，此后又经历了三大学联合医院眼耳鼻喉科专科医院的阶段，再到成为四川医学院附属医院耳鼻喉科、华西医科大学附属第一医院耳鼻喉科。如今，它已发展成为中外闻名的四川大学华西医院耳鼻咽喉头颈外科，硕果累累、影响卓著。

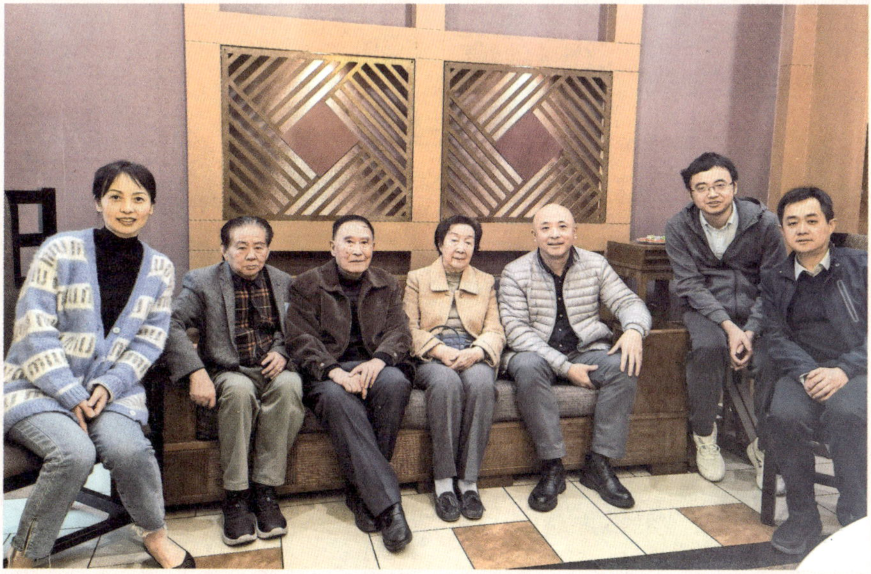

照片摄于2023年，从左至右分别为杨慧、梁传余、张世杰、徐丽蓉、赵宇、周鹏、邹剑

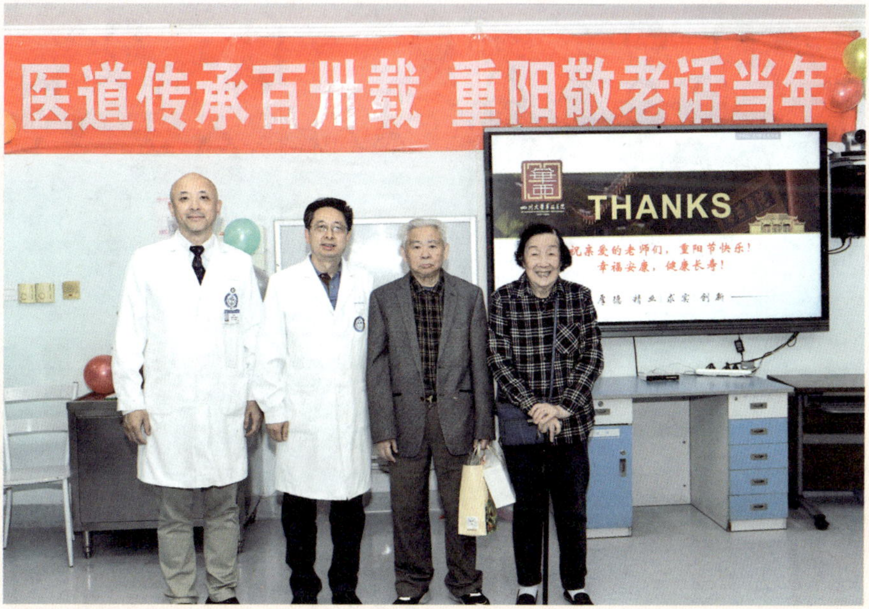

照片摄于2024年，从左至右分别为赵宇、刘世喜、梁传余、徐丽蓉

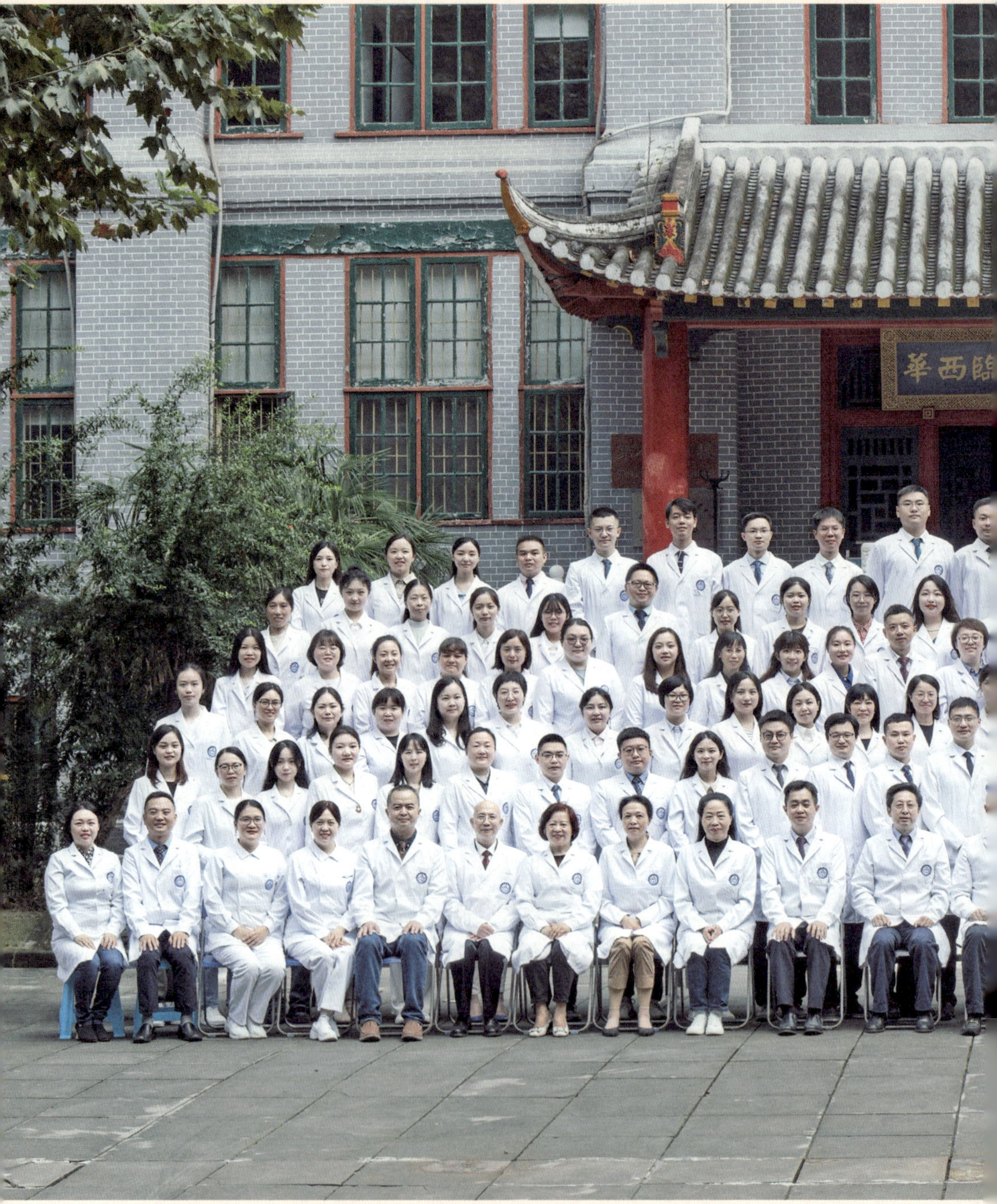

2023年，四川大学华西医院耳鼻咽喉头颈外科全体成员合影

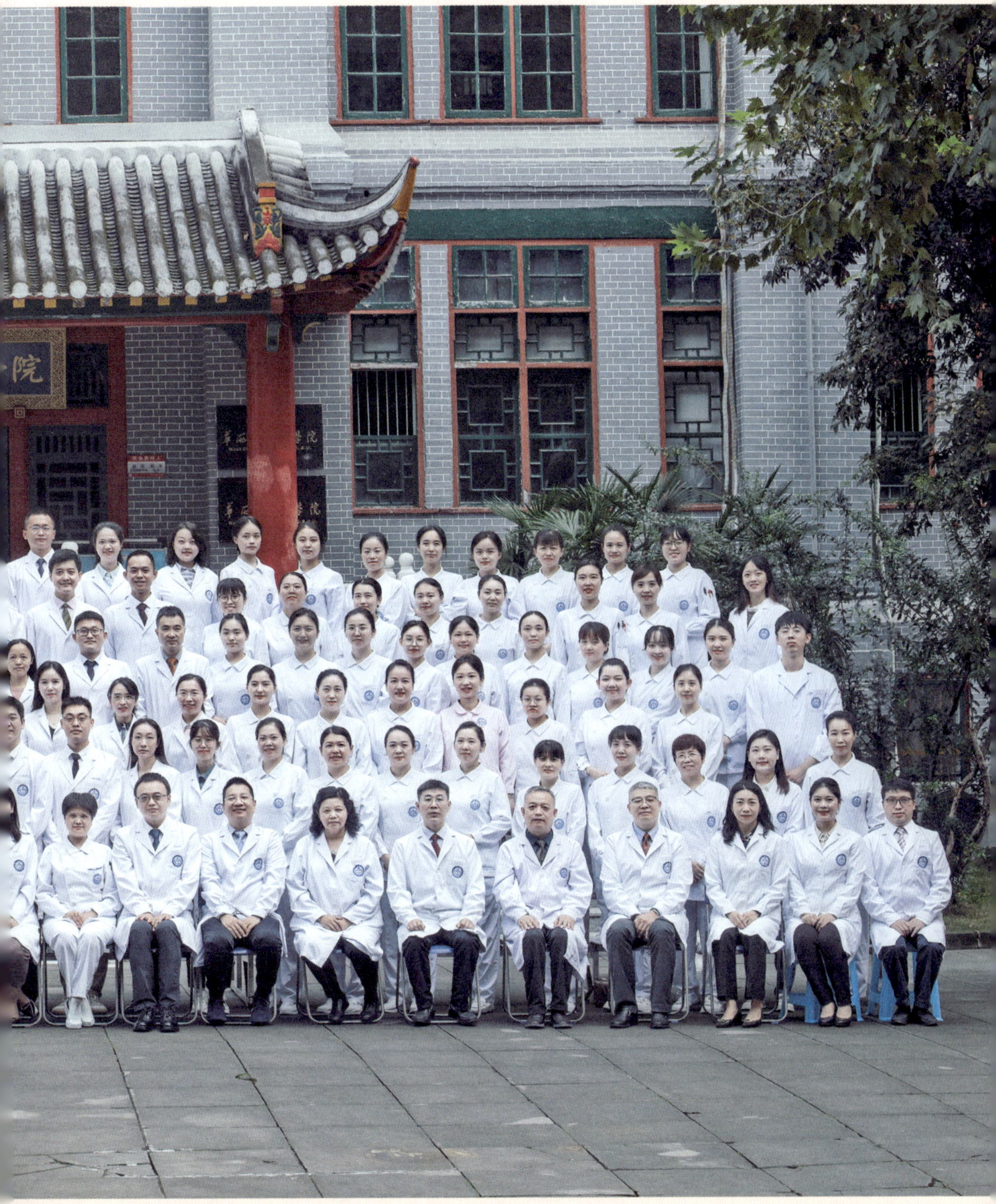

这里面，既有甘来德、毕德生那一批外国专家筚路蓝缕的开创之功，更有一代代中国专家学者胸怀壮志、紧追先进、薪火相传，踵事增华。无论是十四年抗战、国运维艰之秋，还是改革开放、全民奋起之春；无论是“5・12”抗震救灾，还是持续抗击新型冠状病毒感染疫情……在祖国和人民需要的时候，华西医院耳鼻咽喉头颈科的医护人员都始终表现出心存仁厚、胸怀大爱、不畏艰险、敢挑重担的“大医”精神，为院史和学科史留下了浓墨重彩的篇章。

“家国情怀，平民情感，革故鼎新，休休有容”。这是华西的精神，也是华西医院耳鼻咽喉头颈外科的风骨。

凯歌百卅，大医存仁。

APPENDIX

附　录

一

1894—1941，中国耳鼻喉科的创建沿革

1894年 甘来德创建美以美会诊所，后定名“存仁医院”，这所医院成为华西医院耳鼻咽喉头颈外科和眼科的起源。初期的存仁医院是一所包括耳鼻喉科在内的全科诊所及药房，后建成综合医院。

1900年 在山东青岛由德国人建立的胶澳督署医院，设置了耳鼻喉科，医师均为德国海军医官。

1906年 北京协和医学堂附属医院内设五官科，邓乐普任科主任。

1907年 “南满洲”铁道株式会社大连医院设立耳鼻喉科。

1911年 上海宏仁医院（今上海市胸科医院）设立耳鼻喉专科。

1912年 韩清泉在浙江医药专门学校（今浙江大学医学院）耳鼻喉科任教。

1913年 广州眼科医院设眼耳鼻喉科， H.J. Howard 主持工作。

1916年 刘瑞华在哈佛医学院从事耳鼻喉科工作。同年北京协和医学院设立了眼耳鼻喉科，邓乐普主持耳鼻喉科业务。

1917年 美国医生明丹思在北京同仁医院成立耳鼻喉科。

1921年 北京协和医院成立耳鼻喉科，邓乐普任主任。

1924年 位于济南的齐鲁医院设立耳鼻喉科。

1925年 山东同仁济南医院（今山东省立医院）设耳鼻喉科，主任为日本人千田。

1928年 赵竞初在杭州市立病院（今杭州市第一人民医院）任耳鼻喉科专科医师。

1928年 成都存仁医院改建为眼耳鼻喉专科医院，1929年初开业，分设眼科和耳鼻喉科，设病床38张。

1931年 陕西省立医院（今陕西省人民医院）设立耳科。

1932年 李宝实在汉口协和医院（今华中科技大学同济医学院附属协和医院）创设耳鼻喉科；Green在湖南湘雅医学专门学校（今中南大学湘雅基础医学院、湘雅公共卫生学院的前身）创设耳鼻喉科并任主任。

1933年 赵光第在北京大学医学院任耳鼻喉科助教。

1938年 中央大学、齐鲁大学与华西协合大学联合办学，存仁医院成为三大学联合医院眼耳鼻喉科医院。

1941年 中央大学医学院迁出华西坝独立办院，存仁医院调整为华西、齐鲁大学联合医院眼耳鼻喉科医院。①

---

① 联合办学及办医院期间，华西的教学实习医院除存仁医院外还包括仁济男医院、仁济女医院和仁济牙科诊所。查华西医院病历档案和相关资料，在此期间医院的名称有："中央华西齐鲁三大学联合医院""三大学联合医院""中央华西齐鲁三大学联合医院第一医院""华西齐鲁大学联合医院""华西齐鲁大学联合医院男院""华西齐鲁大学联合医院眼耳喉鼻院"。

二

四川大学华西医院耳鼻咽喉头颈外科历任领导

时期	历任领导			
	正职	任职时间（年）	副职	任职时间（年）
存仁医院时期	甘来德（美）	1894—1919	—	—
	满　里（美）	1927—1928	—	—
	裴　伦（美）	1928—1929	—	—
	毕德生（美）	1929—1938	—	—
	吕钟灵	1935—1936	—	—
	韩培林（加）	1940—1943	—	—
	李哲士（美）	1943—1944	—	—
	卓　伟（美）	1944	—	—
	彭吉人	1944—1947	—	—
	沈祖寔	1947—1950	—	—
	凌昌华	1951—1954	—	—
非存仁医院时期	彭吉人	1954—1973	凌昌华	1954—1973
	徐丽蓉	1973—1989	王寿仙	1973—1979
			张宏明	1973—1980
			林代诚	1979—1984
			彭吉人	1980—1984

续 表

时期	历任领导			
	正职	任职时间（年）	副职	任职时间（年）
非存仁医院时期	徐丽蓉	1973—1989	洪帮泰	1984—1989
	张世杰	1989—1995	文定厚	1989—1995
			梁传余	1989—1995
	梁传余	1995—2005	王力红	2001—2005
			刘世喜	2001—2005
	刘世喜	2005—2022	王力红	2005—2016
			郑 虹	2005—2018
			郑 芸	2013—2022
			赵 宇	2016—2022
			邹 剑	2018—2022
	赵 宇	2022—	邹 剑	2022—
			郑 芸	2022—
			杨 慧	2022—
			周 鹏	2022—

注：空白表示无此项；“—”表示未知。

三

四川大学华西医院耳鼻咽喉头颈外科党组织发展历程

换届时间	党组织名称	书记	备注
1961年1月19日	中共四川医学院附属医院委员会五官党支部	方谦逊	
		丁纪伦	
		王国珍	
1971年4月29日	中共四川医学院附属医院委员会五（官）放（射）党支部	毛振英	
1984年7月16日	中共四川医学院附属医院委员会耳鼻喉科党支部	何朝政	
1986年7月21日	中共华西医科大学附属第一医院委员会耳鼻咽喉科党支部	范加裕	
1988年10月18日	中共华西医科大学附属第一医院委员会耳鼻咽喉科党支部	范加裕	
1991年3月5日	中共华西医科大学附属第一医院委员会耳鼻咽喉科党支部	何朝政	
1994年1月20日	中共华西医科大学附属第一医院委员会耳鼻咽喉科党支部	何朝政	
1998年5月29日	中共华西医科大学附属第一医院委员会耳鼻咽喉科党支部	王力红	
2001年12月13日	中共四川大学华西医院委员会耳鼻喉科支部	王力红	

续 表

换届时间	党组织名称	书记	备注
2005年10月20日	中共四川大学华西医院委员会耳鼻咽喉科支部	王力红	
2011年4月29日	中共四川大学华西医院委员会耳鼻咽喉头颈外科支部	王力红	
2013年6月18日	中共四川大学华西医院委员会耳鼻咽喉头颈外科支部	王力红	
2016年9月26日	中共四川大学华西医院委员会耳鼻咽喉头颈外科支部	郑 芸	
2018年1月31日	中共四川大学华西医院委员会耳鼻咽喉头颈外科支部	郑 芸	
2022年9月8日	中共四川大学华西医院委员会耳鼻咽喉头颈外科支部	邹 剑	
2024年9月29日	中共四川大学华西医院委员会耳鼻咽喉头颈外科党总支	邹 剑	该党总支下设两个支部，第一党支部的支部书记由邹剑兼任，第二党支部的支部书记由杨慧担任

四

四川大学华西医院耳鼻咽喉头颈外科大事年表

（1894—2024）

时间	事件	备注
1894年	甘来德在成都陕西街创建美以美诊所，后诊所定名为“存仁医院”	
1904年	9月9日，存仁医院医院大楼奠基	
1905年	实施存仁医院有记录的第一例耳鼻喉科手术——食道异物取出术	
1908年	1月25日，存仁医院医院大楼落成典礼暨第二届华西传教士大会在存仁医院召开	
1914年	华西协合大学医科开学，甘来德担任华西医科的首任科长	
1915年	医科6年制教学计划将眼耳鼻喉科课程安排在第5和第6学年，周学时6小时，共有64学时	
1919年	甘来德回到美国	
1924年	存仁医院开展腭扁桃体切除术	
1927年	存仁医院开展上颌窦根治术	
1928年	12月25日，毕德生将存仁医院由综合医院改建为眼耳鼻喉科专科医院	
1929年	1月2日，存仁医院作为专科医院开业。同年，存仁医院正式成为华西协合大学医科的教学医院	
1930年	存仁医院开展全麻扁桃体及腺样体切除术、耳后切口乳突根治术	
1931年	存仁医院开始招收研究生，医学院毕业生通过两年研究生的培训即可取得眼耳鼻喉科专科医生的资格，是第一个被华西协合大学董事会正式承认的研究生课程	

续 表

时间	事件	备注
1932年	开展食道镜检、气管镜检及异物取出，食道顺行、逆行扩张术、耳源性硬膜下脓肿切除术、唇裂修补术	
1936年	医学院设眼耳鼻喉科学系。第一部（眼科）主任为韩培林，开设4门课。第二部（耳鼻喉科）主任为毕德生，开设4门课	
1937年	12月，由陈耀真、毕德生、彭吉人、郎健寰、胡懋廉等人发起，成立成都市眼耳鼻喉科学会，这是我国最早的眼耳鼻喉科学会组织	
1938年	1月，成立中央华西齐鲁三大学联合医院眼耳鼻喉医院	
1939年	胡懋廉实施中国首例全喉切除术	
1939年	6月11日，日寇第4次轰炸成都，华西校园中弹4枚。存仁医院的医护人员参加华西医药救护队进行战时救援	
1940年	胡懋廉在存仁医院建立耳鼻咽喉标本实验室	
1941年	开展耳内切口乳突根治术	
1941年	7月1日，中大医学院迁出华西坝，并创办四川省立医院，三大学联合医院改名为“华西齐鲁大学联合医院”	
1942年	全国性医学杂志《中华医学杂志》（英文版）在存仁医院继续发行	
1942年	孙鸿泉、郎健寰实施中国第二例全喉切除术，并首次开展食道发音训练	
1946年	成立成都市耳鼻喉科学会	
1953年	存仁医院改名为四川医学院附属眼耳鼻喉科医院	
1955年	存仁医院撤销建制，分为四川医学院附属医院耳鼻喉科和眼科	
1953年至1956年	四川医学院耳鼻喉科在国内较早地招收了五官科专业班学生	其间设中师班、专修科、本科6年制、本科5年制、本科4年制等多层次教育班次

续 表

时间	事件	备注
1957年	凌昌华开展耳硬化症镫骨撼动术	
1961年	凌昌华开展耳硬化症镫骨开窗术	
1963年	林代诚在国内首次开展了全麻下小儿气管异物取出术，使患儿的死亡率由原来的12.7%降到了1.3%	
1968—1973年	林代诚、刘永惠等开展四川省鼻咽癌流行病学调查，并首次发现了鼻咽癌中淋巴细胞的溶癌现象，并对病理分型等提出了意见	
1978年	四川医学院附属医院耳鼻喉科学被批准为硕士学位授于点	
1979年	四川医学院附属医院耳鼻喉科率先开设眩晕专科门诊	
	四川医学院附属医院耳鼻咽喉科建立了耳解剖手术训练室，举办颞骨手术训练班4期	
	徐丽蓉、文定厚开展ABR和声导抗研究	
1985年	李永懋开始开展耳神经侧颅底外科	1985—1992年，李永懋共成功实施34例相关手术
1986年	华西医科大学耳鼻咽喉科学被批准为博士学位授予点，林代诚教授被授予国批博士研究生导师	
1987年	徐丽蓉牵头在华西医科大学附一院成立耳鼻咽喉疾病研究室：包括耳鼻喉解剖及病理组、耳聋防治组、变态反应组、喉癌研究组等。该研究室成为国内第一批集中系统开展耳鼻咽喉科研工作的单位，研究室配备了专职和兼职科研人员	
1991年	华西医科大学耳鼻咽喉科学成为全国博士后流动站的站点之一	
1993年	梁传余开展了游离空肠移植重建下咽和颈段食道，治疗晚期下咽癌，取得成功，其技术处于国内先进，填补了西部地区空白	
1996年	安惠民开展了局麻鼻内窥镜下垂体肿瘤切除术，其技术达到国际先进水平	

续 表

时间	事件	备注
1998年	举办四川省首届国际听力培训班	
1999年	秦学玲、郑虹开展人工耳蜗植入术	
2000年	梁传余促成四川大学联合戴尔豪斯大学启动中加联合培养听力学研究生项目。这是国内最早培养高级听力学人才的基地之一	
2002年	刘世喜在西部地区首次开展了喉显微外科激光技术	
2004年	郑芸、王恺牵头成立听力中心	
2006年	四川大学华西医院耳鼻咽喉科更名为耳鼻咽喉头颈外科	
2007年	四川大学-根特大学耳鼻喉科联合成立上呼吸道实验室建立	
	四川大学华西医院耳鼻咽喉头颈外科被批准为国家临床药物试验耳鼻咽喉专业基地	
	由赵宇牵头，华西医院尸头解剖实验室建成	
2008年	开展第一期颞骨解剖培训班	
	孟娟开展与国际接轨的过敏原检测及治疗，在全国首创开展脱敏治疗慢病管理，开展多项与国际接轨的诊疗新技术，将诊治范围扩大至药物过敏、食物过敏及严重过敏反应等多个领域	
2009年	中华医学会耳鼻咽喉头颈外科分会嗓音学组成立，杨慧为首任学组成员，开启了四川省嗓音医学高速发展的序幕	
2011年	华西医院耳鼻咽喉头颈外科成为首批国家临床重点专科，并于同年通过评审认定	
	10月13日至16日，中华医学会第十二次全国耳鼻咽喉头颈外科学术会议在成都召开	
2013年	华西医院尸头解剖实验室成为亚洲首家获得美国外科医师协会认证的临床技能培训机构	
2014年	华西上锦南府医院耳鼻咽喉科成立，一年后成立病房，赵宇担任首任科主任	

续 表

时间	事件	备注
2016年	赵宇成为国内首批系统规范推进耳内镜外科技术的学者之一，对整个耳外科的发展起到了很大的影响	
	由杨慧牵头，四川大学华西医院咽喉嗓音中心成立	
	刘亚峰、刘锋开始举办鼻前颅底解剖培训班	
2017年	四川省耳鼻咽喉科专业医疗质量控制中心成立并正式落户华西医院	
	在郑芸努力下，四川大学开设听力与言语康复专业（本科），这是国内首家在本科阶段设立该专业的“985”高校	
2018年	在刘世喜、邹剑、刘吉峰的推动下，在中国黄金集团夹皮沟矿业有限公司二道沟矿兴建了世界上第一个研究深地环境对人体的影响及疾病防治措施的深地医学实验室。这标志着我国拥有世界岩层覆盖最深的和真正位于地下的医学实验室。同年，四川大学华西医院深地医学中心成立	
	华西医院耳鼻咽喉头颈外科被授予全国首批“中国医师协会内镜培训基地（鼻科+咽喉）”	
	由孟娟牵头，四川大学华西医院耳鼻咽喉头颈外科过敏性疾病诊治中心建立	
2020年	1月，四川省耳鼻咽喉科专业医疗质量控制中心刘世喜、赵宇、王海洋牵头制定了《四川省新型冠状病毒感染肺炎爆发期间耳鼻咽喉头颈外科诊疗工作建议》，这是在国内耳鼻咽喉头颈外科学领域最早制定发布的相关工作建议	
	3月，袁慧军牵头成立了四川大学华西罕见病研究院。该研究院是国内首个关于罕见病的专业研究机构，下设基础医学、数据科学、临床遗传学和转化医学四个学部	
2022年	四川大学华西医院成立变态反应科成立，孟娟主持工作	
	四川大学华西天府医院成立耳鼻咽喉头颈外科，吕丹担任主任	

续 表

时间	事件	备注
	邹剑、吕丹牵头，四川大学华西医院、四川大学华西天府医院儿童耳鼻咽喉疾病诊疗中心成立	
	四川大学华西医院变态反应科（耳鼻咽喉科方向）获批国家临床重点专科	
	四川大学华西医院耳鼻咽喉头颈外科在复旦大学医院管理研究所发布的“2023中国医院专科声誉排行榜”排名获全国第八位，常年位居西部第一位	
2023	在美国Healsan Consulting LLC2023年发布的全球耳鼻咽喉头颈外科发表的SCI论文影响力排名中，四川大学华西医院耳鼻咽喉头颈外科排名全球第三名	
	4月29日，陈飞教授团队成功实施亚洲首例，世界第四例喉移植手术。该团队于当年7月、10月再实施两例喉移植手术	
	10月，赵宇继梁传余和刘世喜后，在中华医学会耳鼻咽喉头颈外科学分会第十三届委员会当选为常务委员，赵宇和杨慧分别担任听力学组和嗓音学组的副组长。华西医院耳鼻咽喉头颈外科实现了在中华医学会耳鼻咽喉头颈外科学分会所有学组都有本科室医师任职	
	10月，四川大学华西医院成立头颈疑难肿瘤外科中心，该中心依托华西医院耳鼻咽喉头颈外科设立，陈飞任主任	
	1月，国家耳鼻咽喉科专业医疗在上海成立，赵宇担任中心副主任	
	2月，四川大学华西医院耳鼻咽喉头颈外科研究室正式成立，赵宇担任主任，任建君担任副主任	
2024	5月，陈飞教授团队再完成一例喉移植手术，至此，四川大学华西医院耳鼻咽喉头颈外科成为全球喉移植最多的单位	
	7月18日，四川大学华西厦门医院耳鼻咽喉头颈外科开诊，由杜进涛负责管理工作	

续 表

时间	事件	备注
2024	7月19日，在中国医学科学院公布的2023年度中国医院科技量值（STEM）暨五年总科技量值（ASTEM）中，四川大学华西医院耳鼻咽喉头颈外科在全国耳鼻咽喉科学排名中取得了全国第四，总科技量值全国第三的优异成绩；变态反应学在全国变态反应学排名中取得了第四，总科技量值全国第二的优异成绩	

五

存仁医院历任院长

（1894—1955）

姓名	籍贯	生卒年	在任时间（年）	科别	备注
甘来德（Harry Lee Canright）	美国	1864—1959	1894—1919	全科	
满里（Wilson Edward Manly）	美国	1866—1952	1927—1928	儿科 产科	
裴伦（Claude Wesley Freeman）	美国	1873—1949	1928—1929	皮肤科	原籍加拿大
毕德生（Robert Alexander Peterson）	美国	1892—1939	1929—1938	耳鼻喉科	
吕钟灵	中国	1902—1988	1935—1936	耳鼻喉科	毕德生不在中国时，由他代理院长
韩培林（Edison Rainey Cunningham）	加拿大	1892—1975	1940—1943	眼科	
李哲士（Sven Herman Liljestrand）	美国	1888—1951	1943—1944	妇产科	
卓伟（Foster Olin Stockwe）	美国	1900—1992	1944	文科	代理院长半年
彭吉人	中国	1909—2005	1944—1947	耳鼻喉科	
沈祖寔	中国	1912—1969	1947—1950	眼科	
凌昌华	中国	1913—1973	1951—1955	耳鼻喉科	

注：空白表示无此项；“—”表示未知。

六

甘来德大事年表

时间	重要事件
1864年	10月26日，甘来德出生于美国纽约州阿尔比恩
1883年	6月，19岁的甘来德高中毕业
1885年	甘来德考入密歇根大学医学院
1889年	甘来德结束在家乡战溪镇的医生工作。9月9日，与玛格丽特·梅·马卡姆结婚。9月24日，受美国美以美会派遣，从旧金山乘“中国号”邮轮前往中国。11月初，抵达上海，取得了护照并获得了中文名字“甘来德”。11月下旬，抵达武汉。12月初，抵达宜昌。宜昌到重庆这一段水路航行了五周
1892年	1月11日抵达重庆。6月6日，在重庆曾家岩设计男子学校。6月25日，起身走成渝陆路去成都。7月5日第一次到达成都，美以美会华西教区在成都陕西街购买了两座公馆，作为福音堂用。几个月后乘船回重庆
1892年	逆长江、岷江而行，于次年4月第二次到成都
1893年	当年下半年，美以美会拨款400美元，甘来德开始着手建造药房
1894年	当年上半年，药房建成并投入使用
1895年	5月29日，“成都教案”爆发，甘来德新建的药房被毁。6月9日，甘来德一家趁夜乘船离开成都。7月4日，他们由上海去日本长崎避难

续 表

时间	重要事件
1896年	1月，甘来德一家从日本返回上海。5月，他第三次走水路回到成都，在原址上重建药房和诊所
1900年	1月5日，甘来德的第一个任务期结束，甘来德一家离开成都回美国休假
1902年	年初，甘来德第五次回成都，开始第二个任务期。准备修建存仁医院大楼
1903年	在甘来德的主导下，存仁医院大楼开始动工修建
1904年	9月9日，存仁医院大楼奠基
1907年	当年年底，存仁医院大楼建成
1908年	1月25日，第二届华西传教士大会开幕式暨庆祝存仁医院大楼落成典礼在存仁医院举行
1911年	甘来德第二个任务期结束，携家人回国休假
1913年	甘来德第六次回到成都，开始第三个任务期
1914年	1月，华西协合大学医科开学。11月，甘来德被提名任首任医科科长
1915年	当年秋天，甘来德获得华西协合大学医科科长的正式任命
1919年	9月18日后，离开华西协合大学，年底回到加拿大温哥华
1959年	5月29日，在美国佛罗里达州奥西奥拉去世，享年94岁

注：本表由邓长春整理。

七

存仁医生名录

（1894—1955）

姓名	性别	职务身份	在任时间（年）	科别	毕业学校及时间	备注
甘来德（Harry Lee Canright）	男	院长	1894—1919	全科	1889年毕业于密歇根大学医学院	
欧　文（H W.Irwin）	男	医师	1913—1918	全科	—	
沈德才（W.H.Sheridan）	—	医师	1910—?	全科	—	
宜尔生（Nelson E.）	—	医师	1924—1938	—	—	
满秀实（Marion Manly）	女	医师	1925—1928	皮肤科	1925年毕业于芝加哥大学医学院	
满　里（Wilson Edward Manly）	男	院长	1927—1928	儿科 产科	—	
裴　伦（Claude Wesley Freeman）	男	院长	1928—1929	皮肤科	毕业于多伦多大学，毕业时间不详	医学学士
陈佳红	—	医师	—	—	—	
毕德生（Robert Alexander Peterson）	男	院长	1929—1938	耳鼻喉科	1918年毕业于艾奥瓦大学	医学硕士。有资料载，毕德生之妻也在存仁工作，待考

续 表

姓名	性别	职务身份	在任时间（年）	科别	毕业学校及时间	备注
冷乐施（John E Lenox）	男	药剂师	1932—1944	药剂科	—	
冷玉蓉（C.Lenox）	女	—	1932—1944	—	—	冷乐施之妻
路景荣（J.H.Lechler）	男	医师	1937—1938	—	—	
全乐民（N.Parfit）	男	医师	1938—1944	—	—	
全洁民（J.Parfit）	女	—	1938—1944	—	—	全乐民之妻
韩培林（Edison Rainey Cunningham）	男	院长	1940—1943	眼科	1921年毕业于曼尼托巴大学医学院	医学博士
袁宗周	男	医师	—	耳鼻喉科	1926年毕业于华西协合大学	华西协合大学医科第十二届学生
罗光璧	男	医师	—	耳鼻喉科	1926年毕业于华西协合大学	华西协合大学医科第十二届学生
李之郁	男	医师	—	耳鼻喉科	1927年毕业于华西协合大学	华西协合大学医科第十三届学生，后为一级教授
吕钟灵	男	代理院长	1934—1937	眼科	1928年毕业于华西协合大学	华西协合大学医科第十四届学生
邓国全	男	医师	—	眼科	1928年毕业于华西协合大学	华西协合大学医科第十四届学生
王 ×	—	医师	—	—	—	在1931年发行的《华西教会新闻》33卷，有关存仁医院的报道中，只见其姓氏

续 表

姓名	性别	职务身份	在任时间（年）	科别	毕业学校及时间	备注
贾俊	男	1931年轮院[①]实习生	—	耳鼻喉科	1931华毕业于华西协合大学	华西协合大学医科第十七届学生
余清河	男	1931年轮院实习生	—	耳鼻喉科	1931华毕业于华西协合大学	华西协合大学医科第十七届学生
李士希	男	1931年轮院实习生	—	耳鼻喉科	1931年毕业于华西协合大学	华西协合大学医科第十七届学生
万堃培	男	1931年轮院实习生	—	耳鼻喉科	1931年毕业于华西协合大学	华西协合大学医科第十七届学生
杨正萱	男	1931年轮院实习生	—	耳鼻喉科	1931年毕业于华西协合大学	华西协合大学医科第十七届学生
乐以成	女	1931年轮院实习生	—	耳鼻喉科	1932年毕业于华西协合大学	华西协合大学医科第十八届学生
乐同礼	男	1931年轮院实习生	—	耳鼻喉科	1932年毕业于华西协合大学	华西协合大学医科第十八届学生
彭吉人	男	院长	1944—1947	耳鼻喉科	1935年毕业于华西协合大学	华西协合大学医科第21届学生
罗凌云	女	医师	—	耳鼻喉科	1936年毕业于华西协合大学	华西协合大学医科第22届学生
郑中立	男	副院长	1937—1950	耳鼻喉科	1941年毕业于齐鲁大学	
陈耀真	男	眼科主任	1937—1949	眼科	1927年毕业于波士顿大学	

续 表

姓名	性别	职务身份	在任时间（年）	科别	毕业学校及时间	备注
毛文书	女	医师	1937—1949	眼科	1937年毕业于华西协合大学	华西协合大学医科第二十三届学生
周镕清	男	医师	—	—	毕业于南通大学医科[②]，时间不详	信息见于存仁医院医护人员信息表（1937年）
周大同	男	医师	—	—	毕业于江西省立医学[③]，具体毕业时间不详	信息见于存仁医院医护人员信息表（1937年）
曹 斌	男	医师	—	—	毕业于华西协合大学，毕业时间不详	信息见于存仁医院医护人员信息表（1937年）
张代明	男	医师	—	—	毕业于华西协合大学，具体毕业时间不详	信息见于存仁医院医护人员信息表（1937年）
姜自齐	男	药剂师	—	—		在存仁医院药物部任职，信息见于存仁医院医护人员信息表（1937年）
米仲洁	男	药剂师	—	—	毕业于齐鲁大学，毕业时间不详	信息见于存仁医院医护人员信息表（1937年）
张文山	男	医师	—	—	毕业于圣约翰大学，毕业时间不详	信息见于存仁医院医护人员信息表（1937年）
胡懋廉	男	教授	1938—1941	耳鼻喉科	1921年毕业于国立北京医学专门学校。1933年毕业于哈佛大学	医学博士

续 表

姓名	性别	职务身份	在任时间（年）	科别	毕业学校及时间	备注
王立础	男	医师	抗战时期，具体时间不详	耳鼻喉科	1938年毕业于华西协合大学	华西协合大学医科第二十三届学生
孙鸿泉	男	住院医师	1938—1943	耳鼻喉科	1937年毕业于齐鲁大学。1940年毕业于华西协合大学医学院眼耳鼻喉专科研究班	
郎健寰	男	教授	1938—1946	耳鼻喉科	毕业于齐鲁大学，毕业时间不详	
王世勋	男	医师	1938—1946	耳鼻喉科	1938年毕业于齐鲁大学	
姜泗长	男	医师	1939—1945	耳鼻喉科	1937年毕业于北平大学	
沈祖寔	男	院长	1940—1951	眼科	1940年毕业于华西协合大学	华西协合大学医科第二十六届学生
迟汝澄	男	医师	抗战期间，具体时间不详	耳鼻喉科	1941年毕业于齐鲁大学	1943年，前往存仁医院进修一年
李凤鸣	女	医师	1941—1947	眼科	1941年毕业于华西协合大学	华西协合大学医科第二十七届学生
凌昌华	男	院长	1951—1955	耳鼻喉科	1941年毕业于华西协合大学	华西协合大学医科第27届学生。存仁医院最后一任院长
许尚贤	男	医师	1941—1944	眼科	1940年毕业于中央陆军军医学校大学部	1941年，进入存仁医院进修

续 表

姓名	性别	职务身份	在任时间（年）	科别	毕业学校及时间	备注
廖崇国	男	医师	抗战期间	—	1941年毕业于华西协合大学	华西协合大学医科第二十七届学生
何中孚	男	医师	抗战期间	眼科	1941年毕业于华西协合大学	华西协合大学医科第二十七届学生
李志新	—	医师	抗战期间	—	1941年毕业于华西协合大学	华西协合大学医科第二十七届学生
蓝文熙	—	药剂师	抗战期间	—	1942年毕业于华西协合大学	华西协合大学药学系第二十八届学生
刘金科	男	医师	—	眼科	1942年毕业于华西协合大学	华西协合大学医科第二十八届学生
汤佩青	男	医师	—	眼科	1942年毕业于华西协合大学	华西协合大学医科第二十八届学生
罗文彬	男	医师	1944—1950	眼科	1943年毕业于华西协合大学	华西协合大学医科第二十九届学生
陈宝玳	男	医师	抗战期间	—	—	四川大学华西历史档案记录载，其在1943年2月，为二年级住院医师
李晓初		药剂师	抗战期间	—	—	四川大学华西历史档案记录载，其在1943年2月，为二年级住院医师
彭贤一	男	技师	抗战期间	院长室秘书兼X光[④]部工作人员	—	四川大学华西历史档案记录载，其在1943年2月，为二年级住院医师

续 表

姓名	性别	职务身份	在任时间（年）	科别	毕业学校及时间	备注
肖涤余	男	医师	1944—1948	耳鼻喉科	1944年毕业于华西协合大学	在校用名肖先明，是华西协合大学医科第三十届学生
张羲易	男	医师	1944—1950	耳鼻喉科	1944年毕业于华西协合大学	华西协合大学医科第三十届学生
胡　铮	男	医师	1944—1950	眼科	1944年毕业于华西协合大学	华西协合大学医科第三十届学生
郑邦和	男	医师	—	眼科	1945年毕业于华西协合大学	华西协合大学医科第三十一届学生
孙葵书	男	医师	抗战期间	眼科	—	—
邓志强	男	医师	抗战期间	眼科	—	—
孙桂毓	男	医师	1946—1947	眼科	1946年毕业于齐鲁大学	
纪秀香	女	医师	抗战期间	眼科	毕业于齐鲁大学，毕业时间不详	1948年任华西专任副教授。翌年赴印第安纳大学进修
方谦逊	男	医师	1947—1955	眼科	1947年毕业于华西协合大学	华西协合大学医科第三十三届学生
李国方	男	医师	—	耳鼻喉科	1947年毕业于华西协合大学	华西协合大学医科第三十三届学生
德玫瑰（Tucker Margaret）	女	医师	1947—1950	医科	—	
华国荣（Wallace M.）	男		？—1950	—	—	
哈献文	男	学生	—	头颈外科	1949年毕业于华西协合大学	华西协合大学医科第三十五届学生
罗成仁	男	医师	1950—1955	眼科	1950年毕业于华西协合大学	华西协合大学医科第三十六届学生

续 表

姓名	性别	职务身份	在任时间（年）	科别	毕业学校及时间	备注
徐志章	男	医师	1950—1955	眼科	1950年毕业于华西协合大学	华西协合大学医科第三十六届学生
张幼凌	男	学生	—	—	1950年毕业于华西协合大学	华西协合大学医科第三十六届学生
王天铎	男	学生	—	耳鼻喉科	1950年毕业于齐鲁大学	
林代诚	男	医师	1952—1955	耳鼻喉科	1952年毕业于华西协合大学	华西协合大学医科第三十八届学生
郎志清	女	学生	—	眼科	1952年毕业于华西协合大学	华西协合大学医科第三十八届学生
陈国远	男	学生	—	—	1952年毕业于华西协合大学	华西协合大学医科第三十八届学生
刘德平	女	学生	—	耳鼻喉科	1953年毕业于四川医学院	就读于四川医学院耳鼻喉本科高级师资班
李绍骥	男	学生	—	耳鼻喉科	1953年毕业于四川医学院	读于四川医学院耳鼻喉本科高级师资班
肖淑芬	女	学生	—	耳鼻喉科	1953年毕业于四川医学院	就读于四川医学院耳鼻喉本科中级师资班
周平芳	女	学生	—	耳鼻喉科	1953年毕业于四川医学院	就读于四川医学院耳鼻喉本科中级师资班
周孝敏	女	学生	—	眼科	1953年毕业于四川医学院	就读于四川医学院眼科中级师资班
杨宇英	女	学生	—	眼科	1953年毕业于四川医学院	就读于四川医学院眼科中级师资班

续 表

姓名	性别	职务身份	在任时间（年）	科别	毕业学校及时间	备注
姚光琏	女	学生	—	眼科	1953年毕业于四川大学医学院	就读于四川医学院眼科本科高级师资班
张惠蓉	女	学生	—	眼科	1953年毕业于四川大学医学院	就读于四川医学院眼科本科高级师资班
杨素楠	女	学生	—	眼科	1953年毕业于四川医学院	就读于四川医学院眼科专修班
韩继民	女	学生	—	眼科	1953年毕业于四川医学院	读于四川医学院眼科专修班
杨仪学	女	学生	—	眼科	1953年毕业于四川医学院	读于四川医学院眼科专修班
邝华卿	女	学生	—	眼科	1953年毕业于四川医学院	读于四川医学院眼科专修班
李上晖	女	学生	—	眼科	1953年毕业于四川医学院	读于四川医学院眼科专修班
周明琴	女	学生	—	眼科	1953年毕业于四川医学院	读于四川医学院眼科专修班
黄占泽	男	学生	—	眼科	1953年毕业于四川医学院	读于四川医学院眼科专修班
罗永表	男	学生	—	眼科	1953年毕业于四川医学院	读于四川医学院眼科专修班
李昌洪	男	学生	—	眼科	1953年毕业于四川医学院	读于四川医学院眼科专修班
邱显铸	男	学生	—	眼科	1953年毕业于四川医学院	读于四川医学院眼科专修班
周继萍	男	学生	—	眼科	1953年毕业于四川医学院	读于四川医学院眼科专修班

续　表

姓名	性别	职务身份	在任时间（年）	科别	毕业学校及时间	备注
余　戌	男	学生	—	眼科	1953年毕业于四川医学院	读于四川医学院眼科专修班
曾一柱	男	学生	—	眼科	1953年毕业于四川医学院	读于四川医学院眼科专修班
曾宪勋	男	学生	—	眼科	1953年毕业于四川医学院	读于四川医学院眼科专修班
刘重山	男	学生	—	眼科	1953年毕业于四川医学院	读于四川医学院眼科专修班
林帧祥	男	学生	—	眼科	1953年毕业于四川医学院	读于四川医学院眼科专修班
端木昌林	男	学生	—	眼科	1953年毕业于四川医学院	读于四川医学院眼科专修班
王宗澄	男	学生	—	眼科	1953年毕业于四川医学院	读于四川医学院眼科专修班
陈明康	男	学生	—	眼科	1953年毕业于四川医学院	读于四川医学院眼科专修班
陈淮波	男	学生	—	眼科	1953年毕业于四川医学院	读于四川医学院眼科专修班
王瑞华	女	学生	—	耳鼻喉科	1953年毕业于四川医学院	读于四川医学院耳鼻喉科专修班
刘崇昭	女	学生	—	耳鼻喉科	1953年毕业于四川医学院	读于四川医学院耳鼻喉科专修班
周光琬	女	学生	—	耳鼻喉科	1953年毕业于四川医学院	读于四川医学院耳鼻喉科专修班
丘以英	女	学生	—	耳鼻喉科	1953年毕业于四川医学院	读于四川医学院耳鼻喉科专修班
唐鸿艺	女	学生	—	耳鼻喉科	1953年毕业于四川医学院	读于四川医学院耳鼻喉科专修班

续 表

姓名	性别	职务身份	在任时间（年）	科别	毕业学校及时间	备注
马文澜	女	学生	—	耳鼻喉科	1953年毕业于四川医学院	读于四川医学院耳鼻喉科专修班
余宝琼	女	学生	—	耳鼻喉科	1953年毕业于四川医学院	读于四川医学院耳鼻喉科专修班
李克荣	男	学生	—	耳鼻喉科	1953年毕业于四川医学院	读于四川医学院耳鼻喉科专修班
董照垣	男	学生	—	耳鼻喉科	1953年毕业于四川医学院	读于四川医学院耳鼻喉科专修班
刘仲才	男	学生	—	耳鼻喉科	1953年毕业于四川医学院	读于四川医学院耳鼻喉科专修班
陈善甫	男	学生	—	耳鼻喉科	1953年毕业于四川医学院	读于四川医学院耳鼻喉科专修班
余永振	男	学生	—	耳鼻喉科	1953年毕业于四川医学院	读于四川医学院耳鼻喉科专修班
王本富	男	学生	—	耳鼻喉科	1953年毕业于四川医学院	读于四川医学院耳鼻喉科专修班
田宜臣	男	学生	—	耳鼻喉科	1953年毕业于四川医学院	读于四川医学院耳鼻喉科专修班
秦绍安	男	学生	—	耳鼻咽喉科	1953年毕业于四川医学院	读于四川医学院耳鼻喉科专修班
王宗澄	男	学生	—	耳鼻喉科	1953年毕业于四川医学院	读于四川医学院耳鼻喉科专修班
凌国平	男	学生	—	耳鼻喉科	1953年毕业于四川医学院	读于四川医学院耳鼻喉科专修班
黄章荣	男	学生	—	耳鼻喉科	1953年毕业于四川医学院	读于四川医学院耳鼻喉科专修班
周文照	男	学生	—	耳鼻喉科	1953年毕业于四川医学院	读于四川医学院耳鼻喉科专修班

续 表

姓名	性别	职务身份	在任时间（年）	科别	毕业学校及时间	备注
张相卿	男	学生	—	耳鼻喉科	1953年毕业于四川医学院	读于四川医学院耳鼻喉科专修班
徐丽蓉	女	学生	—	耳鼻喉科	1954年毕业于四川医学院	学制为本科六年制
龙如章	女	学生	—	耳鼻喉科	1954年毕业于四川医学院	学制为本科六年制
秦晶如	女	学生	—	耳鼻喉科	1954年毕业于四川医学院	学制为本科六年制
林尚泽	男	学生	—	耳鼻喉科	1954年毕业于四川医学院	学制为本科六年制
李永懋	男	学生	—	耳鼻喉科	1954年毕业于四川医学院	学制为本科六年制
邓亚平	女	学生	—	眼科	1954年毕业于四川医学院	学制为本科六年制
樊砚芳	女	学生	—	眼科	1954年毕业于四川医学院	学制为本科六年制
宋广瑶	女	学生	—	眼科	1954年毕业于四川医学院	学制为本科六年制
胡燕吉	女	学生	—	眼科	1954年毕业于四川医学院	学制为本科六年制
文成俊	男	学生	—	眼科	1954年毕业于四川医学院	学制为本科六年制

注：1.本表由雷文景整理，尚待补遗。

2.空白表示无此项。“—”表示未知。

①轮院指华西协合大学的学生在该大学的几个附属医院轮流实习。

②尚未查到更多材料，仅按原始档案登记。

③尚未查到更多材料，仅按原始档案登记。

④今称“X线”。

参考文献

1. 秦和平.基督宗教在四川传播史稿[M].成都:四川人民出版社,2006.
2. 斯潘塞.改变中国[M].曹德骏,竺一莘,周定国,等,译.北京:三联书店,1990.
3. 刘杰熙.四川天主教[M].成都:四川人民出版社,2009.
4. 莫尔思.紫色云雾中的华西[M].成都:天地出版社,2018.
5. CRAWFORD S.Dr.Virgil Hart:Man on a Mission[M].Eye Soar,Inc,2014.
6. 谭楷.枫落华西坝[M].成都:天地出版社,2018.
7. 陈耀真.陈耀真教授论文集[C].北京:中华书局,1985.
8. 崔月犁.中国当代医学家荟萃(第一卷)[M].长春:吉林科学技术出版社,1987.
9. 陈敏章,贺建国.中国当代医学家荟萃(第二卷)[M].长春:吉林科学技术出版社,1988.
10. 韩光,张宇舟.中国当代医学家荟萃(第三卷)[M].长春:吉林科学技术出版社,1989.
11. 许文博,赵成杰.中国当代医学家荟萃(第四卷)[M].长春:吉林科学技术出版社,1990.
12. 华西校史编委会.华西医科大学校史(1910–1985)[M].成都:四川教育出版社,1990.
13. 四川省高级专家名录[M].成都:四川人民出版社,1990.
14. 张侃,赵成杰.中国当代医学家荟萃(第五卷)[M].长春:吉林科学技术出版社,1991.
15. 重庆地方志编纂委员会总编辑室.重庆名人辞典[M].成都:四川大学出版社,1992.

16. 姜泗长.中国耳鼻咽喉科学史[M].北京:北京医科大学中国协和医科大学联合出版社,1992.
17. 南京大学校史编写组.南京大学史[M].南京:南京大学出版社,1992.
18. 刘吉西,李栋,赵永吉,等.四川基督教[M].成都:巴蜀书社,1992.
19. 四川省地方志编纂委员会.四川省志·科学技术志(上、下册)[M].成都:四川科学技术出版社,1998.
20. 郭查理.齐鲁大学[M].陶飞亚,鲁娜,译.珠海:珠海出版社,1999.
21. 成都市地方志编纂委员会.成都市志·科学技术志.成都:四川科学技术出版社,1999.
22. 吕重九,张肇达.世纪华西——纪念华西医科大学建校90周年[M].成都:四川人民出版社,2000.
23. 《山东大学百年史》编委会.山东大学百年史:1901 ~ 2001[M].济南:山东大学出版社,2001.
24. 于燕.雁——记中国现代眼科学奠基人之一陈耀真教授[M].北京:昆仑出版社,2001.
25. 崔洪昌.虹——记中国现代眼科学女先驱毛文书教授[M].北京:昆仑出版社,2001.
26. Sunquist, S. W.A Dictionary of Asian Christianity[M].William B. Eerdmans Publishing Company,2001.
27. 郑尚维,石应康.四川大学华西临床医学院·华西医院史稿[M].成都:四川辞书出版社,2007.
28. 韩德民.中国耳鼻咽喉头颈外科学史·北京[M].北京:人民卫生出版社,2007.
29. 金开泰.百年耀千秋:华西协合大学建校百年历史人物荟萃[M].北京:中国文化出版社,2010.
30. 齐鲁大学校友会.齐鲁大学八十八年(1864—1952)——齐鲁大学校友回忆录[M]. 北京:中国出版集团现代教育出版社,2010.

31. 岱俊.风过华西坝:战时教会五大学纪[M].南京:江苏文艺出版社,2013.
32. 张晶平.姜泗长传[M].北京:人民出版社,2014.
33. 袁魁昌.齐鲁医学往事[M].济南:山东大学出版社,2017.
34. 陈耀真,沈祖寔.存仁医院眼科治疗航委会人员眼疾之统计[J].军医杂志,1943,3(2):22–29.
35. 孙尚扬,钟鸣旦.一八四〇年前的中国基督教[M].北京:学苑出版社,2004.
36. 刘吉西,李栋,赵永吉,等.四川基督教[M].成都:巴蜀书社,1992.
37. 《山东医科大学附属医院志》编纂委员会.山东医科大学附属医院志[M].济南:山东医科大学,1994.
38. 华西医科大学档案馆.华西医科大学历届学生名录[A].成都:华西医科大学,1995.
39. 华西医科大学第一临床医学院.华西医科大学校友录医学院分册[M].成都:华西医科大学第一临床医学院,1995.
40. 邓显昭等.华西医科大学外科志第一集（1892—1950）[M].成都:华西医科大学,1996.
41. 《山东大学齐鲁医院志》编纂委员会.山东大学齐鲁医院志[M].济南:山东大学,2000.